# 髋臼骨缺损与慢性骨盆不连续的重建治疗

## Treatment of Acetabular Bone Loss and Chronic Pelvic Discontinuity

原　著　Neil P. Sheth　Wayne G. Paprosky
主　译　蔡　宏（北京大学第三医院）
　　　　柴　伟（中国人民解放军总医院）
　　　　冯　辉（北京大学第三医院）

译　者（按姓名汉语拼音排序）
　　　　陈　辉（中国人民解放军总医院）
　　　　耿　磊（中国人民解放军总医院）
　　　　侯云飞（北京大学人民医院）
　　　　冀全博（中国人民解放军总医院）
　　　　孔祥朋（中国人民解放军总医院）
　　　　李　兴（首都医科大学附属北京积水潭医院）
　　　　马金辉（中日友好医院）
　　　　潘利平（北京大学第一医院）
　　　　任　鹏（中国人民解放军总医院）
　　　　孙长鲛（清华大学附属北京清华长庚医院）
　　　　于振国（首都医科大学附属北京康复医院）

北京大学医学出版社

KUANJIU GUQUESUN YU MANXING GUPEN BULIANXU DE CHONGJIAN ZHILIAO

**图书在版编目（CIP）数据**

髋臼骨缺损与慢性骨盆不连续的重建治疗 /（美）尼尔·谢斯（Neil
P. Sheth），（Wayne G. Paprosky）（美）韦恩·帕普罗斯基 等原著；蔡宏，
柴伟，冯辉 主译 . -- 北京：北京大学医学出版社，2025. 1.
ISBN 978-7-5659-3243-4

Ⅰ . R68

中国国家版本馆 CIP 数据核字第 2024AQ3124 号

北京市版权局著作权合同登记号：图字：01-2024-5029

ELSEVIER

Elsevier (Singapore) Pte Ltd.
3 Killiney Road, #08-01 Winsland House I, Singapore 239519
Tel: (65) 6349-0200; Fax: (65) 6733-1817

髋臼骨缺损与慢性骨盆不连续的重建治疗

主　　译：蔡宏　柴伟　冯辉
出版发行：北京大学医学出版社
地　　址：（100191）北京市海淀区学院路38号　北京大学医学部院内
电　　话：发行部 010-82802230；图书邮购 010-82802495
网　　址：http://www.pumpress.com.cn
E - mail：booksale@bjmu.edu.cn
印　　刷：北京信彩瑞禾印刷厂
经　　销：新华书店
责任编辑：冯智勇　　责任校对：靳新强　　责任印制：李　啸
开　　本：889 mm×1194 mm　1/ 16　印张：11　字数：330千字
版　　次：2025 年1月第1版　2025 年1月第1次印刷
书　　号：ISBN 978-7-5659-3243-4
定　　价：150.00元

版权所有，违者必究
（凡属质量问题请与本社发行部联系退换）

**Murillo Adrados, MD**
**Assistant Professor**
Virginia Tech Carilion School of Medicine
Roanoke, Virginia
United States

**Mustafa Akkaya, MD, PhD**
**Associate Professor**
Department of Orthopaedics and Traumatology,
Ankara Yildirim Beyazit University, Ankara, Turkey
**Research Fellow**
Department of Orthopedic Surgery, ENDO-Klinik Hamburg
Holstenstraße, Hamburg
Germany

**Abiram Bala, MD**
**Adult Reconstruction Fellow**
Stanford University
Department of Orthopaedic Surgery, Redwood City
California
United States

**Omar A. Behery, MD, MPH**
**Assistant Professor**
Orthopaedic Surgery
Rush University Medical Center, Chicago
Illinois
United States

**Daniel J. Berry, MD**
L. Z. Gund Professor of Orthopedic Surgery
Mayo Clinic Rochester
Minnesota
United States

**Mathias P. Bostrom, MD**
**Professor**
Orthopaedic Surgery
Hospital for Special Surgery, New York
New York
United States

**Alexandra C. Bunting, MD, BSc, FRCSC**
**Joint Reconstruction Fellow**
Orthopaedic Surgery
Royal Adelaide Hospital, Adelaide
South Australia
Australia

**Christoph Böhler, MD, PhD**
**Priv. Doz. DDr.**
Department for Orthopaedics and Trauma Surgery
Medical University of Vienna, Vienna
Austria

**Stuart A. Callary, BAppSc, PhD**
**Senior Medical Scientist**
Orthopaedics and Trauma
Royal Adelaide Hospital, Adelaide
South Australia
Australia

**Mustafa Citak, MD, MBA**
**Professor**
Senior Consultant Surgeon
Director of Research and Fellowship Department
ENDO-Klinik Hamburg
Holstenstraße, Hamburg
Germany

**Wayne Cohen-Levy, MD**
**Adult Reconstruction Fellow**
Department of Orthopaedic Surgery
Massachusetts General Hospital
Boston, Massachusetts
United States

**H. John Cooper, MD**
**Associate Professor of Orthopedic Surgery**
Department of Orthopedic Surgery
Columbia University Irving Medical Center, New York
New York
United States

**Cory G. Couch, MD**
**Instructor of Orthopedic Surgery**
Department of Orthopedic Surgery
Mayo Clinic, Rochester
Minnesota
United States

**P. Maxwell Courtney, MD**
**Associate Professor of Orthopaedic Surgery**
Thomas Jefferson University
Rothman Orthopaedic Institute, Philadelphia
Pennsylvania
United States

**Taylor D'Amore, MD**
**Resident Physician**
Thomas Jefferson University
Rothman Orthopaedic Institute, Philadelphia
Pennsylvania
United States

**Alirio J. deMeireles, MD, MBA**
**Resident Physician**
Department of Orthopedic Surgery
Columbia University Irving Medical Center, New York
New York
United States

**Clive P. Duncan, MD, MSc, FRCSC**
**Professor Emeritus and Past Chair**
Department of Orthopaedics
University of British Columbia, Vancouver
**Senior Consultant and Emeritus Head**
Department of Orthopaedics
Vancouver Acute Health Services, Vancouver
British Columbia
Canada

**Krishna Kiran Eachempati, MS**
**Director**
Orthopedics
Medicover Hospital, Hyderabad
India

**Thomas K. Fehring, MD**
**Medical Director**
Hip and Knee Center
OrthoCarolina, Charlotte
North Carolina
United States

**Thorsten Gehrke, MD**
**Chief of Orthopaedic Surgery at ENDO-Klinik Hamburg**
**Professor of Orthopaedic Surgery**
Department of Orthopedic Surgery, ENDO-Klinik Hamburg
Holstenstraße, Hamburg
Germany

**Emmanuel Gibon, MD, PhD**
**Clinical Fellow**
Department of Orthopaedic Surgery
Mayo Clinic, Rochester
Minnesota
United States

**Allan E. Gross, MD, FRCSC**
**Professor of Orthopaedic Surgery**
University of Toronto, Toronto
Ontario
Canada

**Moussa Hamadouche, MD, PhD**
**Professor**
Orthopaedics
Cochin Hospital, APHP, University Paris, Paris
France

**Luc Kerboull, MD, PhD**
Orthopedic Surgeon
Clinique Arago
Paris, France
Marcel Kerboull Institute
Paris, France

**Matthew J. Lavelle, MD, MSE**
Fellow
Department of Orthopedic Surgery
Columbia University Irving Medical Center, New York
New York
United States

**David G. Lewallen, MD**
**Professor of Orthopedic Surgery**
Department of Orthopedic Surgery
Mayo Clinic, Rochester
Minnesota
United States

**Rajesh Malhotra, MS, FRCS, FICS, FACS, FIMSA, FNASc, FAMS**
**Professor and Head**
Department of Orthopaedics
Orthopaedics
All India Institute of Medical Sciences, Delhi
India

**William J. Maloney, MD**
**Chairman**
Orthopaedic Surgery
Stanford University School of Medicine, Redwood City
California
United States

**Andrew R. J. Manktelow, BSc, MBBS, FRCS (Ed) Orth**
**Consultant Orthopaedic Surgeon**
**Head of Elective Orthopaedic Service**
Nottingham University Hospitals NHS Trust
Nottingham
United Kingdom

**J. Ryan Martin, MD**
**Associate Professor**
Vanderbilt University Medical Center
Arthroplasty
Department of Orthopedic Surgery
Nashville, Tennessee
United States

**Hosam E. Matar, BSc (Hons), MSc (Res), FRCS (Tr&Orth)**
**Consultant Orthopaedic Surgeon**
Nottingham Elective Orthopaedic Service
Nottingham University Hospitals NHSTrust
Nottingham
United Kingdom

**Christopher M. Melnic, MD**
**Assistant Professor**
Department of Orthopaedic Surgery
Massachusetts General Hospital
Newton Wellesley Hospital
Harvard Medical School
Boston, Massachusetts

**Michael E. Neufeld, MD, MSc, FRCSC**
**Clinical Instructor**
Department of Orthopaedics
Division of Lower Limb Reconstruction
University of British Columbia, Vancouver
British Columbia
Canada

**Michael Nogler, MD, FACS**
**Full Professor**
Experimental Orthopaedics
Department of Orthopaedics and Traumatology
Medical University of Innsbruck, Innsbruck
Austria

**Wayne G. Paprosky, MD, FACS**
**Professor**
Department of Orthopaedic Surgery
RUSH University Medical Center
Chicago, Illinois
United States

**Ryan Perlus, MD, MSc, FRCSC**
**Doctor**
Hip and Knee Arthroplasty
University of Toronto
Toronto
Canada

**Francisco Piccaluga, MD**
**Orthopaedic Surgeon**
**Associate Consultant Surgeon**
Hip Surgery Unit
Institute of Orthopaedics 'Carlos E. Ottolenghi'
Italian Hospital of Buenos Aires
Buenos Aires
Argentina

**Jeffrey M. Potter, MD, FRCSC**
**Clinical Assistant Professor**
University of British Columbia
Department of Orthopaedics
Division of Orthopaedic Trauma, Vancouver
British Columbia
Canada

**David Putzer, PhD, MSc**
**Associate Professor**
Experimental Orthopaedics
Department of Orthopaedics and Traumatology
Medical University of Innsbruck, Innsbruck
Austria

**Wim H. C. Rijnen, MD, PhD**
**Head of the Hip Unit**
Department of Orthopedics
Radboud University Medical Center, Nijmegen
The Netherlands

**B. Willem Schreurs, MD, PhD**
**Professor**
Department of Orthopedics Radboud University Medical
Center, Nijmegen
Netherlands

**Peter Sculco, MD**
Associate Attending of Orthopedic Surgery
Kellen French Chair in Complex Joint Reconstruction
Hospital for Special Surgery
New York, New York
United States

**Roshan P. Shah, MD, JD**
**Russell A. Hibbs Associate Professor**
Department of Orthopedic Surgery
Columbia University Irving Medical Center, New York
New York
United States

**Neil P. Sheth, MD, FACS**
**Chief of Orthopaedic Surgery**
Pennsylvania Hospital
Philadelphia, Pennsylvania
United States
**Associate Professor**
Fellowship Director - Adult Reconstruction
Department of Orthopaedic Surgery
University of Pennsylvania, Philadelphia
Pennsylvania
United States

**Rafael J. Sierra, MD**
**Professor of Orthopedics**
College of Medicine
Department of Orthopedic Surgery
Mayo Clinic, Rochester
Minnesota
United States

**Pablo A. Slullitel, MD**
**Doctor**
Associate Consultant Surgeon
Hip Surgery Unit
Institute of Orthopaedics 'Carlos E. Ottolenghi'
Italian Hospital of Buenos Aires
Buenos Aires
Argentina

**L. Bogdan Solomon, MD, PhD, FRACS**
**Professor of Orthopaedic Surgery**
Head of Department
Department of Orthopaedics and Trauma
Royal Adelaide Hospital, Adelaide
Centre for Orthopaedic and Trauma Research
The University of Adelaide, Adelaide
South Australia
Australia

**Géraldine D. Sturz, MD**
**Research Fellow**
Hospital for Special Surgery, New York
New York
United States
Department of Orthopedics and Trauma Surgery Medical
University of Vienna, Vienna
Austria

**Martin Thaler, MD, MSc, MBA**
**Associate Professor**
Center of Orthopaedics
Trauma Surgery and Rehabilitation Medicine
University of Greifswald, Greifswald
Germany
Arthroplasty Center
Helios Klinikum Munich West, Munich
Germany

**Reinhard Windhager, MD, PhD**
**Professor and Chairman**
Department of Orthopedics and Trauma Surgery
Medical University of Vienna, Vienna
Austria

经过 30 余年的教育培训与探索实践，人工关节置换技术在我国逐渐普及，其中全髋关节置换已在基层医院广泛开展。随之而来不断增加的翻修手术，特别是髋臼骨缺损与慢性骨盆不连续等复杂情况，对临床医生提出了严峻的挑战。我们需要深入思考外科技术的适用边界以及外科原则的普适性，这不仅是基于为患者解决病痛的初衷，也是出于医学教育和卫生经济学的考量。近10 年来，3D 打印、智能化设备正深刻地改变人工关节领域，我们在变革中需要始终保持学习热情、思考能力与拥抱改变的勇气。

Wayne G. Paprosky 教授是本书诸多译者的良师益友，是中国人民的老朋友。他是国际著名关节外科专家、美国 RUSH 大学教授、世界上较早开展非骨水泥全髋关节置换术的医生之一。他所创立的"Paprosky 骨缺损分型"已在全世界的髋关节翻修手术中被广泛应用。作为本著作主编之一，Wayne G. Paprosky 教授及作者团队在髋关节翻修领域数十年所沉淀的基本理论与技术经验将在本书中得到全面、系统的总结与展现。尤其值得一提的是：本书聚焦于髋关节翻修中最复杂的问题之一——髋臼骨缺损与慢性骨盆不连续，其价值与意义不言而喻。

为将本著作的知识内核"原汁原味"地呈现给广大关节外科医生，我们组织了国内顶级医疗机构中临床经验丰富、英文造诣深厚的专家学者参与翻译工作。团队成员在工作中以饱满的热情与高度的责任感，为医学发展和教育普及做出了突出的贡献。

"文以明道"是我们坚守的初衷。我们相信"多歧为贵"，因为不同思想的碰撞与激辩是进步的本源。译著中如有理解不够、翻译不妥的地方，还请读者批评指正。最后，由衷感谢北京大学医学出版社冯智勇总编在本书编辑出版过程中的大力支持与卓越工作。

蔡 宏 柴 伟 冯 辉

本书献给我们的老师、同事、学生、患者及家人。

在过去的15年里，在骨科手术领域或者整个医学领域中，像髋关节翻修手术一样取得如此巨大成功的技术是少有的，而髋臼翻修技术是改善患者临床结局的一大进步。这本书由我与髋关节翻修手术的先驱之一 Wayne G. Paprosky 共同参与编写，读者可通过本书从该领域最具权威的先驱那里获得先进而详尽的专业建议。

髋臼翻修手术一直被认为是骨科领域中最复杂的手术技术之一。在某种程度上，这是由骨盆解剖结构所决定的：骨盆形状复杂，位于身体深处且难以显露，并且存在邻近重要神经血管结构和脏器损伤的高风险。此外，通常是在一些特定情况下需要行髋臼翻修，其中严重的髋臼骨缺损不但常见并且使重建更加复杂。挑战包括新假体是否能够长期稳定、有效控制骨缺损以及获得稳定且功能良好的髋关节。有多种不同的情况需要行髋臼翻修，而每种情况都对成功解决潜在问题提出了具体要求。

髋臼翻修已经从高并发症发生率和低假体存活率，转变为具有多种重建选择的技术。有趣的是，即使重建方法层出不穷，外科医生的选择也仅聚焦于成熟且得到实践印证的方法上。许多优秀的方案简化了手术流程，使其操作更容易、更快、更可靠，并且更易于被医生掌握。

本书提供了迄今为止可能是在髋臼翻修手术中髋臼骨缺损治疗方面最全面的观点。囊括了该领域从骨缺损的分型到髋臼重建的多种方法。重要的是本书重点突出，并且通过独特的细节讨论重建这一主题。对于髋臼骨缺损及其衍生问题均讨论了最佳的重建方法。此外，互为竞争性或可相互替代的重建方法也被广泛纳入，以便读者可以深入了解不仅在北美而且在欧洲和世界其他地方为广大医生所青睐的技术。

本书主编通过其学界影响力集合了一批真正世界级的专家。读者一定会获益于作者在书中所提供的经验、敏锐的洞察力和手术技巧。对于从事髋关节翻修手术的外科医生而言，本书既提供了对该主题全面而广泛的见解，也对该领域的主要挑战进行了详尽的考量。在一个可通过不同方式获得大量知识的时代，相信读者会惊叹骨科在该重要领域有如此富于条理和深厚的沉淀。

Daniel J. Berry, MD
LZ. Gund Professor of Orthopedic Surgery
Mayo Clinic, Rochester
Minnesota
United States

本书旨在呈现对于伴或不伴慢性骨盆不连续的髋臼骨缺损所有可选治疗方案。书中突出了几个主题，这些主题始终贯穿全文。每一位接受髋关节翻修手术的患者都必须先排除假体周围感染。一旦排除了感染，就必须了解患者接受翻修手术的原因——即了解应解决的问题。

在对存在髋臼骨缺损的患者进行翻修时，根据合适的影像学检查和髋臼骨缺损分型来制订周密的术前计划对于取得成功的临床结局至关重要。必须在术前确定哪些患者术中很有可能出现慢性骨盆不连续，这可能会影响手术技术的选择。术前计划的后续步骤是确保所有必要的设备（例如透视设备、手术器械、植入物）都已安排妥当，并在手术开始前准备就绪。不要犹豫是否使用术中透视，尤其是对于没有常规开展这类手术的医生。应根据医生的偏好和熟悉程度选择手术入路，无论采用哪种手术入路，髋臼的显露对于提供良好的手术视野、最大限度地减少对周围软组织结构的医源性损伤以及正确的重建都至关重要。在显露和取出植入物后，必须对骨缺损进行重新分型，以指导治疗。

本书中每个章节的每种手术技术都是由作者精心选择的，作为一种有效的用于治疗伴或不伴慢性骨盆不连续的髋臼骨缺损的方法。每一章的作者都是各自手术技术领域的世界级专家。请注意，在每一章的末尾，Wayne G. Paprosky 教授都会对髋臼骨缺损的手术技术进行点评。我们非常感谢所有作者对本书的贡献。我们希望这本书能对全球关节外科医生处理这种复杂、具有挑战性的临床问题的能力产生积极影响。

Neil P. Sheth, MD, FACS

Wayne G. Paprosky, MD, FACS

# 目　录

# 第1章

# 概　述

在美国，每年开展的初次全髋关节置换术（total hip arthroplasty，THA）例数逐年递增，这一趋势在全世界范围内也是如此。随之而来的翻修手术预计也会增加，这需要骨科医生拥有足够的技能与设备来解决这一问题。在行髋关节翻修术时遇到的复杂情况之一是髋臼骨缺损，而当髋臼骨缺损与慢性骨盆不连续同时存在时，将极具挑战性。

要解决这一复杂问题，需要充分考虑临床技能、技术水平、材料资源、患者对于假体的支付能力等因素。在此专业领域，随着更多临床与放射学研究成果问世，已开发出诸多治疗技术用于解决这一临床疑难问题。**本书中所涉及的所有外科技术，无论采取何种入路，假设每个患者均获得了优良的术前管理，排除了潜在感染灶且不存在假体周围感染。此外，我们假设已经获得充分的术野显露，并且所有的重建都是基于前上柱与后下柱之间的支撑。**

当我们承担起教育全球下一代骨科医生的责任时，需要正视人们对技术指南的旺盛需求。目前虽然有若干介绍髋关节翻修术的多媒体渠道与平台，然而其均质性无法统一，而且或许并非完全开放。作为本书的作者，我们试图通过介绍背景信息、系统方法、技术要点、常见误区和治疗倾向，以及总结所有可用手术技术的临床结果来获得一个综合的解决方案。每一位被选中的作者都被认为是其所在专业领域的专家。我们希望本书能够在世界范围内传播，并有助于关节外科医生治疗复杂髋臼骨缺损伴/不伴慢性骨盆不连续的疑难病例。

（ NEIL P. SHETH，WAYNE G. PAPROSKY 著
冯　辉译 ）

# 第2章

# 髋臼骨缺损分型

## 引言

在骨科领域的许多临床情景中，各种分型系统已被开发用于在临床资料提供者和研究人员之间简明扼要地传达放射学和（或）手术中的发现，并为临床管理提供指导。初次或翻修全髋关节置换术（THA）中的髋臼骨缺损可能是由骨溶解、假体松动、感染、假体取出过程中的医源性骨丢失以及许多其他原因引起[1]。随着 THA 翻修手术量的逐年递增，熟悉并掌握髋臼骨缺损的分型系统非常重要，因为这通常是制订治疗计划的第一步[2]。本章将深入探讨 Paprosky 骨缺损分型系统，并解答每个子分型中的关键放射学标志和术中发现如何指导初次或翻修全髋关节置换术。

### 初次全髋关节置换术中压配髋臼杯的解剖学及生物力学稳定性

为了帮助读者更好地理解病理状态，我们将首先回顾髋臼的正常解剖结构及其与初次 THA 中髋臼杯稳定性的相关性。髋臼由构成骨盆的坐骨、髂骨和耻骨融合而成[3]，典型的前倾角为 19.9°（±6.6°），男性平均前倾角（18.5°）低于女性（21.3°）[4]。研究表明，女性髋臼外展角比男性更大，两性平均为56.5° ± 4.3°[5]。髂坐线（也称为 Köhler's 线，科勒线）和髂耻线分别代表髋臼的后柱和前柱，因此是非常关键的放射学标志[3]。

压配髋臼组件的植入成功依赖于初始稳定性以促进骨整合。最近的一项系统综述显示：可靠的骨整合其微动应小于 112 μm（±176 μm）；相比之下，≥349 μm（±231 μm）的微动将导致纤维组织形成[6]。在正常情况下，髋臼杯假体由外围的"三根骨柱"支撑：髂骨或上区、坐骨或后下区、耻骨或前下区[7]。在骨量丢失的情况下，尤其是在上穹隆区域，髋臼杯可以在髋臼前上柱和后下柱之间被"夹持"[8]。正如预期的那样，解剖学完整、提供完全支撑的髋臼环结构与髋臼杯假体 - 骨界面的大面积接触可产生最高等级的初始稳定性。接下来将讨论不同程度的髋臼骨缺损，需要牢记的是：非骨水泥型髋臼杯假体的初始稳定性对骨整合、长期临床结果和假体使用寿命至关重要。

## 备选分型系统

D'Antonio 开发的美国骨科医师学会（AAOS）分型是一种基于术中评估的常用分型系统，描述了骨缺损的类型和位置（表 2.1）[1, 9, 10]。首先根据类型分为节段型、腔隙型、混合型、骨盆不连续或关节融合[9]。在节段型、腔隙型、混合型缺损中，可按骨缺损位置进一步细分为上、前、后或中央亚型[9]。节段型涉及髋臼周围半球或中央支撑骨的骨缺损，包括髋臼内侧壁[9]。相比之下，腔隙型是指髋臼各骨柱完整，但骨量减少[9]。混合型病例同时存在节段型和腔隙型骨缺损，这些骨缺损可能位于相同或不同的位置。AAOS分型系统的局限性在于其无法量化骨缺损或指导临床治疗[1]。

Saleh 等开发的另一种分型系统则根据术前骨盆前后位（AP）片和髋关节侧位片上观察到的缺失骨量对骨缺损进行分类[11]。骨缺损分为包容性骨缺损和非包容性骨缺损，包容性骨缺损指髋臼骨缺损不到50%，非包容性骨缺损则指髋臼骨缺损超过50%以及骨盆不连续（骨存量的不可控损失）[11]。虽然这种分型系统可依据骨缺损类型指导治疗，但其局限性在于没有描述骨缺损的位置[11]。

## 表2.1　美国骨科医师学会（AAOS）骨缺损分型

| 分型 | 描述 |
|---|---|
| I 型 | 节段型<br>周围<br>上部<br>前部<br>后部<br>中央（髋臼内侧壁缺损） |
| II 型 | 腔隙型<br>周围<br>上部<br>前部<br>后部<br>中央（髋臼内侧壁完整） |
| III 型 | 混合型 |
| IV 型 | 骨盆不连续 |
| V 型 | 关节融合 |

From D'Antonio JA, Capello WN, Borden LS, et al. Classification and management of acetabular abnormalities in total hip arthroplasty. *Clin Orthop Relat Res.* 1989; 243:126-137. Adapted from Garbedian S, Backstein D, Gross AE et al. Acetabular bone loss classification. In: Scuderi G, ed. *Techniques in revision hip and knee arthroplasty*. 1st ed. Philadelphia: Elsevier; 2015: 349-353.

## Paprosky 髋臼骨缺损分型

Paprosky 髋臼骨缺损分型是基于 147 例 THA 失败病例的术前和术中评估开发而来的[12]。该分型可通过识别髋臼支撑结构的缺损程度，来预测重建过程中可能需要的植骨和金属垫块[13]。该系统根据髋关节中心与闭孔横线的相对位移和关键解剖标志的完整性进行分型，包括术前 X 线片上所示的泪滴结构、坐骨和髂坐线（也称为科勒线）[12, 14, 15]，这些参数用于将宿主髋臼柱分为完全支持型（I 型）、部分支持型（II 型）和非支持型（III 型）（表 2.2）。Paprosky 髋臼骨缺损分型基于骨盆前后位（AP）X 线片开发，以便基层社区广泛使用[14]。该分型系统目前使用最为广泛，并且已证明其良好的观察者间和观察者内可靠性[16, 17]。此外，不同分型的治疗建议是基于剩余的完整髋臼柱，值得注意的是，医生在行翻修术时应熟悉并掌握各种治疗方案，因为在假体被取出后，由于潜在的医源性骨量减少而导致新的骨缺损，此时应重新评估骨缺损分型。

髋臼上穹隆的骨缺损可能涉及前柱或后柱，在影像学上表现为髋关节中心的上移。上移和外移提示后柱受累程度较大，而向上和向内移位则提示前柱受累[1]。向科勒线内侧移位提示前柱受累[1]。关于坐骨溶解，这表明后柱和髋臼后壁下方的骨缺损[1]。泪滴结构的骨溶解则提示前柱下方和耻骨外侧的骨缺损[1]。

表 2.3 根据骨缺损分型总结并比对了放射学评估与术中所见。如上所述，Paprosky 髋臼骨缺损分型是作者首选的分型系统，接下来将对其进行更详细的讨论。

### I 型

I 型骨缺损中畸形和骨量减少较轻微（图 2.1），髋臼的半球形形状在骨缺损区域得以保持。宿主骨可支撑超过 70% 的髋臼假体面积。髋关节中心没有移位，表明髋臼上穹隆是完好的。同样，也没有泪滴结构破坏以及坐骨骨溶解。

## 表2.2　Paprosky 髋臼骨缺损分型定义

| 分型 | 髋臼环 | 内侧壁或上穹隆 | 髋臼柱 | 预置宿主骨床 |
|---|---|---|---|---|
| I 型 | 完整 | 完整 | 完整<br>具有支撑性 | ＞50% 松质骨 |
| II 型 | 受损 | 受损 | 完整<br>具有支撑性 | ＜50% 松质骨 |
| III 型 | 缺失 | 严重受损 | 无支撑性 | 纤维组织或<br>硬化骨 |

From Paprosky WG, Perona PG, Lawrence JM. Acetabular defect classification and surgical reconstruction in revision arthroplasty: a 6-year follow-up evaluation. *J Arthroplasty*. 1994; 9:34. Adopted from Garbedian S, Backstein D, Gross AE et al. Acetabular bone loss classification. In: Scuderi G, ed. *Techniques in revision hip and knee arthroplasty*. 1st ed. Philadelphia: Elsevier; 2015:349-353.

| 表2.3 | Paprosky 髋臼骨缺损分型系统 | | | | | |
|---|---|---|---|---|---|---|
| 分型 | 影像学表现 | | | | 术中所见 | |
| | 髋臼杯假体移位 | 坐骨骨溶解 | 泪滴骨溶解 | 科勒线 | 髋臼状态 | 髋臼试模稳定性 |
| Ⅰ型 | 无 | 无 | 无 | 完整 | 髋臼环与髋臼柱完整，小范围/局灶性骨缺损 | 稳定 |
| ⅡA型 | 向上方移位<3 cm | 无 | 无 | 完整 | 髋臼椭圆形扩大，髋臼上方骨缺损，髋臼环完整，宿主骨接触面积>50% | 稳定 |
| ⅡB型 | 向上方或外上方移位<3 cm | 无 | 无 | 完整 | 非包容性骨缺损，髋臼上缘骨缺损<33%，髋臼前缘及后缘完整，髋臼柱完整，宿主骨接触面积>50% | 稳定 |
| ⅡC型 | 髋臼杯假体向科勒线内侧移位 | 轻度 | 泪滴破坏 | 连续性中断 | 髋臼内侧壁缺损，髋臼环完整具有支撑性 | 稳定 |
| ⅢA型 | 向外上方移位>3 cm | 中度 | 中度 | 完整 | 髋臼边缘10点至2点区间存在缺损，宿主骨接触面积为40%~60% | 部分稳定 |
| ⅢB型 | 向内上方移位>3 cm | 重度 | 泪滴破坏 | 连续性中断 | 宿主骨接触面积<40%，髋臼边缘9点至5点区间存在缺损 | 不稳定 |

Data from Paprosky WG, Perona PG, Lawrence JM. Acetabular defect classification and surgical reconstruction in revision arthroplasty: a 6-year follow-up evaluation. *J Arthroplasty*. 1994; 9: 33-44; Sporer SM, Paprosky WG, O'Rourke M. Managing bone loss in acetabular revision. *J Bone Joint Surg Am*. 2005; 87: 1620-1630. Adopted from Garbedian S, Backstein D, Gross AE et al. Acetabular bone loss classification. In: Scuderi G, ed. *Techniques in revision hip and knee arthroplasty*. 1st ed. Philadelphia: Elsevier; 2015: 349-353.

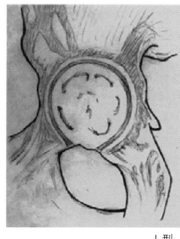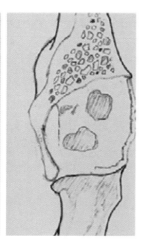

Ⅰ型

• 图2.1　Ⅰ型骨缺损，骨丢失最少（From Deirmengian GK, Zmistowski B, O'Neil JT, Hozack WJ. Management of acetabular bone loss in revision total hip arthroplasty. *J Bone Joint Surg Am*. 2011; 93: 1844. Adopted from Garbedian S, Backstein D, Gross AE et al. Acetabular bone loss classification. In: Scuderi G, ed. *Techniques in revision hip and knee arthroplasty*. 1st ed. Philadelphia: Elsevier; 2015: 349-353.）

Ⅰ型骨缺损可以使用多孔涂层髋臼杯辅以螺钉固定，以获得初始机械稳定性，进而实现远期生物固定。

## Ⅱ型

在Ⅱ型骨缺损中，由于上穹隆和（或）髋臼内侧壁周围的骨缺损，髋臼半球形改变，但髋臼柱结构保持完整并具有支撑作用。

根据不同的亚型，骨缺损可位于上方或内侧。由于髋臼柱结构保持完整并具有支撑作用，髋臼试模放入后将是稳定的[1]。超过50%的髋臼假体面积可与宿主骨接触，具有良好的机械支撑以及生物固定潜力。在术前X线片上，髋关节中心上移小于3 cm，存在最低程度的坐骨骨溶解。

## ⅡA型

由于前方和上方骨丢失，ⅡA型骨缺损中髋臼椭圆形扩大（图2.2）。虽然上方骨丢失，但柱状结构仍然完整。影像学评估显示科勒线（Köhler's line）和泪滴结构仍然完整，没有或只有极少的坐骨骨溶解。完整的前上柱和后下柱为髋臼试模提供了稳定性。治疗策略上可使用多孔涂层髋臼杯辅以螺钉固定，以获得初始机械稳定性。

## ⅡB 型

与ⅡA 型骨缺损中出现的髋臼假体上移和前移相比，在ⅡB 型骨缺损中由于后上方骨缺损，因此髋臼假体会向外上方移位（图 2.3），这是一种非包容性骨缺损。然而宿主骨的剩余部分仍超过 50% 且髋臼柱结构保持完整，这为髋臼试模提供了稳定性。X 线片显示，科勒线和泪滴结构仍然完整，坐骨骨溶解程度相当轻微。与ⅡA 型一样，ⅡB 型在治疗策略上可使用多孔涂层髋臼杯辅以螺钉固定，以获得初始机械稳定性。

## ⅡC 型

ⅡC 型髋臼骨缺损的特点是髋臼内侧壁受损，导致假体向内侧移位（图 2.4）。假体上移程度很小，泪滴结构破坏，科勒线中断。坐骨骨溶解轻微，髋臼

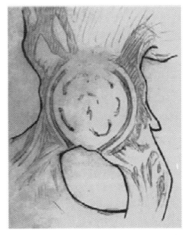
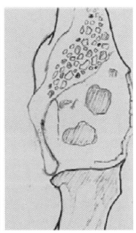

ⅡB 型

• 图 2.3　ⅡB 型骨缺损，髋臼外上方骨缺损且髋臼上缘缺损（From Deirmengian GK, Zmistowski B, O'Neil JT, Hozack WJ. Management of acetabular bone loss in revision total hip arthroplasty. *J Bone Joint Surg Am*. 2011; 93:1844. Adopted from Garbedian S, Backstein D, Gross AE et al. Acetabular bone loss classification. In: Scuderi G, ed. *Techniques in revision hip and knee arthroplasty*. 1st ed. Philadelphia: Elsevier; 2015: 349-353.）

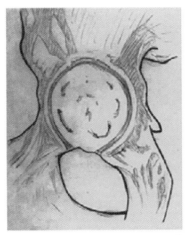
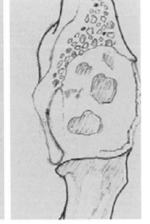

ⅡA 型

• 图 2.2　ⅡA 型骨缺损，髋臼上方骨缺损＜3 cm，髋臼环完整（From Deirmengian GK, Zmistowski B, O'Neil JT, Hozack WJ. Management of acetabular bone loss in revision total hip arthroplasty. *J Bone Joint Surg Am*. 2011; 93: 1844. Adopted from Garbedian S, Backstein D, Gross AE et al. Acetabular bone loss classification. In: Scuderi G, ed. *Techniques in revision hip and knee arthroplasty*. 1st ed. Philadelphia: Elsevier; 2015: 349-353.）

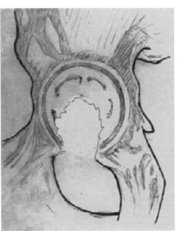

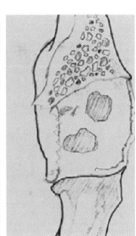

ⅡC 型

• 图 2.4　ⅡC 型骨缺损，髋臼内侧壁骨缺损（From Deirmen-gian GK, Zmistowski B, O'Neil JT, Hozack WJ. Management of acetabular bone loss in revision total hip arthroplasty. *J Bone Joint Surg Am*. 2011; 93:1844. Adopted from Garbedian S, Backstein D, Gross AE et al. Acetabular bone loss classification. In: Scuderi G, ed. *Techniques in revision hip and knee arthroplasty*. 1st ed. Philadelpia: Elsevier; 2015:349-353.）

前上和后下柱保持完整。由于髋臼内陷，髋臼假体的适当外移十分关键。这可通过逐号增大的髋臼锉来实现，直至前上柱和后下柱可以将髋臼试模牢固"夹持"。通过多孔涂层髋臼杯辅以螺钉固定的方式通常足以实现稳定，植骨或多孔金属垫块可选择用于髋臼假体内侧以提供额外支撑，但前上柱和后下柱仍然是稳定性的主要来源。

## Ⅲ型

Ⅲ型骨缺损较为复杂。髋臼轮廓变形，同时失去髋臼柱的支撑作用，髋关节中心移位大于 3 cm。由于残余的骨性结构没有支撑性，髋臼试模几乎无法获得可靠稳定性。这些问题的存在可能与骨盆不连续有关，尽管不一定与Ⅲ型骨缺损相关——因为ⅡC 型骨缺损也可能出现骨盆不连续。骨盆不连续是指上方髂骨与下方坐骨耻骨段分离[18]，这可能是急性的或慢性的，也可能是由创伤、感染、骨缺损、髋臼磨锉或髋臼杯压配挤压引起[18]。正确辨别骨盆不连续对于解决这一临床问题至关重要。

### ⅢA 型

ⅢA 型或称"外上型"骨缺损，表现为髋臼边缘 10 点至 2 点区间广泛的骨丢失（图 2.5），髋臼骨量减少 30%~60%。由于髋臼内侧壁完整，髋关节中心向外上方移位大于 3 cm。放射学检查显示坐骨有中度骨溶解，在闭孔线以下延伸不到 15 mm[1]。泪滴结构也有部分破坏，但科勒线通常连续。髋臼假体与宿主骨的接触面积介于 40% 至 60%。由于髋臼残余骨性结构失去支撑性，除了辅以螺钉固定外，还需要多孔金属垫块或同种异体移植物以获得初始机械稳定性，进而实现远期生物固定。

### ⅢB 型

ⅢB 型或称"内上型"骨缺损，与ⅢA 型相比，骨缺损程度进一步加重，并且更频繁地与慢性骨盆不连续相关（图 2.6）。因此，对于ⅢB 型骨缺损，术前应高度警惕骨盆不连续的可能，并在手术中谨慎辨别。术前影像学检查提示坐骨广泛骨溶解，泪滴结构完全消失，科勒线连续性中断。由于髋臼内侧结构缺损，髋关节中心将向上和向内移位。髋臼骨量减少超过 60%，骨缺损通常发生在髋臼边缘 9 点至 5 点区间。髋臼假体与宿主骨的接触面积小于 40%，因此仅使用半球形髋臼杯进行生物固定很难实现。如果选择非骨

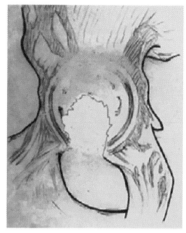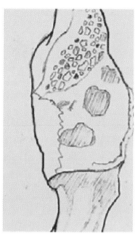

ⅢA 型

• 图 2.5　ⅢA 型骨缺损，髋臼边缘 10 点至 2 点区间存在缺损（From Deirmengian GK, Zmistowski B, O'Neil JT, Hozack WJ. Management of acetabular bone loss in revision total hip arthroplasty. *J Bone Joint Surg Am*. 2011;93:1844. Adopted from Garbedian S, Backstein D, Gross AE et al. Acetabular bone loss classification. In: Scuderi G, ed. *Techniques in revision hip and knee arthroplasty*. 1st ed. Philadelpia: Elsevier; 2015:349-353.）

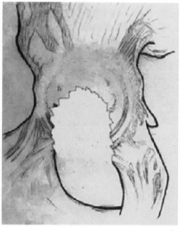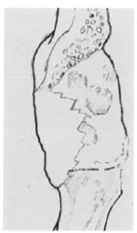

ⅢB 型

• 图 2.6　ⅢB 型骨缺损，髋臼边缘 9 点至 5 点区间存在缺损（From Deirmengian GK, Zmistowski B, O'Neil JT, Hozack WJ. Management of acetabular bone loss in revision total hip arthroplasty. *J Bone Joint Surg Am*. 2011; 93: 1844. Adopted from Garbedian S, Backstein D, Gross AE et al. Acetabular bone loss classification. In: Scuderi G, ed. *Techniques in revision hip and knee arthroplasty*. 1st ed. Philadelphia: Elsevier; 2015: 349-353.）

水泥型髋臼杯进行重建，则应结合同种异体骨、髋臼加强环罩（Cage）、多孔金属垫块（Augment）[15]。

## 总结

随着初次和翻修全髋关节置换术手术例数的逐年增加[2]，外科医生将遇到越来越多的髋臼骨缺损复杂病例。正确识别髋臼骨缺损并将其进行科学分型是成功实现外科重建的关键步骤。Paprosky 髋臼骨缺损分型系统通过放射学标准，帮助骨科医师科学辨别髋臼骨缺损，从而对这些复杂病例的重建提供严谨的术前规划与执行策略。

## 评述

在 20 世纪 70 年代中后期，由于尚不成熟的骨水泥技术导致髋臼假体松动从而手术失败，失败的原因是髋臼杯移位和假体松动。进入 20 世纪 80 年代和 90 年代，骨水泥型髋臼假体植入失败病例仍在发生，导致外科医生对非骨水泥型髋臼假体的使用热情更高。随着假体使用寿命的延长，外科医生们逐渐认识到聚乙烯磨损和骨溶解才是导致大范围、更严重骨缺损的主要原因——而不是由于骨水泥。在使用第一代聚乙烯技术的非骨水泥型假体中，骨缺损的发生与骨水泥型假体情况相似。

（ CHRISTOPHER M. MELNIC, WAYNE COHEN-LEVY 著　冯 辉 译 ）

## 参考文献

1. Sporer SM, Paprosky WG, O'Rourke MR. Managing bone loss in acetabular revision. *Instr Course Lect.* 2006;55:287.
2. Schwartz AM, Farley KX, Guild GN, Bradbury Jr TL. Projections and epidemiology of revision hip and knee arthroplasty in the United States to 2030. *J Arthroplasty.* 2020;35(suppl 6):S79.
3. Fagerson TL. *The Hip Handbook.* Boston: Butterworth-Heinemann; 1998.
4. Maruyama M, Feinberg JR, Capello WN, D'Antonio JA. The Frank Stinchfield Award: morphologic features of the acetabulum and femur: anteversion angle and implant positioning. *Clin Orthop Relat Res.* 2001;(393):52.
5. Higgins SW, Spratley EM, Boe RA, Hayes CW, Jiranek WA, Wayne JS. A novel approach for determining three-dimensional acetabular orientation: results from two hundred subjects. *J Bone Joint Surg.* 2014;96(21):1776.
6. Kohli N, Stoddart JC, van Arkel RJ. The limit of tolerable micromotion for implant osseointegration: a systematic review. *Sci Rep.* 2021;11(1):10797.
7. Widmer KH, Zurfluh B, Morscher EW. Load transfer and fixation mode of press-fit acetabular sockets. *J Arthroplasty.* 2002;17(7):926.
8. Lin ZM, Meakins S, Morlock MM, et al. Deformation of press-fitted metallic resurfacing cups. Part 1: experimental simulation. *Proc Inst Mech Eng H.* 2006;220(2):299.
9. D'Antonio JA, Capello WN, Borden LS, et al. Classification and management of acetabular abnormalities in total hip arthroplasty. *Clin Orthop Relat Res.* 1989;(243):126.
10. D'Antonio JA. Periprosthetic bone loss of the acetabulum. Classification and management. *Orthop Clin N Am.* 1992;23(2):279.
11. Saleh KJ, Holtzman J, Gafni AL, et al. Development, test reliability and validation of a classification for revision hip arthroplasty. *J Orthop Res.* 2001;19(1):50.
12. Paprosky WG, Perona PG, Lawrence JM. Acetabular defect classification and surgical reconstruction in revision arthroplasty. A 6-year follow-up evaluation. *J Arthroplasty.* 1994;9(1):33.
13. Telleria JJ, Gee AO. Classifications in brief: paprosky classification of acetabular bone loss. *Clin Orthop Relat Res.* 2013; 471(11):3725.
14. Paprosky WG, Cross MB. CORR insights(R): validity and reliability of the paprosky acetabular defect classification. *Clin Orthop Relat Res.* 2013;471(7):2266.
15. Sheth NP, Nelson CL, Springer BD, Fehring TK, Paprosky WG. Acetabular bone loss in revision total hip arthroplasty: evaluation and management. *J Am Acad Orthop Surg.* 2013;21(3):128.
16. Gu A, Adriani M, Malahias MA, et al. Reliability and validity of acetabular and femoral bone loss classification systems in total hip arthroplasty: a systematic review. *HSS J.* 2020;16(3):288.
17. Yu R, Hofstaetter JG, Sullivan T, Costi K, Howie DW, Solomon LB. Validity and reliability of the paprosky acetabular defect classification. *Clin Orthop Relat Res.* 2013;471(7):2259.
18. Abdel MP, Trousdale RT, Berry DJ. Pelvic discontinuity associated with total hip arthroplasty: evaluation and management. *J Am Acad Orthop Surg.* 2017;25(5):330.

# 第3章

# 严重髋臼骨缺损伴/不伴慢性骨盆不连续的影像学评估

## 背景

骨盆不连续对于重建手术而言是一个严峻的挑战，其特征是在全髋关节置换术中由于骨折或大量骨缺损导致骨盆上部与下部分离。骨缺损和骨折部位不稳定常导致翻修手术后效果不佳[1, 2]。在为重建髋臼骨缺损做手术规划时描述骨缺损的位置和程度非常重要，因此通常依据美国骨科医师学会（AAOS）或Paprosky髋臼骨缺损分型系统进行分类。骨盆不连续被定义为AAOS Ⅳ型[3]，相对应的与Paprosky分型中ⅡC、ⅢA和ⅢB型有关[4, 5]。

早期识别骨盆不连续对于手术计划至关重要。若干研究结果已表明，在存在骨盆不连续的病例中若仅使用初次置换技术则失败率很高[2, 6-12]。因此，大多数外科医生主张在骨盆不连续病例中应采用进阶技术进行重建。有关骨盆不连续的文献主要集中在各种外科重建方案的临床结果上，而很少有研究聚焦于放射学评估。通常情况下，骨盆不连续的诊断基于标准放射学评估[1, 13]，在某些情况下斜视图可能有助于识别更微妙的骨盆不连续情形[14]。已证明使用计算机断层扫描（CT）识别骨盆不连续的有效性，这有利于直观展现骨缺损、协助手术计划和设计个性化假体[13, 15, 16]。本章将讨论疑似慢性骨盆不连续病例的放射学评估。

## 髋臼骨缺损的放射学分型（更多详细信息请参见第2章）

髋臼骨缺损主要依据以下两个分型系统：AAOS分型[3]和Paprosky分型[4, 17]。两者都基于前后位（AP）骨盆X线片进行评估。与AAOS分型一样，Paprosky分型可确定髋臼骨缺损位置，此外Paprosky分型还描述了髋臼杯位置以及重建过程中前上柱和后下柱能否提供支撑性。因此部分外科医生认为Paprosky髋臼骨缺损分型是评估髋臼骨缺损的更优方法，因其能更好地指导制订重建方案[4, 17-19]。

骨盆不连续是一种独特的骨缺损类型，其特征是骨盆上、下部分离。AAOS对骨盆不连续的分型是Ⅳ型，并分为以下亚型：Ⅳa型（存在腔隙型或轻度节段型骨缺损）、Ⅳb型（存在较大节段型或混合型骨缺损）、Ⅳc型（骨盆曾接受放射治疗）[3, 20]。Paprosky髋臼骨缺损分型没有对骨盆不连续进行明确分类[17, 18]。术前应对病例进行充分的影像学评估，以明确是否存在骨盆不连续，因为骨盆不连续的存在通常意味着外科重建策略的重大转变。

## 骨盆前后位（AP）X线片

骨盆前后位（AP）X线片应包括整个骨盆，并显示对称的闭孔和髂骨，尾骨应位于耻骨联合的中心位置[21]。某些放射学特征是骨盆不连续的特有表现，可以在骨盆AP片上识别，这些放射学特征已被许多研究提及，包括：①通过髂耻线的骨折线；②骨盆下半部内侧移位；③闭孔不对称（图3.1）[8, 13, 22]。在一项对133名骨盆不连续患者的回顾性研究中，骨盆AP片显示126名患者（95%）的骨盆下半部内侧移位、116名患者（87%）可见骨折线、114名患者（86%）出现闭孔不对称[13]。研究数据显示，通常只有70%的患者同时出现所有3种放射学特征。由于骨盆不连续的治疗需要进阶重建技术，因此还可能需要额外的放射学评估方法。

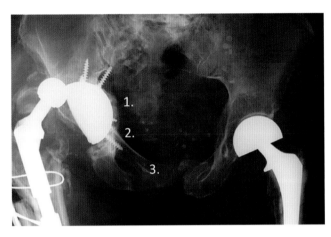

• 图3.1　骨盆前后位片显示骨盆不连续的3个影像学特征：①通过髂耻线的骨折线；②骨盆下半部内侧移位；③闭孔不对称

## 髋关节侧位片（Cross-Table Lateral View）

骨盆不连续通常与髋臼周围大量骨缺损和髋臼假体移位有关，这两个因素导致前上柱和后下柱的连续性难以评估，因此额外的影像学检查有助于髋臼柱的辨识。在仰卧位将患侧下肢内旋15°~20°，然后屈曲对侧髋关节和膝关节以防止干扰射线投影；将暗盒放置在患侧髋关节并与入射角呈直角，然后以与股骨纵轴呈35°~45°入射角朝向腹股沟区域投影[21]。在侧位片中后下柱清晰可见，但前上柱可能仍然难以评估（图3.2）。侧位片有助于提高外科医生对于骨盆不连续的评估能力[13]，骨盆斜位视图可能有助于更好地评估髋臼柱。

## 髋关节假斜位片（False-Profile View）

骨盆前后位和侧位片有时会遗漏与骨盆不连续相关的微小骨折，因此需要髋关节假斜位片用于骨盆不连续的进一步评估。拍摄髋关节假斜位片时患者站立位，患侧髋关节靠在暗盒上，骨盆平面与暗盒平面呈65°[23]，患侧足部应放置在与暗盒平面平行的位置。Wendt等比较了骨盆前后位、侧位片与假斜位片评估骨盆不连续的敏感性[14]：在尸体模型中植入了20个髋臼假体，在使用骨刀建立骨盆不连续模型的前后获得一系列影像，影像由关节外科医生和高年资影像医师组成的盲评小组进行评估，结果显示假斜位片在评估骨盆不连续方面比骨盆前后位片敏感性更高（图3.3）（具有统计学意义）。作者指出，假斜位片可将髋臼放置在更理想的位置以显示后下柱。

## Judet 位片

在髋臼大量骨缺损和髋臼假体移位的病例中可能需要额外的影像学检查来评估骨盆不连续，骨盆不连续的基本影像学和临床特征之一是前上柱和后下柱的破坏。骨盆斜视图（Judet 位片）可以协助外科医生更好地评估与骨盆不连续相关的髋臼柱破坏情况，包括髂骨斜位片与闭孔斜位片（图3.4A 和 B）。与前述假斜位片相比，Judet 位片具有改善髋臼柱可视化的额外优势，其主要改善了后柱的可视化。髂骨斜位片由患者仰卧、骨盆健侧向前旋转45°获得[21]，髂坐线（后下柱）和髋臼前壁在该视图中清晰可见。闭孔斜位片则是骨盆患侧向前旋转45°获得，通过此视图可以很好地观察髂耻线（前上柱）和髋臼后壁。

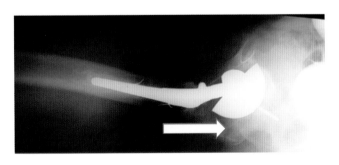

• 图3.2　髋关节侧位片显示与骨盆不连续相关的后柱细微透亮线（白色箭头）[13]

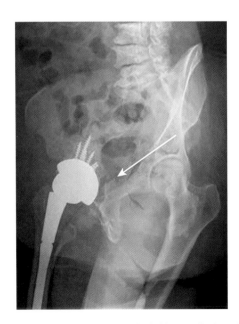

• 图3.3　右髋关节假斜位片（白色箭头所指为后柱骨折，这在假斜位片中较易识别）

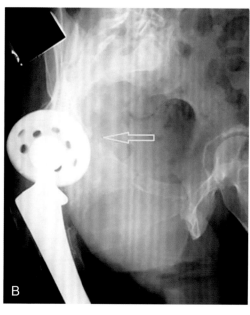

• 图 3.4　右髋关节髂骨斜位片（A）与闭孔斜位片（B）（黄色箭头所指，髂骨斜位片较易辨识后柱断裂，闭孔斜位片较易辨识前柱断裂）

骨盆斜位片对于评估髋臼柱连续性非常重要，然而由于骨盆不连续导致的骨缺损和髋臼假体移位，这些视图也可能难以充分评估骨盆不连续。有研究对 47 例术中已被证实存在骨盆不连续[13]病例的术前骨盆斜位片进行评估，结果只有 36 例（77%）的前上柱和后下柱有明显断裂，因此若仅使用骨盆斜位片可能不足以在术前辨别出所有骨盆不连续情况。

## 影像学检查组合

在骨盆前后位（AP）X 线片中，与骨盆不连续相关的三种影像学特征包括：①通过髂耻线的骨折线；②骨盆下半部内侧移位；③闭孔不对称。然而在骨盆前后位（AP）X 线片中，这三种影像学特征同时具备的概率约为 70%。因此应增加侧位和（或）斜位视图以改善髋臼柱可视化，这有助于提高骨盆不连续的术前筛查检出率。在一项研究中，这些影像学检查组合使骨盆不连续的术前检出率达到 100%。因此对于髋臼周围骨缺损和骨盆不连续患者，至少应完善骨盆前后位（AP）X 线片和 Judet 位片。

## CT

骨盆 CT 扫描是获得骨盆多平面视图的便捷途径，比标准影像（如骨盆前后位 X 线片）对于骨盆和髋臼骨折的诊断价值更高，因为其具有更高的敏感性和特异性[24, 25]。CT 扫描应用于关节置换患者以评估髋臼周围骨缺损、假体位置以及假体是否存在松动[19, 26]。CT 扫描提供了有关骨缺损和其他可能需要重建的潜在缺损的重要信息，然而在评估骨盆不连续方面的临床应用尚不明确。在某些情况下，骨盆不连续可能难以通过 CT 扫描加以明确，甚至可能高估其发生率[16]。

反对使用 CT 扫描评估骨盆不连续的学者指出：①假体周围常有"伪影"，这可能会掩盖髋臼柱的细微骨折；②骨折线方向可能与图像在同一平面，因此无法检测到；③在某些骨盆不连续的情况下，大量骨缺损可能会破坏骨盆的连续性并且很难观察到明显的骨折线[13]，这种骨缺损虽然很容易被观察到，但可能不会被识别为骨盆不连续；④术前 CT 扫描的成本和性价比可能会限制其使用。

CT 扫描支持者指出了术前 CT 评估的若干优点：① CT 可以精准量化髋臼周围骨缺损并确定其位置（图 3.5A 和 B）[26]；② CT 可生成三维模型，有助于制订手术计划[10, 27]；③三维模型可生成实体模型，实体模型允许外科医生在术前计划并验证手术策略，这些实体模型在术中也可以作为参考以明确骨缺损和螺钉等内植物的相对位置。

CT 扫描的局限性之一是与图像在同一平面上的骨折可能会被遗漏，因此一些外科医生提倡使用 45° 倾斜 CT 扫描（图 3.6A 和 B）[15]且已证明其能够提

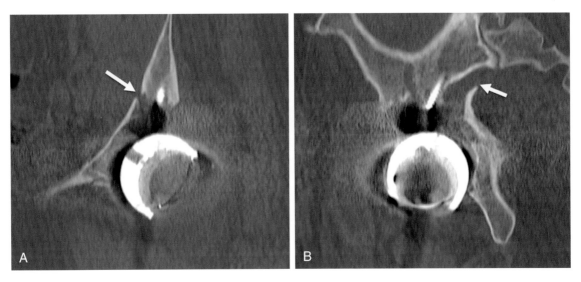

• 图 3.5　（A）显示了闭孔斜位 CT 平面图像，其中髋臼前柱出现断裂；（B）同一患者的髂骨斜位 CT 平面图像显示断裂延伸至髋臼后柱并发生移位（白色箭头）[15]

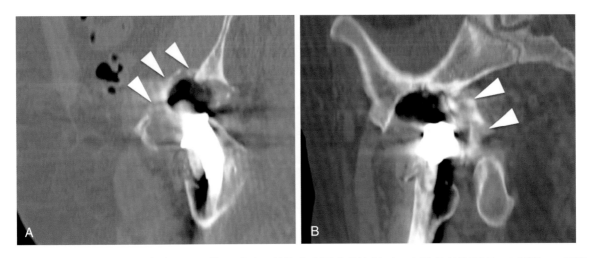

• 图 3.6　（A）闭孔斜位平面 45° 倾斜 CT 图像显示髋臼前柱存在严重骨缺损；（B）髂骨斜位平面 45° 倾斜 CT 图像显示骨缺损延伸至髋臼后柱（白色箭头）[15]

高对骨盆不连续的检出率。一项研究结果表明标准 CT 扫描在检测骨盆不连续方面具有 73% 的敏感性，在增加 45° 倾斜 CT 扫描后敏感性提高至 91%。因此对于高度怀疑骨盆不连续的病例，应考虑使用 45° 倾斜 CT 扫描。

## CT 造影

　　骨盆不连续有时与髋臼假体向内、向前上方移位有关，在取出髋臼假体时可能会无意中导致髂血管、输尿管和骨盆内软组织损伤[28,29]，因此许多外科医生会在术前进行 CT 血管造影以评估重要解剖结构与髋臼假体/螺钉的接近程度。CT 血管造影通过静脉注射造影剂然后对骨盆进行 CT 扫描获得，并可重建三维图像从而改善标准影像（如骨盆前后位 X 线片）上不易识别的重要解剖结构的可视化（图 3.7A、B 和 C）。术前 CT 造影可降低血管等重要解剖结构医源性损伤风险，因此我们强烈建议将术前 CT 造影纳入手术计划。

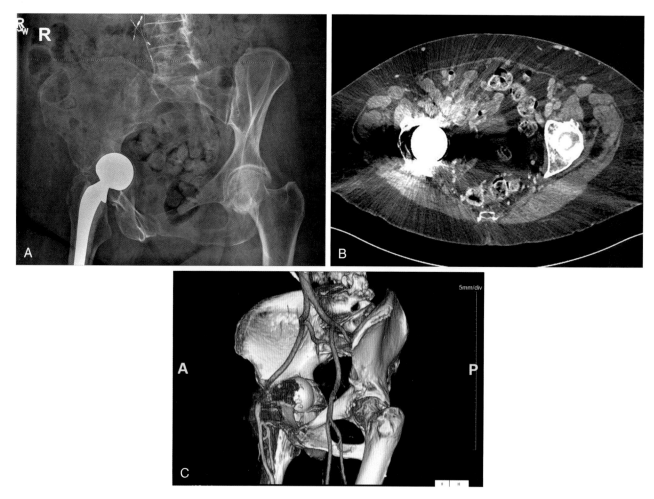

• 图3.7    骨盆前后位 X 线片（A）显示右侧髋臼假体向内侧移位，此处因靠近髂血管故行翻修术时存在风险，因此术前完善 CT 造影（B）和三维重建（C）以改善髂血管可视化、降低医源性损伤风险

## 总结

　　骨盆不连续的术前筛查对于手术计划至关重要。如前所述，骨盆前后位 X 线片、髋关节假斜位片和 Judet 位片的组合将提高术前检测骨盆不连续的敏感性。术前出于诊断目的应用 CT 扫描仍然存在争议，然而 CT 扫描（包括 45° 倾斜 CT 扫描）对于改善检测骨盆不连续敏感性、模拟各种重建手术方案能力以及协助设计个性化假体能力是令人信服的。髋臼假体取出过程中，软组织结构可能受损时，CT 造影在髋臼严重骨缺损伴髋臼假体向内、向前上移位的病例中很有价值。

（ J. RYAN MARTIN, RAFAEL J. SIERRA 著
冯　辉 译）

## 参考文献

1. Abdel MP, Trousdale RT, Berry DJ. Pelvic discontinuity associated with total hip arthroplasty: evaluation and management. *J Am Acad Orthop Surg.* 2017;25(5):330-338. doi:10.5435/JAAOS-D-15-00260
2. Martin JR, Barrett I, Sierra RJ, Lewallen DG, Berry DJ. Construct rigidity: keystone for treating pelvic discontinuity. *J Bone Joint Surg.* 2017;99(9)e43. doi:10.2106/JBJS.16.00601
3. D'Antonio JA, Capello WN, Borden LS, et al. Classification and management of acetabular abnormalities in total hip arthroplasty. *Clin Orthop Relat Res.* 1989;(243):126-137.
4. Paprosky WG, Perona PG, Lawrence JM. Acetabular defect classification and surgical reconstruction in revision arthroplasty. A 6-year follow-up evaluation. *J Arthroplasty.* 1994;9(1):33-44. doi:10.1016/0883-5403(94)90135-X
5. Pope D, Blankenship S, Jones G, et al. Maximizing function and outcomes in acetabular reconstruction: segmental bony defects and pelvic discontinuity. *Instr Course Lect.* 2014;63:187-197.
6. Schwarzkopf R, Ihn HE, Ries MD. Pelvic discontinuity: modern techniques and outcomes for treating pelvic disassociation. *Hip Int.* 2015;25(4):368-374. doi:10.5301/hipint.5000270.

7. Sporer SM, Bottros JJ, Hulst JB, Kancherla VK, Moric M, Paprosky WG. Acetabular distraction: an alternative for severe defects with chronic pelvic discontinuity? *Clin Orthop Relat Res.* 2012;470(11):3156-3163. doi:10.1007/s11999-012-2514-1

8. Berry DJ, Lewallen DG, Hanssen AD, Cabanela ME. Pelvic discontinuity in revision total hip arthroplasty. *J Bone Joint Surg.* 1999;81(12):1692-1702.

9. Martin JR, Barrett I, Sierra RJ, Lewallen DG, Berry DJ. Bilateral pelvic discontinuity: a unique condition characterized by high failure rates of current treatment. *Arthroplasty Today.* 2016;2(4): 183-186. doi:10.1016/j.artd.2015.12.004

10. Taunton MJ, Fehring TK, Edwards P, Bernasek T, Holt GE, Christie MJ. Pelvic discontinuity treated with custom triflange component: a reliable option. *Clin Orthop Relat Res.* 2012; 470(2):428-434. doi:10.1007/s11999-011-2126-1

11. Stiehl JB, Saluja R, Diener T. Reconstruction of major column defects and pelvic discontinuity in revision total hip arthroplasty. *J Arthroplasty.* 2016;15(7):849-857. doi:10.1054/arth.2000.9320

12. Amenabar T, Rahman WA, Hetaimish BM, Kuzyk PR, Safir OA, Gross AE. Promising mid-term results with a cup-cage construct for large acetabular defects and pelvic discontinuity. *Clin Orthop Relat Res.* 2016;474(2):408-414. doi:10.1007/s11999-015-4210-4.

13. Martin JR, Barrett IJ, Sierra RJ, Lewallen DG, Berry DJ. Preoperative radiographic evaluation of patients with pelvic discontinuity. *J Arthroplasty.* 2016;31(5):1053-1056. doi:10.1016/j.arth.2015.11.024.

14. Wendt MC, Adler MA, Trousdale RT, Mabry TM, Cabanela ME. Effectiveness of false profile radiographs in detection of pelvic discontinuity. *J Arthroplasty.* 2012;27(7):1408-1412. doi:10.1016/j.arth.2011.11.001

15. Fehring KA, Howe BM, Martin JR, Taunton MJ, Berry DJ. Preoperative evaluation for pelvic discontinuity using a new re-formatted computed tomography scan protocol. *J Arthroplasty.* 2016;31(10):2247-2251. doi:10.1016/j.arth.2016.02.028.

16. Aprato A, Olivero M, Iannizzi G, Bistolfi A, Sabatini L, Masse A. Pelvic discontinuity in acetabular revisions: does CT scan overestimate it? A comparative study of diagnostic accuracy of 3D-modeling and traditional 3D CT scan. *Musculoskelet Surg.* 2020;104(2):171-177. doi:10.1007/s12306-019-00608-z

17. Paprosky WG, Cross MB. CORR insights®: validity and reliability of the paprosky acetabular defect classification. *Clin Orthop Relat Res.* 2013;471(7):2266. doi:10.1007/s11999-013-2938-2

18. Telleria JJM, Gee AO. Classifications in brief: paprosky classifica-tion of acetabular bone loss. *Clin Orthop Relat Res.* 2013; 471(11):3725-3730. doi:10.1007/s11999-013-3264-4

19. Sheth NP, Nelson CL, Springer BD, Fehring TK, Paprosky WG. Acetabular bone loss in revision total hip arthroplasty: evaluation and management. *J Am Acad Orthop Surg.* 2013;21(3):128-139. doi:10.5435/JAAOS-21-03-128

20. Berry DJ, Müller ME. Revision arthroplasty using an anti-protrusion cage for massive acetabular bone deficiency. *J Bone Joint Surg.* 1992;74(5):711-715.

21. Lim S-J, Park Y-S. Plain radiography of the hip: a review of radiographic techniques and image features. *Hip Pelvis.* 2015; 27(3):125. doi:10.5371/hp.2015.27.3.125

22. Berry DJ. Identification and management of pelvic discontinuity. *Orthop.* 2001;24(9):881-882.

23. Clohisy JC, Carlisle JC, Beaulé PE, et al. A systematic approach to the plain radiographic evaluation of the young adult hip. *J Bone Joint Surg.* 2008;90:47-66. doi:10.2106/JBJS.H.00756

24. Albrechtsen J, Hede J, Jurik AG. Pelvic fractures: assessment by conventional radiography and CT. *Acta Radiologica.* 1994; 35(5):420-425. doi:10.1080/02841859409174328

25. Schicho A, Schmidt SA, Seeber K, Olivier A, Richter PH, Gebhard F. Pelvic X-ray misses out on detecting sacral fractures in the elderly – importance of CT imaging in blunt pelvic trauma. *Injury.* 2016;47(3):707-710. doi:10.1016/j.injury.2016.01.027

26. Puri L, Wixson RL, Stern SH, Kohli J, Hendrix RW, David Stulberg S. Use of helical computed tomography for the assessment of acetabular osteolysis after total hip arthroplasty. *J Bone Joint Surg Am.* 2002;84(4):609-614. doi:10.2106/00004623-200204000-00016.

27. Hogan C, Ries M. Treatment of massive acetabular bone loss and pelvic discontinuity with a custom triflange component and ilio-sacral fixation based on preoperative CT templating. A report of 2 cases. *Hip Int.* 2015;25(6):585-588. doi:10.5301/hipint.5000247

28. Girard J, Blairon A, Wavreille G, Migaud H, Senneville E. Total hip arthroplasty revision in case of intra-pelvic cup migration: designing a surgical strategy. *Orthop Traumatol.* 2011;97(2): 191-200. doi:10.1016/j.otsr.2010.10.003

29. Anastasopoulos PP, Lepetsos P, Leonidou AO, Gketsos A, Tsiridis E, Macheras GA. Intra-abdominal and intra-pelvic complications following operations around the hip: causes and management—a review of the literature. *Eur J Orthop Surg Traumatol.* 2018; 28(6):1017-1027. doi:10.1007/s00590-018-2154-6

# 第4章

# 髋臼非骨水泥型假体翻修（Ⅰ型骨缺损）

## 背景

随着全髋关节置换术（THA）的普及，预计翻修手术的数量也会随之增加，其中髋臼假体翻修被认为是最具挑战性的重建技术之一[1]。为了帮助临床决策和术前计划，Paprosky 教授及其同事创建了广泛应用的 Paprosky 髋臼骨缺损分型系统[2]。该系统基于四个主要变量：股骨头中心移位程度、坐骨骨溶解程度、泪滴结构破坏程度以及科勒（Köhler）线完整性[3]。

Ⅰ型骨缺损的定义是髋关节中心无移位、坐骨和泪滴结构无骨溶解以及科勒线完整，重要的是髋臼半球形状保持不变，只存在轻微骨丢失。Ⅰ型骨缺损通常使用非骨水泥型多孔涂层髋臼杯假体进行处理，并辅助应用螺钉来改善初始稳定性[4]。多项研究的中长期随访结果表明：使用非骨水泥型翻修假体处理Ⅰ型髋臼骨缺损可获得良好效果[5,6]。本章旨在为骨科医生提供使用非骨水泥型髋臼假体处理Ⅰ型髋臼骨缺损的全面概述，包括详细的手术技术、技术要点和陷阱以及最新文献综述。

**说明：Ⅰ型骨缺损的非骨水泥型髋臼重建基于前上柱和后下柱完整，对髋臼假体具有足够支撑性。**

## 手术技术

### 所需设备

在翻修髋臼侧假体时，尽可能多地保留原始骨量非常重要。沿着初始髋臼杯曲度，使用弧形骨凿有助于移除稳定性良好的初始假体，同时最大限度减少骨丢失（图 4.1）。了解初始髋臼假体尺寸及几何形状有助于匹配相应的弧形骨凿：对于半球形髋臼假体应使用相同尺寸的弧形骨凿移除；对于椭圆形髋臼假体则

应使用大 1~2 mm 的弧形骨凿移除以充分清理骨床。如果待移除髋臼假体中存在螺钉，则应准备相应的工具，如：不同规格/尺寸的螺钉改锥。对于螺钉断裂/滑丝等情况也应准备相应的高速金属切削工具。如果初始髋臼内衬在翻修移除过程中磨损或损坏，则初始髋臼内衬试模有助于匹配相应的弧形骨凿；双极头试模有助于在移除相应大内径髋臼假体时匹配相应的弧形骨凿，如髋关节表面置换或双动全髋关节置换术中所见。

Ⅰ型髋臼骨缺损通常可使用非骨水泥、半球形/椭圆形、高孔隙率髋臼杯假体来处理。当担心压配不够充分时，允许螺钉多向固定的多孔髋臼杯假体则是适宜的选择。作者更倾向于使用高孔隙率涂层多孔半球形髋臼杯处理Ⅰ型髋臼骨缺损（图 4.2）。

**对于习惯依靠髋臼横韧带或髋臼骨性边缘确定髋臼杯假体位置的外科医生而言，这些解剖结构在Ⅰ型髋臼骨缺损中并不总是清晰可辨**——这会导致翻修后髋臼杯位置的多样性，同时需要注意体位摆放、肥胖、骨盆倾斜等因素对于髋臼杯位置的影响。C 臂机的使用有助于评估髋臼杯位置，特别是在前入路手术中，然而在处理Ⅰ型髋臼骨缺损时这或许并非必要[7]。使用后入路的关节外科医生则发现导航技术可以提高翻修手术中髋臼假体定位的可靠性[8,9]。

### 患者体位和手术入路

只要能使髋臼术野获得良好显露，所有手术入路都可选。仰卧位前入路是作者首选的髋臼翻修手术入路，因为此入路可以提供非常直接的髋臼显露，并且易于在术中使用荧光透视影像评估髋臼位置；如果需要术中成像，则应在射线透视床上进行手术。

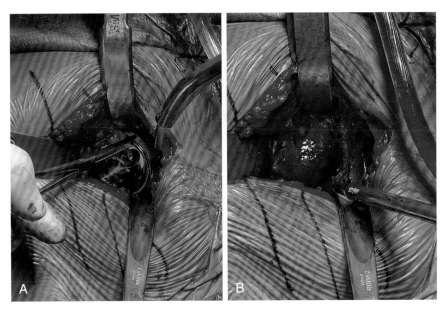

• 图 4.1　（A）髋臼翻修术中移除初始髋臼杯假体；（B）假体移除后出现Ⅰ型髋臼骨缺损

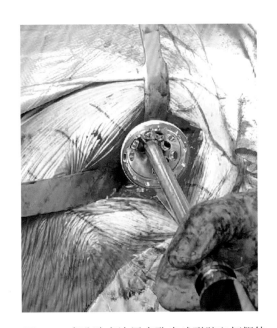

• 图 4.2　高孔隙率涂层多孔半球形髋臼杯假体

## 技术要点

在初始髋臼杯尚未被移除之前，应将周围术野充分显露。在对髋臼骨床进行清理后，可知Ⅰ型骨缺损的前上柱和后下柱完整、坐骨或泪滴区域没有骨溶解或极轻微、科勒线完整。**为了便于清理骨床，可以使用髋臼锉。**

髋臼锉在开始时通常与初始髋臼杯尺寸相匹配，通常需要比初始髋臼杯大 1~2 mm 以囊括弧形骨凿

厚度（图 4.3）。髋臼锉反向旋转有助于了解尺寸是否匹配，同时又不会造成医源性骨量减少。鉴于Ⅰ型骨缺损的骨量丢失最少，应注意不要使用尺寸过大的髋臼锉或髋臼杯假体，在整个过程中保留骨量非常重要。**对于Ⅰ型骨缺损，通常可以使用比初始髋臼杯大 2~4 mm 的新髋臼杯假体进行处理。**然而对于一些Ⅰ型骨缺损，如果初始髋臼杯尺寸过大并且向外侧移位，可以通过将新髋臼杯假体向内侧移位来实现固定，且

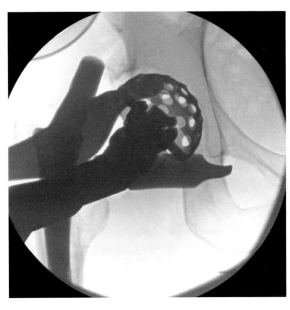

• 图 4.3　使用髋臼锉对Ⅰ型骨缺损髋臼进行磨锉时，髋臼杯外侧的拉钩对股骨柄假体起到保护作用

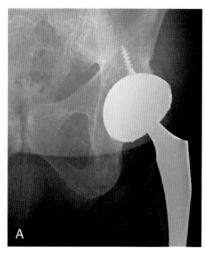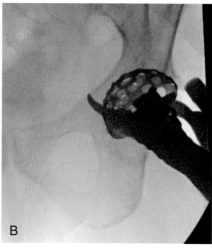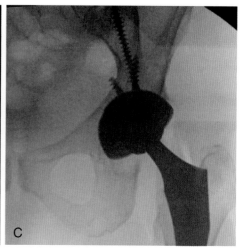

• 图 4.4 （A）56 mm 髋臼杯假体尺寸偏大且位置偏外；（B）通过使用直径较小的 51 mm 髋臼锉向内侧重新磨锉定位；（C）将新的 52 mm 髋臼杯假体放置在与初始位置相比更偏内侧、更理想的位置

无须增加髋臼杯尺寸（或偶尔甚至减小 2~4 mm）（图 4.4）。**作者建议根据髋臼杯假体技术特点，通过使用比髋臼杯假体小 1 mm 的髋臼锉磨锉，结合髋臼杯假体的压配设计以获得固定。**在通过压配技术将髋臼杯假体植入后，通常需要额外的螺钉以获得初始稳定。

鉴于Ⅰ型骨缺损中骨量保留情况极佳，髋臼杯假体植入位置是另一个重要问题。在髋臼骨床准备和髋关节中心重建过程中，髋臼杯前倾角、外展角、内移 / 上移程度都是需要考虑的重要因素。**如果翻修的原因是假体不稳定，应特别注意恢复髋关节生物力学并确保髋臼杯假体位置适宜。**作者认为荧光透视影像在术中非常有用，因为这可以在初始假体移除之前对其位置进行成像，使其作为新植入髋臼杯假体的位置参考（图 4.5）。对于不稳定风险较高的患者（如腰椎活动度改变和骨盆前倾患者）也可以考虑使用双动设计全髋关节系统。

对于感染病例，在保持前上柱和后下柱完整性的前提下对骨和软组织进行清创十分关键。翻修手术可以一期或二期完成。在清创过程中，应根据剩余骨量情况及是否使用弧形骨凿，来选择使用等于或比初始髋臼杯假体大 1~2 mm 的髋臼锉。**在对术野进行充分清创后，应仔细评估髋臼柱完整情况，以确认骨缺损范围没有进一步扩大。**

## 常见误区及建议

在处理Ⅰ型骨缺损时，应注意髋臼假体尺寸不应过大。鉴于髋臼柱是完整的，前上柱和后下柱之间的过盈匹配是可能的，因此不需要过大的髋臼杯。髋臼锉偏心磨锉可能导致前上柱或后下柱不必要的骨丢失，这会破坏过盈匹配的稳定性。**在髋臼锉磨锉过程中应密切观察髋臼，这有助于防止偏心磨锉。**

在翻修病例中，恢复正常的髋关节旋转中心至关重要，术野显露不足可能导致髋臼定位不当。髋臼周围的牵开器 / 拉钩摆放应有效且张力适宜，帮助显露髋臼前方 / 下方 / 后方，这有助于更好地观察坐骨和耻骨并精准定位髋关节中心。**在髋臼锉磨锉过程中，应实时关注髋臼内侧壁以防止过度内移。**需强调的是，必须确保牵开器 / 拉钩牵拉张力适宜，若力量过大则可能导致髋臼骨性支撑结构受损。

髋臼假体角度（前倾角 / 外展角）不佳是另一个可能导致撞击和（或）不稳定的潜在"陷阱"。髋臼锉应与最终的髋臼假体置于相同的空间方向，磨锉过程中应实时关注以防止前倾不足或过度前倾。在前入路时这可以通过目视或荧光透视影像观察，而在侧方入路或后入路时则可通过髋臼骨性标记或角度定位工具进行评估。当髋臼杯假体安装完毕，但前倾角 / 外展角的微小瑕疵使术者担心引起撞击和（或）不稳定时，可以使用高边内衬。

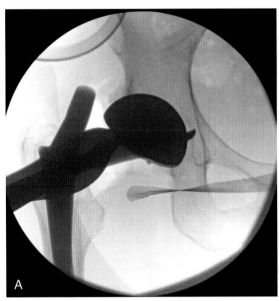
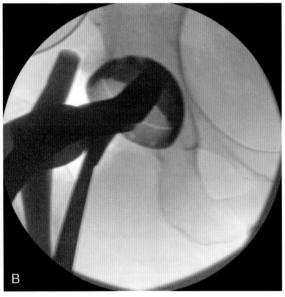

• 图 4.5　荧光透视影像用于直接比较（A）初次假体定位与（B）翻修假体定位的示例；此例为 74 岁患者术后存在复发性后方不稳定，翻修术中增加前倾角

## 术后处理及常见并发症

在Ⅰ型髋臼骨缺损翻修术后，患者通常在术后 2 周、6 周、3 个月和 1 年进行随访。由于宿主骨床 - 假体接触良好，这些患者在术后可以即刻承受耐受范围内的负重并遵循经典的一期 THA 康复方案。**如果手术是通过前入路进行的，患者可以不受限制地接受康复治疗。**由于翻修术后不稳定发生率较高，通过后入路进行翻修的患者可能需要在术后前 6 周或前 12 周内对髋关节后脱位采取预防措施。在随访持续 1 年后如果 X 线片没有变化，则后续每年对患者进行 1 次随访即可。

Ⅰ型髋臼骨缺损翻修术后并发症并不常见，但最常见的并发症包括不稳定、感染、假体松动和髋臼骨折。接受翻修手术的患者感染风险增加，应注意观察术后伤口，同时教育患者了解感染的症状和体征。翻修手术也会增加患者术后不稳定风险，使用后入路时应教育患者在术后立即采取预防髋关节后脱位的措施，应尽可能在术中修复后方关节囊。为了尽可能减少术后早期假体松动风险，应考虑使用髋臼螺钉[7]。

## 临床研究结果

若干研究记录了非骨水泥型髋臼假体在Ⅰ型髋臼骨缺损中应用的良好临床结果[5, 10-13]。相关研究汇总于表 4.1～ 表 4.3。

| 表 4.1 | 短期临床结果（短于 5 年） | | | | |
| --- | --- | --- | --- | --- | --- |
| 研究 | 手术例数 | 平均随访时间 | 假体生存率 | 翻修例数 | 翻修原因 |
| Skyttä JoA 2011[10] | 827 | 1.1 年 | 92% | 40 | 假体脱位（n=24）<br>无菌性松动（n=8）<br>假体周围骨折（n=4）<br>感染（n=2）<br>其他原因（n=2） |
| Tanzer JBJS 1992[11] | 140 | 3.4 年 | 98.60% | 2 | 严重髋臼骨缺损及骨盆不连续（n=2） |

| 表4.2 | 中期临床结果（5~10年） | | | | |
|---|---|---|---|---|---|
| 研究 | 手术例数 | 平均随访时间 | 假体生存率 | 翻修例数 | 翻修原因 |
| Jones JBJS 2004[12] | 211 | 8年 | 95% | 7 | 无菌性松动（n=3）<br>深部感染（n=3）<br>复发性脱位（n=1） |

| 表4.3 | 长期临床结果（超过10年） | | | | |
|---|---|---|---|---|---|
| 研究 | 手术例数 | 平均随访时间 | 假体生存率 | 翻修例数 | 翻修原因 |
| Hallstrom JBJS 2004[5] | 122 | 12.5年 | 85% | 18 | 深部感染（n=8）<br>无菌性松动（n=5）<br>复发性脱位（n=3）<br>髋臼固定良好，股骨侧翻修（n=2） |
| Della Valle CORR 2004[13] | 138 | 15年 | 84% | 19 | 复发性脱位（n=7）<br>深部感染（n=6）<br>髋臼固定良好，股骨侧翻修（n=5）<br>髋臼纤维结合，股骨侧翻修（n=1） |

## 典型病例

一名56岁女性在右侧全髋关节置换术后4个月出现右侧腹股沟区域疼痛加剧，疼痛在初次手术后2周开始并在接下来的几个月内逐渐加剧，前来就诊时患者右髋功能已明显受限。曾使用抗生素和物理治疗等保守治疗，但症状仍持续恶化。在超声引导下将可的松注射到髂腰肌鞘后患者症状并没有得到改善。完善X线及计算机断层扫描（CT）以评估髋关节假体位置（图4.6）。由于髂腰肌腱撞击征，该患者拟行右侧髋臼翻修术。

在手术过程中，医疗团队遵循了上述髋臼翻修手术技术。移除初次置换髋臼假体后对髋臼的再评估提示存在Ⅰ型骨缺损，于是根据前述手术步骤进行了翻修术（图4.7）。术后6周患者症状有所改善，术后4个月患者症状几乎完全缓解。

## 评述

在20世纪80年代末，对于初次置换中使用骨水泥型髋臼假体失败导致的Ⅰ型髋臼骨缺损，外科医生开始用非骨水泥型髋臼假体进行翻修。Arthropor髋臼杯（附带外周螺钉固定）和Zimmer公司的Harris-

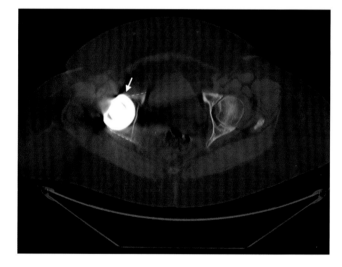

• 图4.6 CT显示髋臼假体位置不当导致假体前凸超出髋臼壁（虚线范围），从而引起髂腰肌腱撞击征（箭头所指）

Galante（HG）Ⅰ型髋臼杯（附带3.5mm穹顶螺钉）是首批应用于翻修术的非骨水泥型髋臼杯假体。外周螺钉可帮助髋臼杯假体实现刚性固定，但由于髋臼杯壳体厚度因素，螺钉直径受到限制。Harris-Galante（HG）Ⅰ型髋臼杯中虽然允许直径较小的螺钉实现髋臼杯穹顶固定，但初始机械稳定性的充分获得仍需更多螺钉参与。

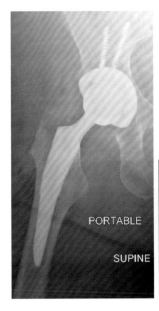
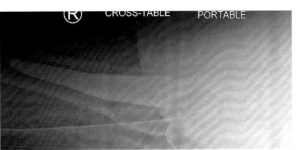

• 图 4.7　术后放射学检查显示：翻修术后髋臼假体位置获得纠正

（ MATTHEW J. LAVELLE, ALIRIO J. DEMEIRELES, ROSHAN P. SHAH, H. JOHN COOPER 著　冯　辉　译 ）

# 参考文献

1. Pulido L, Rachala SR, Cabanela ME. Cementless acetabular revision: past, present, and future. *Int Orthop.* 2011;35(2):289-298. doi:10.1007/s00264-010-1198-y

2. Sporer SM, Paprosky WG, O'Rourke MR. Managing bone loss in acetabular revision. *Instr Course Lect.* 2006;55:287-297.

3. Sheth NP, Nelson CL, Springer BD, Fehring TK, Paprosky WG. Acetabular bone loss in revision total hip arthroplasty: evaluation and management. *J Am Acad Orthop Surg.* 2013;21(3):128-139. doi:10.5435/JAAOS-21-03-128

4. Paprosky WG, Perona PG, Lawrence JM. Acetabular defect classification and surgical reconstruction in revision arthroplasty. A 6-year follow-up evaluation. *J Arthroplasty.* 1994;9(1):33-44. doi:10.1016/0883-5403(94)90135-x

5. Hallstrom BR, Golladay GJ, Vittetoe DA, Harris WH. Cementless acetabular revision with the Harris-Galante porous prosthesis. Results after a minimum of ten years of follow-up. *J Bone Joint Surg Am.* 2004;86(5):1007-1011. doi:10.2106/00004623-200405000-00018

6. Jamali AA, Dungy DS, Mark A, Schule S, Harris WH. Isolated acetabular revision with use of the Harris-Galante cementless component. Study with intermediate-term follow-up. *J Bone Joint Surg Am.* 2004;86(8):1690-1697. doi:10.2106/00004623-200408000-00012

7. Scuderi GR, Tria AJ. *Techniques in revision hip and knee arthroplasty: get full access and more at expertconsult.com.* Philadelphia Elsevier Saunders; 2015.

8. Mei XY, Etemad-Rezaie A, Safir OA, Gross AE, Kuzyk PR. Intraoperative measurement of acetabular component position using imageless navigation during revision total hip arthroplasty. 2021;64(4):E442-E448. doi:10.1503/cjs.012420

9. Kubota Y, Kaku N, Tagomori H, Kataoka M, Tsumura H. Isolated acetabular revision with femoral stem retention using computed tomography-based navigation. *Orthop Traumatol Surg Res.* 2019;105(7):1311-1317. doi:10.1016/j.otsr.2019.08.002

10. Skyttä ET, Eskelinen A, Paavolainen PO, Remes VM. Early results of 827 trabecular metal revision shells in acetabular revision. *J Arthroplasty.* 2011;26(3):342-345. doi:10.1016/j.arth.2010.01.106

11. Tanzer M, Drucker D, Jasty M, McDonald M, Harris WH. Revision of the acetabular component with an uncemented Harris-Galante porous-coated prosthesis. *J Bone Joint Surg Am.* 1992; 74(7):987-994.

12. Jones CP, Lachiewicz PF. Factors influencing the longer-term survival of uncemented acetabular components used in total hip revisions. *J Bone Joint Surg Am.* 2004;86(2):342-347. doi:10.2106/00004623-200402000-00018

13. Della Valle CJ, Berger RA, Rosenberg AG, Galante JO. Cementless acetabular reconstruction in revision total hip arthroplasty. *Clin Orthop Relat Res.* 2004;420:96-100. doi:10.1097/00003086-200403000-00013

# 第5章

# 髋臼骨水泥型假体翻修（Ⅰ型骨缺损）

## 背景

髋臼侧骨缺损是全髋关节置换术（THA）翻修时的一项技术挑战。骨缺损的严重程度多种多样，从支撑结构完整仅有少量骨缺损（Paprosky Ⅰ型）到髋臼上下半部分之间完全失去骨接触，并伴有臼杯向内上方移位（骨盆不连续，Paprosky ⅢB 型）[1]。

Paprosky Ⅰ型髋臼侧骨缺损不仅可以见于 THA 翻修手术中，在很多复杂的初次 THA 中也会出现。通常，此类骨缺损出现在打压不充分的生物型臼杯或者固定良好的骨水泥型臼杯被取出时，后者的骨缺损通常是位于骨水泥孔水平边界清晰且较小的空洞型缺损[2]。在这些情况下，剩余的前上柱和后下柱可以为新髋臼假体提供结构支撑，无论其是生物型还是骨水泥型假体。

尽管在过去 30 年中，生物型髋臼假体在初次 THA 中的普及率一直在上升，但来自美国国家关节注册中心的生存数据表明，骨水泥型臼杯具有良好的临床效果[3, 4]。在一项比较生物型和骨水泥型髋臼假体在初次 THA 中生存率的荟萃分析中，合并数据的 Logistic 回归模型结果提示，与生物型假体相比，骨水泥型髋臼假体的生存率优势比估计值为 1.49（95% CI 0.7~3.17）。最近在澳大利亚骨科协会国家关节置换注册中心（Australian Orthopaedic Association National Joint Replacement Registry，AOANJRR）注册的一项包括 22 956 名患者的观察性研究表明，使用骨水泥型假体的全髋关节置换术在 15 年的随访中具有出色的存活率，如果手术医师每年至少进行 25 例手术，这种存活率将进一步提高[5]。尽管出于对发生髋臼假体松动的担忧使关节外科医生不愿在初次 THA 中使用骨水泥型髋臼假体，但在术后头十年的随访中，这种假体固定技术已被证明比生物型固定更可靠[6]。

在这种情况下，骨量丢失很小的包容性髋臼骨缺损（例如 Paprosky Ⅰ型骨缺损）可用骨水泥型（初次或双动）髋臼假体成功进行翻修。**前提：这项技术需要有适合于骨水泥嵌入的松质骨存在（图 5.1），如果遇到硬化骨，建议在可行的前提下通过磨锉或使用打压植骨（impaction bone grafting，IBG）技术来加强骨水泥固定[7-9]，从而提高全聚乙烯骨水泥杯的长期耐用性[10, 11]。**

在作者所在机构中，目前很少使用骨水泥型假体进行髋臼翻修术；并认为其主要**适应证**是用于慢性关节假体周围感染的一期翻修治疗（仅在髋臼骨量合适的病例中）[12]。此外，作者还认为，这种方法还适用于早期髋臼假体松动的病例（生物型假体未发生骨长入的情况）。

## 手术技术

### 所需设备

为避免医源性骨量丢失，无论是生物型臼杯还是骨水泥型臼杯，选用适当的假体取出器械都至关重要。以下工具对于骨水泥固定良好的髋臼假体的取出可能有用：4.5 mm 钻头，Moreland 拔出器（DePuy），用来破坏聚乙烯 - 骨水泥界面的曲柄新月形截骨器，锋利的骨凿（如果臼杯需要被打碎），或者小的铰刀（如果臼杯需要被铰出）。另外，压配式生物型髋臼假体可以用特定的器械进行取出，例如具有可变长度弯曲刀片的臼杯取出装置（Explant, Zimmer-Biomet, Warsaw, Indiana）。使用这些工具取出臼杯之前，需要先将聚乙烯垫片同心地复位到髋臼假体内。在假体取出这一步并不需要透视。

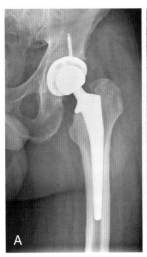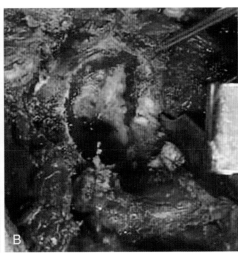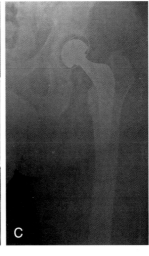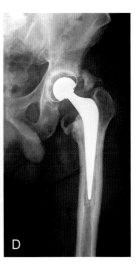

• 图5.1 （A）左髋关节正位X线片：60岁男性，术后45天确诊为全髋关节置换感染。（B）术中照片显示，在生物型假体取出后，左侧髋臼有少量的骨量丢失（Paprosky Ⅰ型），有足够的松质骨可供骨水泥渗入。（C）骨水泥型人工全髋关节翻修术后即刻X线片。（D）翻修手术后12年该髋关节的X线片，患者无感染，无髋臼假体松动迹象

为了获得牢固的骨-骨水泥界面，作者建议在进行这一步时使用第四代骨水泥技术，包括：对骨髓腔进行脉冲式灌洗，使用骨水泥枪，真空搅拌高黏度骨水泥以及骨水泥加压技术。专门设计的加压器有助于改善骨水泥与松质骨床的相互嵌入。

## 患者体位和手术入路

作者建议在患者侧卧位通过后侧入路进行手术显露，体位维持可使用3个骨盆支架（一个置于骶骨，两个置于髂前上棘）或PEG板。

尽管可以选择不同的手术入路，但作者更喜欢后侧入路，因为后侧入路用途更广，如在术中发生骨折需要额外固定的情况下，它可以更好地显露后柱。操作时在12点钟位置和坐骨水平放置2枚Charnley针，在髋臼横韧带下方的6点钟位置放置一个改良Hohmann撑开器，以增加显露。

## 技术要点

在显露髋臼以后，需切除关节周围的滑膜及瘢痕组织，从而增加髋臼及前上、后下柱周围的视野。

髋臼假体的取出应尽量减少对患者组织及骨质的破坏。**髋臼骨缺损情况应当在假体被取出之后重新分型。**如果发现在取出假体后骨缺损情况比Paprosky Ⅰ型更为严重，那么可能就不建议使用骨水泥型假体进行翻修。

在取出生物型髋臼假体时，可以用锋利的骨凿或

6.5 mm的取出器顶着金属臼杯来取出聚乙烯/陶瓷/金属衬垫。如果有螺钉，应在重新放入衬垫以使用特定的髋臼假体取出装置（Explant, Zimmer-Biomet）之前将螺钉取出。如果在假体取出过程中带下了大量的骨质或者造成了髋臼骨折，外科医生必须有"B计划"。取出已长入良好的生物型假体会造成比Paprosky Ⅰ型缺损更严重的骨缺损，然而，锋利的取出器械结合精准的操作可以最大限度地减少医源性骨量丢失（图5.2）。

相比固定良好的生物型假体，固定好的骨水泥型髋臼假体取出难度相对较小，可以采用两种技术安全地进行假体取出。第一种技术是通过磨锉髋臼杯直到能看到骨水泥覆盖层（图5.3）。在磨锉过程中，建议同时进行脉冲式灌洗，从而避免聚乙烯碎片附着在周围的软组织上。其余的手术区域也应当使用新的手术单进行覆盖，以保护其免受聚乙烯颗粒碎片的影响。第二种技术是使用钻头在髋臼假体上以类似"苹果派"（apple-pie）的样子进行钻孔，之后用锋利的凿子将半球形的髋臼假体的1/4切下（图5.4）[13]。在切除1/4聚乙烯后，将一把直骨刀固定在髋臼假体的其余3/4处，并通过柔和的扭转操作取出髋臼杯。无论使用哪种技术，之后都要使用小的直骨刀将骨水泥覆盖层从外围到旋转中心小心地撬开。一旦骨水泥完全裂开，就可以很容易地将其取出，之后可用薄的咬骨钳或小的弧形骨凿去除固定在锚固孔中的剩余骨水泥（图5.5）。

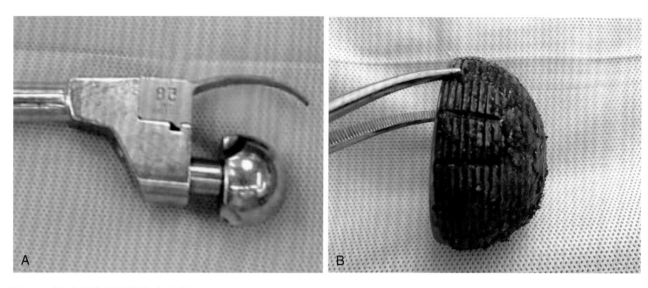

• 图 5.2　图示为锋利的假体取出装置（Explant, Zimmer-Biomet）（A）用于取出生物型的髋臼假体，取出时骨质丢失最小（B）。该装置可更换不同长度的切割片

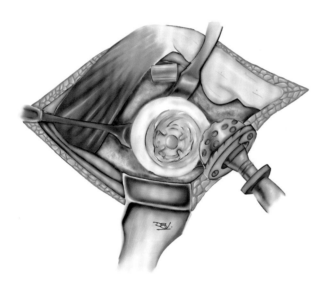

• 图 5.3　从后外侧入路看到的右髋关节示意图。对聚乙烯进行磨锉，直到可以见到骨水泥层为止

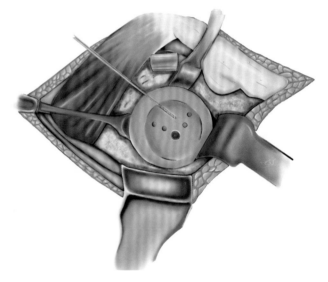

• 图 5.4　从后外侧入路看到的右髋关节示意图。使用钻头确定髋臼假体的四分位标志，然后用锋利的凿子将其移除（苹果派技术）

髋臼准备的第一步是去除位于骨水泥（聚甲基丙烯酸甲酯）下面的纤维膜，去除后的组织应当作为样本去进行细菌培养及病理检查。磨锉时先使用与取下的髋臼杯直径相同的锉刀（图 5.6）。当磨锉到髋臼底（即"泪滴"）已经可见时，无须再进一步的内侧化，以避免造成内侧壁骨折。髋臼磨锉应以 1 mm 或 2 mm 的增量进行，直到达到术前计划的尺寸。作者建议磨锉到的尺寸至少比将要植入的臼杯大 4 mm，以确保有足够厚度的骨水泥层。如果充分磨锉后，下方软骨下骨硬化 [ 即松质骨量 <50%（中度骨丢失）]，则必须进行打压植骨，以使骨水泥能够与残余松质骨充分融合；然而，如果必须要进行这一步，则骨缺损应至少被重新分类为 Paprosky ⅡA 型。在填充骨水泥之前，应在不同位置垂直于骨表面钻出至少 5 个新的锚固孔（深度不超过 10 mm，宽度不超过 5 mm）（图 5.7）。

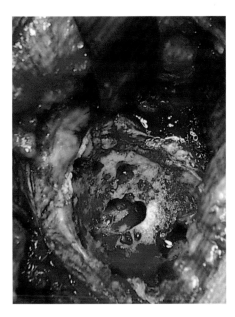

• 图 5.5 术中取出骨水泥假体后右髋臼的影像。用细咬骨钳去除锚固孔中渗入的骨水泥

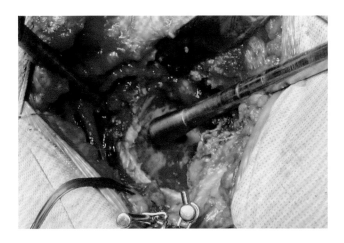

• 图 5.7 术中骨水泥加压前右髋臼的影像，在不同位置使用钻头垂直于骨表面钻出新锚固孔（深度可到 10 mm，宽度可到 5 mm）

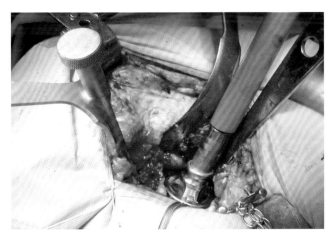

• 图 5.6 术中在髋臼磨锉开始时右髋臼的影像。第一个锉刀的直径与之前取出的髋臼假体的外径相同

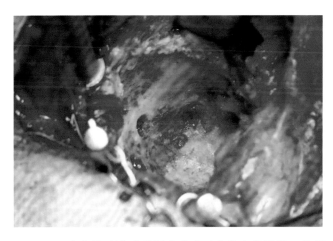

• 图 5.8 术中脉冲灌洗及强力冲洗后右髋臼的影像。获得了一个干净的白色松质骨床，非常适合骨水泥渗透

作者建议将 1 mg/ml 的去甲肾上腺素稀释到 500 ml 冷盐水中对髋臼进行脉冲式冲洗，以清除松质骨中的血液和碎屑（图 5.8）。骨水泥注入应使用骨水泥枪进行，遵循第四代骨水泥技术。在将骨水泥注入髋臼之后，应使用特定的加压装置进行加压，以增加骨水泥与骨之间的结合[14]，这一步的目的是获得理想的 3 mm 左右均匀的骨水泥层，它可有效地嵌入在松质骨间隙中。相比于低黏度骨水泥，作者更喜欢使用高黏度骨水泥，因为其可确保形成更坚固的骨水泥层[15]。此外，作者建议在骨水泥内中加入抗生素，

特别是在一期翻修治疗慢性假体周围关节感染的情况下[12]。

髋臼假体的选择是一个关键的决策点。一个适合的髋臼杯应该由高交联聚乙烯制成，其外部表面粗糙（有脊、凹槽和标记线），同时具有骨水泥舱，以帮助臼杯与骨水泥的结合。**在条件允许的情况下，作者更喜欢使用内径为 36 mm 且在后侧带有高边的髋臼杯**。髋臼杯是否带有高边其假体生存率并没有明显区别[16]。然而，在存在中度骨量丢失的翻修情况中，作者建议使用带高边的髋臼杯来更好地恢复原本的偏心距。此外，对高边进行适当的修剪对于帮助骨水泥进行更有效的加压非常重要（图 5.9）。

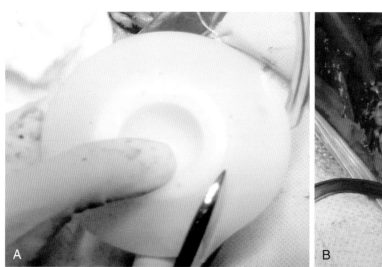
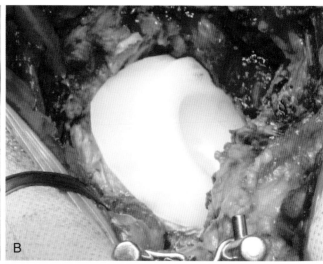

• 图 5.9 （A）根据患者的解剖结构及术前计划手动修剪带有高边的骨水泥型髋臼假体。（B）在填入骨水泥之前，将修整后的髋臼杯放置到髋臼上，以测试高边的大小是否与髋臼骨缘匹配

## 常见误区及建议

最常见的"陷阱"之一就是术中不能充分识别骨面没有点状渗血的硬化性骨床。**将骨水泥臼杯植入到硬化骨床会增加早期无菌性松动的可能性。**在这种情况下，如果仍有足够的髋臼骨量（即内侧壁仍未显露），应进行渐进的磨锉扩髓，直到可以见到松质骨。然而，当内侧壁骨性结构已经可见时，应该格外小心，因为进一步的磨锉扩髓可能会导致髋臼骨折和随后的假体突出。这样的骨量情况应当被认为至少是 Paprosky ⅡA 型骨缺损（中度骨量丢失，小于剩余松质骨的 50%），这种情况建议使用打压植骨技术[7,8]。

**当髋臼周围骨性结构有缺损或被纤维组织覆盖时，实际操作时髋臼杯的植入通常会比建议的角度更加垂直，因此，遵循术前计划的指导非常重要。**由于髋臼横韧带可能缺失，术中应使用其他标志来指导前倾角，如腰大肌沟、髋臼泪滴、髋臼切迹或手术二助在手术台对面的位置。此外，特定的力线导向器有助于假体准确放置。

## 术后处理及常见并发症

患者在可耐受的情况下可以立即开始负重，在术后的前 2 周内使用拐杖或助行器。康复方案实际上与初次 THA 相同，由于在翻修病例中出现髋关节后脱位的比例更高，因此要有严格的髋关节后侧不稳定的预防措施。患者应在 2 周、6 周、3 个月、1 年以及之后的每一年接受临床及影像学随访。

在大多数翻修 THA 病例中，伤口愈合相关的并发症和术后急性感染是主要问题。为了加强伤口的愈合，作者建议在手术时做梭形切口来去除以前手术的瘢痕。

最常见的术后并发症是关节不稳定（占 7%~8%）[17]。由于这是翻修手术，作者**强烈建议将髋臼假体固定在比平时稍微前倾的位置，并尽可能使用 36 mm 的骨股头。**尽管一些骨水泥髋臼假体系统有限制型假体的选项（嵌入式臼杯，ZCA，Zimmer-Biomet），作者建议，当不稳定为主要问题时，如手术侧股骨近端巨大骨缺损、外展肌功能缺陷或无功能、既往慢性不稳定病史等情况下，使用具有组配式双动或三极臼杯的生物型假体。

除了关节不稳定之外，早期和晚期的假体松动以及随后发生的臼杯移位也是另一种不理想的并发症[18]。如前所述，冲洗骨床、脉冲式灌洗和骨水泥加压有助于骨水泥渗透到假体增强孔及松质骨间隙中，从而避免形成透亮带[19]。

## 临床结果总结

| 研究 | Paprosky Ⅰ型骨缺损使用水泥型髋臼翻修的病例数量 | 平均随访时间 | 存活率 | 失败例数 | 其他并发症情况 |
| --- | --- | --- | --- | --- | --- |
| Comba 等（BJJ 2006）[7] | 12 例（共 131 例翻修术）（尽管骨缺损为Ⅰ型，所有患者均接受了辅助的打压植骨治疗） | 51.7 个月 | 95.8%（对于整个病例队列） | 未报道 | 9 例脱位（6.3%），但未报道有多少为Ⅰ型骨缺损病例 |
| Zagorodniy 等（Int. Orthop 2014）[17] | 74 例（共 664 例翻修术） | 未报道 | 91.9% | 2 例假体周围感染（2.7%）；3 例无菌性松动（4%）；1 例慢性疼痛（1.4%） | 未报道 |
| Kokubo 等（Eur J Orthop Surg Traumatol 2016）[18] | 23 例（共 137 例翻修术） | 15.6 个月 | 95.84% | 1 例关节不稳定（4.16%） | 未报道 |
| Slullitel 等（BJJ 2021）[12] | 26 例（共 88 例通过一期置换翻修治疗慢性假体周围感染） | 83 个月 | 80.3% 未出现感染性失败 88% 未出现无菌性失败（对于整个病例队列） | 12 例机械性疼痛（13.6%）；5 例复发性不稳定（5.7%）；4 例股骨假体周围骨折（4.5%）；3 例假体无菌性松动（3.4%）Paprosky Ⅰ型病例的骨水泥型臼杯均未失败 | 未报道 |

## 典型病例

一位 75 岁男性患者在初次全髋关节置换术后 1 年开始主诉右髋关节机械性疼痛，患者感到"启动"时的疼痛，需要拄拐杖来辅助支撑。查体发现他表现出髋关节在屈曲、内收和内旋以及屈曲、外展和外旋时的疼痛。尽管在初次手术后有伤口延迟愈合，持续引流到术后第 18 天复查时的情况，但伤口总体愈合良好。他的红细胞沉降率（血沉）及 C 反应蛋白的数值均高于正常范围（分别为 45 mm/h 和 25 mg/L）。他最初的 X 线片可见生物型髋臼假体具有良好骨整合，以及沿着全多孔涂层的生物型股骨柄假体干骺端区域的放射透明条带。

髋关节穿刺检查提示感染阳性（滑膜 C 反应蛋白：18 mg/L；细菌培养：凝固酶阴性金黄色葡萄球菌）。因为该患者功能需求低，计划进行一期全髋关节翻修术。术中，患者按照前文所述的手术技术，使用特定的带有弧形刀片的假体取出设备（Explant, Zimmer-Biomet）安全地取出了生物型髋臼杯，并保留了骨量。在假体取出后，髋臼侧骨缺损被归类为 Paprosky Ⅰ型。手术中植入初次骨水泥型髋臼及股骨假体以在局部提供抗生素（图 5.10）。患者遵循了上述详细的术后治疗方案，目前翻修手术已经过去 9 年，患者可在没有任何辅助装置的情况下负重行走，且未发生感染。

## 评述

伴有Ⅰ型骨缺损的骨水泥失败最初是使用骨水泥型髋臼翻修术治疗，剩余松质骨的程度和实现骨水泥渗透的程度决定着临床治疗的成功与否。

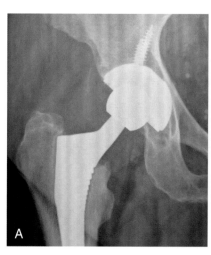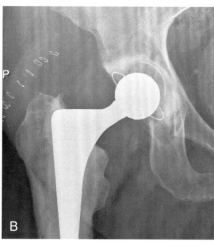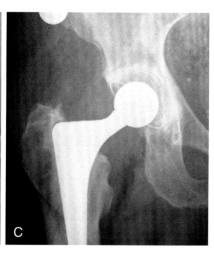

• 图 5.10 （A）一个诊断为慢性假体周围感染的右侧 THA 正位 X 线片。（B）该髋关节行骨水泥型 THA 一期翻修手术的术后即刻 X 线片。（C）术后9年随访时该髋关节的 X 线片，未发现感染性或非感染性的假体失败

（ PABLO A. SLULLITEL, FRANCISCO PICCALUGA 著 李 兴 译）

# 参考文献

1. Paprosky WG, Perona PG, Lawrence JM. Acetabular defect classification and surgical reconstruction in revision arthroplasty. *J Arthroplasty.* 1994;9(1):33-44. doi:10.1016/0883-5403(94)90135-x.

2. Sporer SM, Paprosky WG, O'Rourke MR. Managing bone loss in acetabular revision. *Instr Course Lect.* 2006;55:287-297.

3. Blythe R, O PM, Crawford RW, et al. *Australian Orthopaedic Association National Joint Replacement Registry (AOANJRR).* Adelaide: Orthop Res Unit; 2020.

4. Troelsen A, Malchau E, Sillesen N, Malchau H. A review of current fixation use and registry outcomes in total hip arthroplasty: the uncemented paradox. *Clin Orthop Relat Res.* 2013;471(7):2052-2059. doi:10.1007/s11999-013-2941-7.

5. Hanly RJ, Whitehouse SL, Lorimer MF, et al. The outcome of cemented acetabular components in total hip arthroplasty for osteoarthritis defines a proficiency threshold: results of 22,956 cases from the Australian orthopaedic association national joint replacement registry. *J Arthroplasty.* 2019;34(8):1711-1717. doi:10.1016/j.arth.2019.03.061.

6. Toossi N, Adeli B, Timperley AJ, Haddad FS, Maltenfort M, Parvizi J. Acetabular components in total hip arthroplasty: is there evidence that cementless fixation is better? *J Bone Joint Surg.* 2013;95(2):168-174. doi:10.2106/JBJS.K.01652.

7. Comba F, Buttaro M, Pusso R, Piccaluga F. Acetabular reconstruction with impacted bone allografts and cemented acetabular components. *J Bone Joint Surg Br.* 2006;88-B(7):865-869. doi:10.1302/0301-620X.88B7.17227.

8. Comba F, Buttaro M, Pusso R, Piccaluga F. Acetabular revision surgery with impacted bone allografts and cemented cups in patients younger than 55 years. *Int Orthop.* 2009;33(3):611-616. doi:10.1007/s00264-007-0503-x.

9. Schreurs BW, Luttjeboer J, Thien TM, et al. Acetabular revision with impacted morselized cancellous bone graft and a cemented cup in patients with rheumatoid arthritis. *J Bone Joint Surg.* 2009;91(3):646-651. doi:10.2106/JBJS.G.01701.

10. Ranawat CS, Deshmukh RG, Peters LE, Umlas ME. Prediction of the long-term durability of all-polyethylene cemented sockets. *Clin Orthop Relat Res.* 1995;(317):89-105.

11. Ritter MA, Zhou H, Keating CM, et al. Radiological factors influencing femoral and acetabular failure in cemented Charnley total hip arthroplasties. *J Bone Joint Surg Br.* 1999;81-B(6):982-986. doi:10.1302/0301-620x.81b6.9634.

12. Slullitel PA, Oñativia JI, Zanotti G, Comba F, Piccaluga F, Buttaro MA. One-stage exchange should be avoided in periprosthetic joint infection cases with massive femoral bone loss or with history of any failed revision to treat periprosthetic joint infection. *Bone Joint J.* 2021;103-B(7):1247-1253. doi:10.1302/0301-620X.103B7.BJJ-2020-2155.R1.

13. Burgess AG, Howie CR. Removal of a well fixed cemented acetabular component using biomechanical principles. *J Orthop.* 2017;14 J Orthop. 2017; Apr 15;14(2):302-307. doi: 10.1016/j.jor.2017.03.005.:302-307. doi:10.1016/j.jor.2017.03.005.

14. Wadia F, Malik MHA, Leonard D, Porter ML. Cement pressurisation in the acetabulum. *Int Orthop.* 2006;30(4):237-242. doi:10.1007/s00264-006-0101-3.

15. Nelissen RGHH, Garling EH, Valstar ER. Influence of cement viscosity and cement mantle thickness on migration of the exeter total hip prosthesis. *J Arthroplasty.* 2005;20(4):521-528. doi:10.1016/j.arth.2004.09.036.

16. Ørskov M, Abdulghani S, McCarthy I, Søballe K, Flivik G. Comparison of flanged and unflanged acetabular cup design. *Acta Orthop.* 2010;81(5):556-562. doi:10.3109/17453674.2010.519167.

17. Zagorodniy N, Nikolaev I, Nuzhdin V, Kagramanov S. Prospective cohort study of six hundred and sixty four revisions of loose failed acetabular implants. *Int Orthop.* 2014;38(10):2021-2025. doi:10.1007/s00264-014-2396-9.

18. Kokubo Y, Oki H, Sugita D, et al. Long-term clinical outcome of acetabular cup revision surgery: comparison of cemented cups, cementless cups, and cemented cups with reinforcement devices. *Eur J Orthop Surg Traumatol.* 2016;26(4):407-413. doi:10.1007/s00590-016-1763-1.

19. Flivik G, Sanfridsson J, Önnerfält R, Kesteris U, Ryd L. Migration of the acetabular component: Effect of cement pressurization and significance of early radiolucency. *Acta Orthop.* 2005;76(2):159-168. doi:10.1080/00016470510030526.

# 第6章

# 非骨水泥型髋臼翻修术治疗双柱完整的髋臼骨缺损（ⅡA、B、C 型骨缺损）

## 背景

1994 年提出的髋臼骨缺损的 Paprosky 分型，用于定义髋臼骨量丢失的严重程度，并为重建稳定的髋臼提供翻修方案[1, 2]。其治疗方案取决于骨缺损的部位及程度，需要同时考虑四个因素：①髋关节旋转中心位置的改变；②泪滴结构破坏的程度；③坐骨骨溶解的程度；④科勒（Köhler）线的完整性。因此，对上穹顶、内侧髋臼壁以及后柱均需进行评估[3]。详情请参阅第 2 章。

在 Paprosky Ⅱ 型骨缺损中，髋臼骨量中度丢失，髋关节中心相对于正常位置上移小于 3 cm[4, 5]。坐骨与泪滴结构没有大量的骨缺损，即坐骨骨溶解在闭孔线以远 7 mm 之内。髋臼的前上柱与后下柱仍保持完整性及支撑力。

在 ⅡA 型骨缺损中，髋臼前上方骨量丢失，髋关节中心向后内侧移位，但科勒线仍保持完整（图 6.1）。此时泪滴结构与坐骨可能有少量的骨溶解。如果需要构建额外的支撑，剩余的前上柱可用于支撑同种异体骨移植物或金属楔形补块[6, 7]（图 6.2）。

在 ⅡB 型骨缺损中，髋关节旋转中心向上或者向外上方移位距离小于 3 cm（图 6.3）。穹顶仍可提供部分支撑，同时剩余的前上柱与后下柱能够支撑髋臼内植物（图 6.4）。

在 ⅡC 型骨缺损中，科勒线中断，泪滴结构出现更严重的骨溶解，这与前柱及内侧壁的破坏相关（图 6.5）。髋关节中心向上移位小于 3 cm，伴有轻微的坐骨骨溶解。ⅡC 型骨缺损的治疗类似于髋臼前突，因为此时完整的髋臼前上柱与后下柱能够为内植物提供支撑。由于臼杯内移，可采用结构性植骨或盘状金属补块使髋关节旋转中心外移，从而重建其解剖位置[6, 7]。

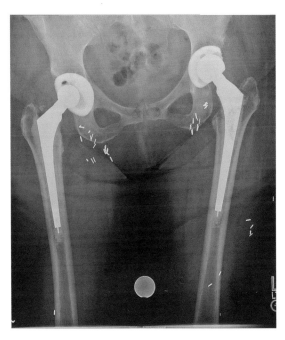

• 图 6.1　翻修前的 Paprosky ⅡA 型骨缺损

在严重的 ⅡC 型骨缺损中，可能会遇到慢性的骨盆不连续，必须在术前高度怀疑的基础上在术中予以识别[3]。

建议采用半球面的髋臼杯进行非骨水泥型重建来治疗 Paprosky ⅡA～C 型骨缺损[8]。数项长期研究表明，假体存活率可达 90%，无菌性松动的概率为 0%～11%[5, 9-13]。除了前上柱与后下柱的支撑之外，要求内植物与患者骨质之间的接触面积应超过 50%。如果患者的髋臼骨量不足，可使用结构性植骨或组合式金属垫块来填补骨缺损并提供稳定性[7, 8, 14]。为了预防内植物失败，建议使用坐骨螺钉或耻骨上支螺钉固定[5]。

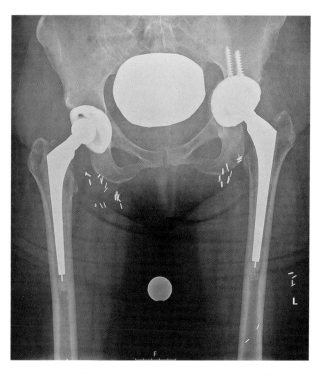

• 图 6.2　采用 Jumbo 杯翻修 Paprosky ⅡA 型骨缺损

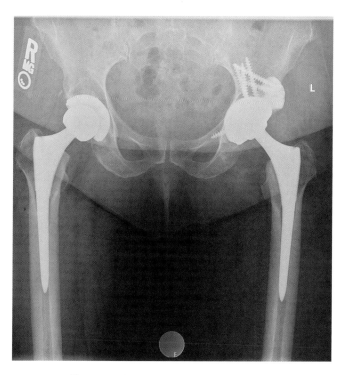

• 图 6.4　使用后上方楔形垫块翻修 Paprosky ⅡB 型骨缺损

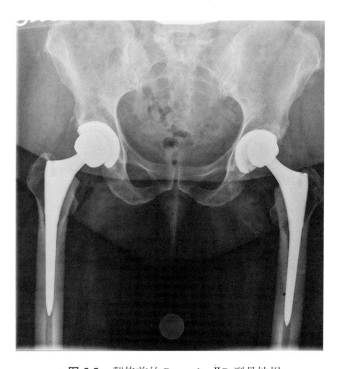

• 图 6.3　翻修前的 Paprosky ⅡB 型骨缺损

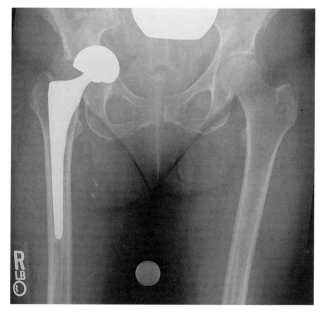

• 图 6.5　翻修前的 Paprosky ⅡC 型骨缺损

　　注：针对 Paprosky Ⅱ型骨缺损的髋臼翻修术的目标是保证内植物的稳定性以及重建髋关节旋转中心，从而恢复正常的髋关节生物力学。关键在于内植物在髋臼上获得稳定的固定，以预防移位及松动。

## 术前准备

　　术前准备要求详细询问患者病史，包括之前的髋关节手术史、有无假体周围感染以及辐射与使用类固醇相关的骨量减少。女性患者，尤其是绝经后女性，也更可能伴有骨量减少，这也应该被考虑到。体格检查也必不可少，需要评估局部软组织状态、肌肉萎缩、步态模式以及下肢长度的不一致。

需要进行X线与计算机断层扫描（CT）来规划手术方案。详情请参阅第3章。充分了解骨缺损的程度是髋臼翻修计划的一个重要组成部分。**另外至关重要的一点是，我们需要知道女性患者的髋臼直径与骨盆可能更小，因此臼杯的直径也需要作出调整，并且避免后续使用更大的股骨头假体。**除了对骨缺损进行分型，标准的前后位（AP）骨盆X线片也可用于评估下肢长度的不一致。穿桌位X线片能够评估髋臼后下柱，并可发现坐骨骨溶解的存在。Judet位X线片用于评估前上柱与后下柱以及髋关节中心移位的方向[15]。

三维重建的CT扫描能够更直观地显示骨缺损的程度、部位及类型。另外，亦可精确测量髋臼的前后径[16]。在骨量减少的患者中，应尽可能增加宿主骨与内植物之间的接触面积。

## 患者体位和手术入路

在髋臼翻修术中，需扩大手术切口并完全显露整个髋臼，尤其要显露出其前上柱与后下柱。

翻修时的手术入路取决于之前的手术切口，但更依赖于术者的偏好与经验。尽管目前股骨转子截骨已经不常采用，但在股骨假体固定良好时可考虑用来显露髋臼窝。标准的转子截骨可同时显露髋臼双柱。**本章作者喜欢采用后外侧入路，这也是最常用的手术入路，因为可充分显露髋臼，并能够触及后方的髂骨及髋臼后下柱**[3]。亦可采用扩大的前方入路或改良Hardinge入路[18]。

## 手术技术

需要充分显露髋臼以正确评估其骨缺损的类型。移除髋臼假体时，应尽量减少医源性骨丢失以保留更多骨量[3]。取出假体之后，应对所有纤维组织及肉芽组织进行清创。术中为了确定髋臼下缘，可在闭孔内放置钝性牵开器[19]。

在ⅡA及ⅡB型骨缺损中，必须评估前上柱与后下柱的完整性；使用更大型号的髋臼锉来扩大骨腔并将其磨成半球形窝。**骨腔缺损需要使用颗粒同种异体骨进行填补，将其置于缺损处，然后选用比之前使用**的最大磨锉小2 mm的髋臼锉再次反向研磨髋臼。应选用比使用的最大磨锉大2 mm的臼杯来实现压配固定。必须使用松质骨螺钉进行补充固定，以实现初始稳定性[4, 7]。

ⅡC型骨缺损表现为髋关节旋转中心向内侧移位。**因此，手术要求将髋关节中心外移。**可使用结构性同种异体骨（如取自股骨头的盘状结构）填补至缺损部位，然后反向研磨髋臼。最近，多孔的金属盘状补块已应用于内侧壁缺损。移植物或金属补块的直径需要比骨缺损的范围更大，这样才能提供足够支撑[4]。

## 半球形臼杯

在美国，大约95%的髋臼翻修术采用半球形臼杯与螺钉补充固定[18, 20, 21]。建议宿主骨与内植物的接触面积至少50%，但更新的假体可能在接触不足50%的情况下仍可翻修成功。在非骨水泥型髋臼杯中，需要构建前上柱与后下柱之间的稳定固定，并应使用补充性螺钉来加强固定。在髋臼表面超过30%的缺损中需考虑使用螺钉补充固定（图6.4）[22]。

实现内植物稳定性的关键是残余骨的部位与质量、螺钉固定的质量以及植入假体的表面涂层。只要有足够的内植物支撑，内侧骨丢失和部分髋臼壁缺损是可以接受的。在中度边缘缺损的情况下，将内植物安装在前下柱与后下柱之间能够提供可靠的稳定性。**在上方缺损中，可在髋关节旋转中心略高的位置获得稳定性。**与使用移植物或垫块相比，可考虑将髋关节中心适当上移。**手术目标应始终是尽可能在邻近解剖部位重建髋关节旋转中心**[18]。然而，相较于使用移植物或组合式垫块，接受髋关节中心略微抬高可能更为有利。

半球形臼杯需要在前上柱与后下柱之间压配植入。如上所述，压配植入通常需要选用比最后使用的磨锉大2 mm的臼杯。一些术者更喜欢使用与最后使用的磨锉相同型号的假体，这可能会增加翻修率。对于骨质疏松患者，甚至可考虑选用大4 mm的臼杯[22]。

## Jumbo 臼杯

在翻修术中，可使用超大的半球形髋臼假体，即所谓的Jumbo臼杯。其直径在女性中超过62 mm，在男性中超过66 mm，比初次全髋关节置换时使用的臼杯约大10 mm。Jumbo臼杯由于增加了表面积，能够更好地实现生物固定和应力分布，因此具有生物力学优

势 [22, 23]。另外，可能需要更少的结构性植骨或组合式金属垫块即可实现骨长入。如果向远端降低旋转中心，Jumbo 臼杯的位置可以恢复解剖的髋关节中心，改善外展肌群的张力并恢复髋关节生物力学。由于需要磨除骨质以扩大髋臼，便不可能保留更多的骨量 [14, 24]。Jumbo 髋臼假体可能需要联合使用髋臼补块。

Jumbo 臼杯可用于向内侧突出的骨缺损。通过依次增加磨锉型号来处理髋臼，以形成用于固定内植物的支撑结构。不应将磨锉向内侧推进，以免破坏上方及后方骨质，这对假体稳定性至关重要。如有必要，应在骨缺损处植入同种异体松质骨，并进行反向研磨将其固定在位。

**对于由假体上移引起的椭圆形骨缺损，应依次增加磨锉的型号来扩大髋臼前后径，从而形成一个匹配上方缺损的半球。**为了保护髋臼双柱及侧壁，必须注意研磨时不要过于激进。如果上方骨缺损过多，应考虑使用结构性同种异体骨或楔形金属垫块。**这一点至关重要，因为 Jumbo 臼杯的局限性在于原先髋臼的前后径而非上下径。**

研磨之后，应先打入试模来评估稳定性及尺寸大小。最终的假体需以压配的方式植入，且需在髂骨中拧入螺钉加强固定 [22]。至少应使用 2 枚螺钉，但可能需要更多的螺钉来确保结构稳定。**穿顶部的螺钉需要尽量垂直拧入，因为髋关节中心将更加靠内及靠上** [25]。

## 植骨

髋臼重建可以使用不同类型的移植物。既往在预期寿命更长的年轻患者中，结构性同种异体骨备受欢迎，因其可为后续的髋臼重建提供骨量储备。将新鲜冷冻的股骨头、股骨远端或髋臼进行塑形来匹配骨缺损，并使用螺钉倾斜固定。在当前的临床实践中，结构性同种异体骨已经几乎完全被组合式的多孔金属垫块所取代。

对于空洞性缺损等非结构性植骨适应证，建议使用碎骨等同种异体松质骨。将这种颗粒状同种异体骨与髋臼研磨碎屑或骨髓混合植入可以增强骨整合能力 [4]。

最好使用新鲜冷冻的股骨头进行植骨 [25]。将股骨头切割成 0.8~1 mm 的碎骨 [3]，并在植骨之后选择最佳型号的假体实现初始稳定性（图 6.6）[26-28]。需用

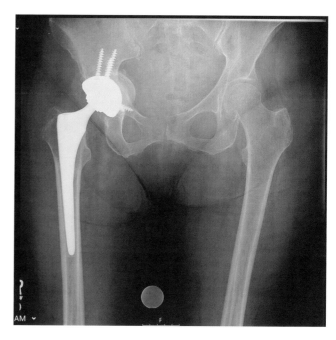

• 图 6.6 使用内侧植骨翻修 Paprosky ⅡC 型骨缺损

盐水将碎骨清洗干净，去除多余的脂肪和抗原，从而更好地将其压实 [25]。较小的缺损可以使用预先备好的皮 - 松质骨片进行填补，而较大的缺损可能需要在内侧壁上安置网块，最终需用螺钉将其固定。也可使用自体植骨，但受限于局部骨量供应有限。硫酸钙、磷酸钙或碳酸盐等骨填充物或填充剂，因其力学特性较差而很少用于髋臼翻修中 [4]。

## 多孔金属垫块

如前所述，既往在骨丢失超过原有骨量 50% 的髋臼缺损中，仅使用同种异体骨进行翻修。然而，现在则使用组合式多孔金属垫块，因其在假体周围应力遮挡和骨缺损以及感染播散和吸收方面具有生物力学优势。

**在ⅡC 型骨缺损中（图 6.7、图 6.8），使用凹形、按钮型的垫块填补内侧壁缺损。**也可以使用半球形和椭圆形的组件，虽然可能与骨缺损不能完全匹配，但能进行调整。可将骨移植物嵌入金属垫块的间隙中实现骨质重建。**需要使用尽可能多的螺钉来固定垫块。**通过将螺钉拧入坐骨来提供额外的轴向稳定性。如果可能的话，一枚螺钉应同时穿过臼杯与垫块并拧入宿主骨中（图 6.9）[4]。

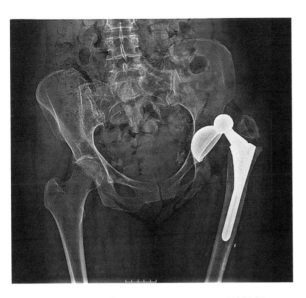

• 图 6.7　翻修前的 Paprosky ⅡC 型骨缺损

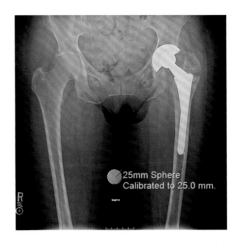

• 图 6.8　翻修前的 Paprosky ⅡC 型骨缺损

## 椭圆形臼杯

在一些假体上移引起的骨缺损（见于ⅡA型和ⅡB型缺损）中，髋臼的前后径可能大于上下径。虽然不常使用，但椭圆形臼杯可用于治疗这类骨缺损，因其无须额外研磨髋臼前柱与后柱。椭圆形的臼杯可实现压配植入。由于具有更多的宿主骨 - 假体接触，可实现更好的骨整合。有 3 种椭圆形臼杯可供选择：双叶型椭圆形髋臼假体、纵向椭圆形翻修臼杯和 BOFOR 臼杯[23]。

从技术上来看，使用椭圆形臼杯可能更具挑战性。需通过研磨使假体能够与宿主骨在前后方及上方接触。应保留外侧的骨量来提供稳定性。**重建后的髋关节中心不应高于原解剖髋关节中心** 1.5 cm（图 6.9）。

髋臼上柱的凹度需用磨锉塑形，这样在加压时内植物便不会转向外侧。这可通过研磨和增加磨锉直径来实现，直到臼杯与髋臼前后壁均能接触。

## 临床研究结果

见表 6.1～表 6.4。

## 术后处理

术后支具可用于限制髋关节的活动范围、降低脱位风险，尤其是从椅子上坐起来时。支具固定时间应限制在 6 周之内，但也可在周围组织和外展肌群功能

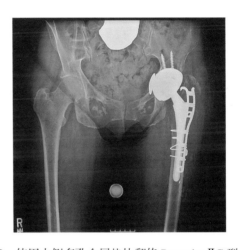

• 图 6.9　使用内侧多孔金属垫块翻修 Paprosky ⅡC 型骨缺损

不全的情况下适当延长[4]。

应在充分考虑髋臼重建的初始稳定性时个体化评估指导保护性负重，通常需维持 6~12 周。可随着骨愈合及骨整合的进行逐渐增加负重，这取决于对稳定性和骨质的影像学及临床评估。

应在术后的 6 周、3 个月、6 个月及每年进行影像随访。需仔细评估髋臼结构的稳定性。如果发现臼杯早期移位，要更为频繁地进行 X 线检查，并应限制患者负重且经常监督。早期移位被定义为臼杯向上或向内移位超过 5 mm，或者臼杯倾斜角度的改变 ≥ 10°[35]。臼杯的旋转移位、螺钉位置的改变或术后平片显示假体周围环形透亮线应归为重建失败，通常需要重新翻修。

| 表6.1 | 总结：对 Paprosky ⅡA、ⅡB 及 ⅡC 型骨缺损的非骨水泥型髋臼重建 |

| 分型 | 髋关节中心 | 泪滴 | 科勒线 | 坐骨 | 骨丢失 | 骨移植物 | 臼杯 |
|---|---|---|---|---|---|---|---|
| Ⅱ型：髋关节中心相对于正常位置上移小于 3 cm，宿主骨保留超过 50% | | | | | | | |
| ⅡA | 向内上方移位 | 正常 | 正常 | 正常 | 中等 | 在空洞性缺损中使用同种异体骨 | 半球形或椭圆形臼杯 |
| ⅡB | 向外上方移位 | 正常 | 正常 | 正常 | 中等 | 同种异体骨（7字形） | 半球形或椭圆形臼杯 |
| ⅡC | 向内移位 | 中等程度溶解 | 中断 | 正常 | 中等 | 内侧同种异体骨 | 半球形臼杯 |

| 表6.2 | 随访时间小于 5 年的研究结果 |

| 研究 | 髋关节数量 | 平均随访时间 | 假体生存率 | 失败病例数量 | 失败原因 | 并发症 |
|---|---|---|---|---|---|---|
| Unger AS JoA 2005[30] | 60 | 42 个月 | 97% | 8 | 脱位<br>无菌性松动 | |
| Kim WY Hip Int 2008[31] | 46 | 40 个月 | 98% | 1 | | |
| Lachiewicz PF CORR 2010[32] | 39 | 3.3 年 | 97% | 7 | 机械故障<br>复发性脱位<br>感染 | 1 例股骨髁上骨折 |

| 表6.3 | 随访 6～10 年的研究结果 |

| 研究 | 髋关节数量 | 平均随访时间 | 假体生存率 | 失败病例数量 | 失败原因 | 并发症 |
|---|---|---|---|---|---|---|
| Jamali A JBJS 2004[10] | 95 | 10 年 | 90.5% | 9 | 复发性脱位<br>无菌性松动<br>内衬磨损 | 骨盆骨溶解<br>脱位<br>神经麻痹 |
| Fernández-Fairen M JoA 2010[33] | 263 | 6.1 年 | 87% | 11 | 髋关节脱位<br>坐骨神经麻痹<br>感染 | |
| Blumendfeld T JoA 2007[34] | 142 | 7 年 | 98% | 9 | 无菌性松动<br>感染<br>股骨假体翻修<br>复发性脱位 | |

| 表6.4 | 随访 10 年以上的研究结果 |

| 研究 | 髋关节数量 | 平均随访时间 | 假体生存率 | 失败病例数量 | 失败原因 | 并发症 |
|---|---|---|---|---|---|---|
| Della Valle CJ CORR 2004[13] | 138 | 15 年 | 96% | 21 | 无菌性松动 | 不稳定<br>感染<br>股骨假体并发症 |
| Hallstrom BR JBJS 2004[11] | 122 | 12.5 年 | 91%（10 年）<br>88%（12 年） | 18 | 无菌性松动<br>移位<br>感染<br>复发性脱位 | |
| Park DK JBJS 2009[35] | 77 | 21.3 年 | 97% | 21 | 感染<br>脱位<br>股骨翻修<br>无菌性松动<br>更换组合式内衬 | |

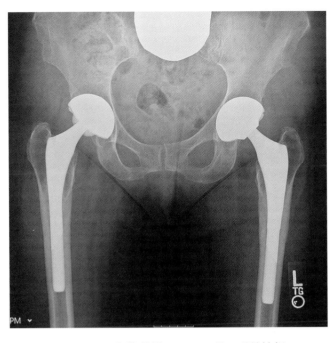

• 图 6.10 翻修前的 Paprosky ⅡC 型骨缺损

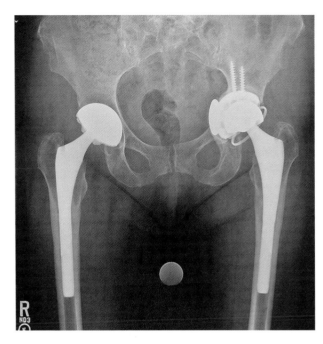

• 图 6.11 使用多孔金属垫块翻修 Paprosky ⅡC 型骨缺损

## 常见误区及建议

充分的术前规划对于稳定的重建至关重要。手术目标是提供稳定结构，使髋关节旋转中心尽可能靠近其解剖中心，以最大限度地降低不稳定性并恢复正常的髋关节生物力学。建议尽量多使用螺钉，从而确保内植物能够牢固地固定在宿主骨上。需要充分考虑坐骨和（或）耻骨螺钉固定。臼杯的多孔生长表面与宿主骨应有最大面积的接触，以确保最大程度的骨整合（图 6.10、图 6.11）。

请记住，当使用结构性同种异体骨时，可能在骨整合发生之前即被吸收，因此有可能导致结构不稳定及内植物失败。作者建议，需要时可使用多孔的组合式金属垫块来处理这些骨缺损。

## 评述

Ⅱ型骨缺损的非骨水泥髋臼固定依赖于全髋关节置换术时使用自体股骨头移植物治疗髋关节发育不良的经验。随着移植物的普及，人们正在推动创建一个处理Ⅱ型骨缺损的骨库，用于对非骨水泥型臼杯的强化支撑。Ⅱ型骨缺损的第一个同种异体骨设计是使用同种异体股骨头的7字形移植物。对于较小的空洞性缺损，在保证有充分的髋臼柱的支撑下，应使用同种异体松质骨而非骨水泥进行填补。

（ MATHIAS P. BOSTROM, PETER SCULCO, MGERALDINE D. STURZ 著 于振国 译）

## 参考文献

1. Paprosky WG, Perona PG, Lawrence JM. Acetabular defect classification and surgical reconstruction in revision arthroplasty. A 6-year follow-up evaluation. *J Arthroplasty.* 1994;9(1):33-44. doi:10.1016/0883-5403(94)90135-X.

2. Telleria JJM, Gee AO. Classifications in brief: paprosky classification of acetabular bone loss. *Clin Orthop Relat Res.* 2013;471(11): 3725-3730. doi:10.1007/s11999-013-3264-4.

3. Sheth NP, Nelson CL, Springer BD, Fehring TK, Paprosky WG. Acetabular bone loss in revision total hip arthroplasty: evaluation and management. *J Am Acad Orthop Surg.* 2013;21(3):128-139. doi:10.5435/JAAOS-21-03-128.

4. Goodman SB. Acetabular Revision: Overview and Strategy. In: Lieberman JR, Berry DJ, eds. *Advanced Reconstruction Hip 2.* Rosemont, IL: AAOS; 2017.

5. Sheth NP, Paprosky WG. Bone loss: accommodating a growing void. *Semin Arthroplasty.* 2015;26(3):167-176. doi:10.1053/j.sart.2015.09.013.

6. Sporer SM, Paprosky WG, O'Rourke MR. Managing bone loss in acetabular revision. *Instr Course Lect.* 2006;55:287-297.

7. Maloney WJ, Wadey VMR. Management of acetabular bone loss. *Instr Course Lect.* 2006;55:279-285.

8. Fryhofer GW, Ramesh S, Sheth NP. Acetabular reconstruction in revision total hip arthroplasty. *J Clin Orthop Trauma.* 2020;11(1): 22-28. doi:10.1016/j.jcot.2019.11.004.

9. Templeton JE, Callaghan JJ, Goetz DD, Sullivan PM, Johnston

RC. Revision of a cemented acetabular component to a cementless acetabular component. *J Bone Jt Surg Am*. 2001;83(11):1706-1711. doi:10.2106/00004623-200111000-00014.

10. Jamali AA, Dungy DS, Mark A, Schule S, Harris WH. Isolated acetabular revision with use of the Harris-Galante cementless component. *J Bone Joint Surg Am*. 2004;86(8):1690-1697. doi:10.2106/00004623-200408000-00012.

11. Hallstrom BR, Golladay GJ, Vittetoe DA, Harris WH. Cementless acetabular revision with the Harris-Galante porous prosthesis. *J Bone Joint Surg*. 2004;86(5):1007-1011. doi:10.2106/00004623-200405000-00018.

12. Jones CP, Lachiewicz PF. Factors influencing the longer-term survival of uncemented acetabular components used in total hip revisions. *J Bone Joint Surg*. 2004;86(2):342-347. doi:10.2106/00004623-200402000-00018.

13. Della Valle CJ, Berger RA, Rosenberg AG, Galante JO. Cementless acetabular reconstruction in revision total hip arthroplasty. *Clin Orthop Relat Res*. 2004;420:96-100. doi:10.1097/00003086-200403000-00013.

14. O'Brien DAL, Rorabeck CH. Managing bone loss in revision total hip arthroplasty: the acetabulum. *Instr Course Lect*. 2006;55:263-277.

15. Martin JR, Barrett IJ, Sierra RJ, Lewallen DG, Berry DJ. Preoperative radiographic evaluation of patients with pelvic discontinuity. *J Arthroplasty*. 2016;31(5):1053-1056. doi:10.1016/j.arth.2015.11.024.

16. Horas K, Arnholdt J, Steinert AF, Hoberg M, Rudert M, Holzapfel BM. Acetabular defect classification in times of 3D imaging and patient-specific treatment protocols. *Orthopade*. 2017;46(2):168-178. doi:10.1007/s00132-016-3378-y.

17. Malahias MA, Ma QL, Gu A, Ward SE, Alexiades MM, Sculco PK. Outcomes of acetabular reconstructions for the management of chronic pelvic discontinuity: a systematic review. *J Arthroplasty*. 2020;35(4):1145-1153.e2. doi:10.1016/j.arth.2019.10.057.

18. Deirmengian GK, Zmistowski B, O'Neil JT, Hozack WJ. Management of acetabular bone loss in revision total hip arthroplasty. *J Bone Jt Surg*. 2011;93(19):1842-1852. doi:10.2106/JBJS.J.01197.

19. Sporer SM. How to do a revision total hip arthroplasty: revision of the acetabulum. *Instr Course Lect*. 2011;61(14):303-311. doi:10.2106/JBJS.9314icl.

20. Jain S, Grogan RJ, Giannoudis PV. Options for managing severe acetabular bone loss in revision hip arthroplasty. A systematic review. *Hip Int*. 2014;24(2):109-122. doi:10.5301/hipint.5000101.

21. Weeden SH, Paprosky WG. Porous-ingrowth revision acetabular implants secured with peripheral screws. *J Bone Joint Surg*. 2006;88(6):1266-1271. doi:10.2106/JBJS.E.00540.

22. Perka C, Fink B, Millrose M, et al. Revisionsendoprothetik BT – AE- manual der endoprothetik: hüfte und hüftrevision. In: Claes L, Kirschner P, Perka C, Rudert M, eds. *AE - Manual der Endoprothetik* Berlin Heidelberg: Springer; 2012:441–587.

23. Mancino F, Cacciola G, De Marco D, et al. Reconstruction options and outcomes for acetabular bone loss in revision hip arthroplasty. *Orthop Rev (Pavia)*. 2020;12(suppl 1):8655. doi:10.4081/or.2020.8655.

24. Pulido L, Rachala SR, Cabanela ME. Cementless acetabular revision: past, present, and future. *Int Orthop*. 2011;35(2):289-298. doi:10.1007/s00264-010-1198-y.

25. Stryker LS, Springer BD. Revision Acetabulum - Jumbo Cup. In Cashman J, Goyal N, Parvizi J, eds. *The Hip: Preservation, Replacement and Revision*. Brooklandville, MD: Data Trace Publishing, 2015.

26. Ornstein E, Franzén H, Johnsson R, Stefánsdóttir A, Sundberg M, Tägil M. Five-year follow-up of socket movements and loosening after revision with impacted morselized allograft bone and cement. *J Arthroplasty*. 2006;21(7):975-984. doi:10.1016/j.arth.2005.11.009.

27. Rigby M, Kenny PJ, Sharp R, Whitehouse SL, Gie GA, Timperley JA. Acetabular impaction grafting in total hip replacement. *Hip Int*. 2011;21(4):399-408. doi:10.5301/HIP.2011.8587.

28. Chris Arts JJ, Verdonschot N, Buma P, Willem Schreurs B. Larger bone graft size and washing of bone grafts prior to impaction enhances the initial stability of cemented cups: experiments using a synthetic acetabular model. *Acta Orthop*. 2006;77(2):227-233. doi:10.1080/17453670610045957.

29. Unger AS, Lewis RJ, Gruen T. Evaluation of a porous tantalum uncemented acetabular cup in revision total hip arthroplasty. *J Arthroplasty*. 2005;20(8):1002-1009. doi:10.1016/j.arth.2005.01.023.

30. Kim WY, Greidanus NV, Duncan CP, Masri BA, Garbuz DS. Porous tantalum uncemented acetabular shells in revision total hip replacement: two to four year clinical and radiographic results. *Hip Int*. 2008;18(1):17-22. doi:10.5301/HIP.2008.285.

31. Lachiewicz PF, Soileau ES. Tantalum components in difficult acetabular revisions. *Clin Orthop Relat Res*. 2010;468(2):454-458. doi:10.1007/s11999-009-0940-5.

32. Fernández-Fairen M, Murcia A, Blanco A, Meroño A, Murcia A, Ballester J. Revision of failed total hip arthroplasty acetabular cups to porous tantalum components. *J Arthroplasty*. 2010;25(6):865-872. doi:10.1016/j.arth.2009.07.027.

33. Blumenfeld T, Barger W. Acetabular revision using a cementless protrusio shell: clinical and radiographic analysis at midterm follow-up. *J Arthroplasty*. 2007;22(2):311. doi:10.1016/j.arth.2006.12.073.

34. Park DK, Della Valle CJ, Quigley L, Moric M, Rosenberg AG, Galante JO. Revision of the acetabular component without cement. *J Bone Jt Surg Am*. 2009;91(2):350-355. doi:10.2106/JBJS.H.00302.

35. Solomon LB, Abrahams JM, Callary SA, Howie DW. The stability of the porous tantalum components used in revision THA to treat severe acetabular defects. *J Bone Joint Surg*. 2018;100(22):1926-1933. doi:10.2106/JBJS.18.00127.

# 第7章

# 骨水泥型髋臼翻修术治疗双柱完整的髋臼骨缺损（ⅡA、B、C型骨缺损）

## 背景

髋臼破坏是取出失败的髋臼假体后的常见现象。由于必须始终排除在取出假体过程中造成Ⅱ型骨缺损的可能性，因此重建此类骨缺损对任何实施全髋关节翻修术的外科医生来说都是必要的。重建这些骨缺损的技术多种多样，在欧洲，骨水泥与导体植骨结合被广泛使用。Schreurs 等推广了这一技术，并成功发表了一系列临床随访 20 年的论文[1-4]。

THA 翻修有多种方法。近 20 年来，微创直接前入路（direct anterior approach，DAA）越来越流行，也可用于翻修手术[5-8]。由于我中心在过去 20 年中一直专注于这种方法，因此积累了通过 DAA 实施 THA 翻修手术的经验，同时最大限度地减少了肌肉创伤。使用 DAA 后，皮肤切口的长度可保持在 10 cm 以下。

在本章中，我们将介绍对Ⅱ型髋臼缺损使用骨水泥和打压植骨的方法。

**说明：这项技术的基础是固定钛网，适当打压植入同种异体骨，放置用辅助螺钉固定的笼架，并以适当的外展和前倾固定骨水泥固定臼杯。**

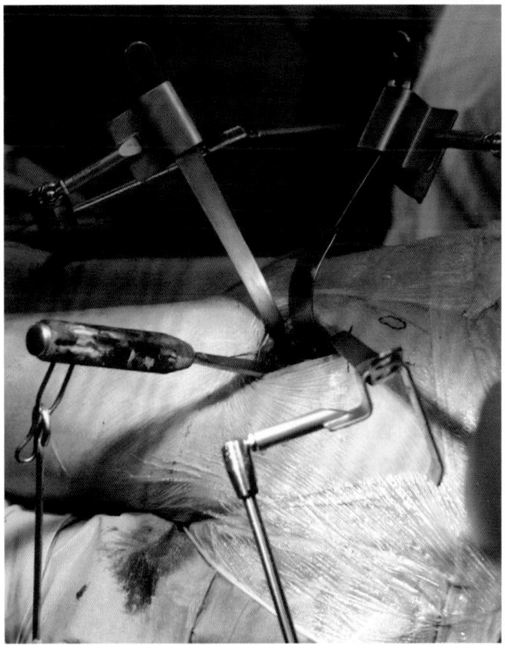

## 手术技术

### 所需设备

髋臼显露需要弯形拉钩 / 板钩。通常在髋臼周围放置 3 个拉钩/板钩。一个位于髋臼边缘的上方 / 前方，向前方牵开股直肌和缝匠肌。第二个板钩位于横韧带内侧。第三个弯曲板钩放置在髋臼边缘外侧。我们在髋臼下方使用第四个拉钩，在股骨柄假体在位的情况下向下牵引股骨。在大多数情况下，最好使用双头板钩，如 Mueller 板钩（图 7.1 和图 7.2）。

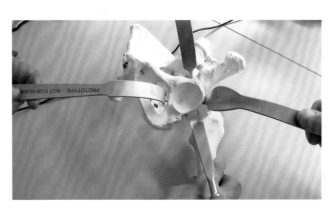

• 图 7.1　用弧形板钩和背侧的 Mueller 板钩进行髋臼显露[5]

• 图 7.2　显示板钩在 3D 打印骨盆上的位置和方向[7]

作者建议在透视引导下，在可透视 Jackson 手术台上进行这项技术。该手术也可在专用手术台上进行。

根据文献资料，新鲜冷冻同种异体骨是这种手术的首选骨移植物[10, 11]。不过，可以用骨替代物作为增强一同植骨，并用抗生素浸渍。然而，这可能会影响移植材料的机械性能[14]。对于髋臼磨锉，应配备弯曲或偏心手柄。我们还推荐使用偏心植入器。这些装置也应具有一定的前部偏心或弧度，以便保护软组织（图 7.3）。

如果使用髋臼钛网，钛网的初始固定应使用标准螺钉。否则，钛网可能会侵犯科勒线，并在骨植入或髋臼杯置入时进入骨盆。

**对于中央型骨缺损，有时需要在中央放置金属网，以避免植骨材料向内侧移位。**理想情况下，手术时应该有不同尺寸的圆形预成型钛网。或者，也可以用一块标准的扁平钛网制作出所需的形状。如有必要，应准备一把合适的剪刀。如果缺损较小，且髂肌筋膜完好无损或由原有的瘢痕组织加固，则无须进一步加固。

打压植骨的概念包括使用笼架来增强骨水泥，容纳并稳定碎骨粒。多层垫块可用于重建骨缺损（图7.4）。

有多种环形假体可用于重建。我们建议使用可上下骨接触的环形假体系统。这可以通过钩状（图 7.4）或钉状植入物（图 7.5）来实现。**我们倾向于使用带挂钩的圆环和横向的附加钉板系统，以实现最佳的负载分布。**

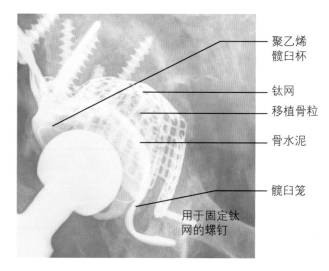

聚乙烯髋臼杯
钛网
移植骨粒
骨水泥
髋臼笼
用于固定钛网的螺钉

• **图 7.4**　此图显示了 5 层不同的打压植骨的基本原理[7]

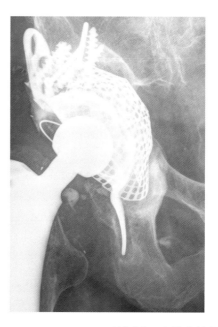

• **图 7.5**　Burch-Schneider 环与置于坐骨内的螺钉[15]

## 患者体位和手术入路

作者建议通过 DAA 进行手术显露。在非常接近皮肤水平的两块肌肉下方可以直达髋臼。DAA 皮肤切口的区域通常是肥胖患者髋部脂肪层最薄之处。患者仰卧在手术台上时，骨盆是稳定的，不需要任何额外的固定装置来保持稳定。大多数股骨侧手术都需要髋关节过伸，而髋臼显露则相反。我们倾向于抬起手术台的腿部，使髋关节屈曲（图 7.6）。或者，也可以使用任何类型的腿部固定装置。**这样，在不需要对股骨柄进行翻修的情况下，就可以将股骨柄放置在髋臼的后外侧。**

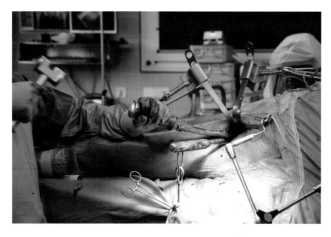

• **图 7.3**　弯型臼杯植入器[5]

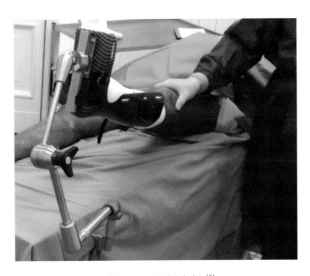

• 图 7.6　腿部支架[5]

## 技术要点

在取出假体之前，先进行髋臼显露。对髋臼进行松解后，对剩余骨量进行评估。确认前上方和后下方骨柱的完整性以及髋臼缺损的情况。有人尝试为定量评估提供技术支持。

在此阶段，仔细评估并环绕显露髋臼非常重要。由于需要辅助螺钉固定，因此必须显露出耻骨和坐骨下横突的入口。我们建议使用带有外侧钢板的笼架、**必须显露髂骨外侧**（图 7.7）。为了将对肌肉的损伤降到最低，应该只将臀中肌从髂骨翼上部分松解。我们发现这种方法足以充分放置外侧钢板。

为了固定笼架的钩子，必须清楚地识别并显露髋臼切迹。必须切除横韧带。**如果切迹被破坏，就不能**

使用带钩加强环。但是，可以使用带有尖头的 Burch Schneider 环。在这种情况下，必须仔细显露好耻骨的入口。下一步，必须评估中心缺损的大小。应选择大小合适的钛网。使用髋臼锉或试杯很容易测量髋臼的大小。**钛网的尺寸应足够大，以便将小螺钉穿过钛网置入良好的骨质中，从而在植入时将钛网固定到位。**

确保不要阻挡需要用到较大螺钉固定笼架的坚固骨质区域。为了将螺钉穿过笼架，建议使用可弯曲的长钻头以及能够通过小切口到达髋臼的螺丝刀。有时，90° 钻孔系统（如足踝手术中使用的钻孔系统）也很有优势。

钛网固定好后，就可以打压植骨了（图 7.8）。可在室温下使用 8 mm 大小的新鲜冷冻同种异体骨片。**骨片先用生理盐水浸湿然后擦干**[12]。**如果在冷冻过程之前没有添加抗生素，则应浸渍抗生素**[11, 17, 18]。如有必要，还可添加其他补充剂。必须注意患者的过敏情况——在选择抗生素或辅助制剂时必须考虑到这一点。

放入骨片后，必须使用半球形压入装置进行充分挤压。**应使用轻质木植频繁敲击，持续至少 45 秒**[11]。这个过程必须重复进行，直到所有的缺损都被填充，并且所需的表面适合于笼架和骨水泥杯。骨移植层的厚度不应超过 8 mm（图 7.9）。

这种髋臼重建的下一层是加强环。最终，它将位于覆盖碎骨"砾石"层的钢筋水泥结构中，进一步加固和稳定移植物。笼架的大小必须确定，可以在放置和植入异体骨后确定，因为此时的尺寸比重建前要小。随后，将笼架放置在髋臼内（图 7.10）。在手术的这一步骤中，避免对残余骨造成任何损伤至关重要。如果

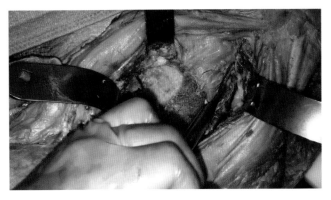

• 图 7.7　为打压植骨显露髋臼。通过破坏直肌和臀中肌的反折头显露髂骨。两块肌肉均未与髂骨分离[7]

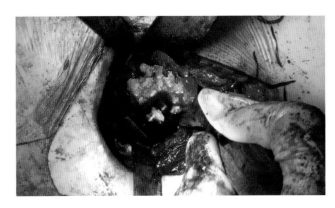

• 图 7.8　将骨片放入髋臼。骨片经过清洗、干燥和抗生素浸渍[7]

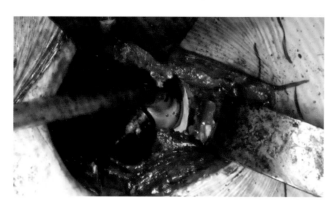

• 图7.9　在弯曲的植入器手柄上用半球形试杯打压植骨[7]

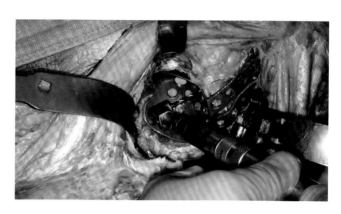

• 图7.11　必须钻孔。90°钻孔器或可弯的钻孔器很有帮助。我们尽量将第一颗螺钉放在髂骨的中心位置[7]

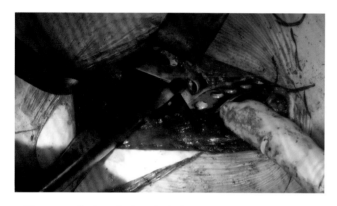

• 图7.10　在髋臼内放置大小合适的笼架。本例中使用的是Gap Ⅱ杯（Stryker，Mahwah，NJ）。它的外侧有一个钩和两块板。它们可以弯曲和缩短，以适应骨形态[7]

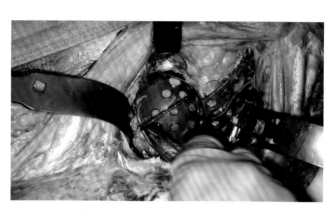

• 图7.12　仔细测量钻孔深度，然后置入合适的螺钉[7]

使用钩，则必须将钩正确地放置在髋臼切迹周围，并在坐骨内置钉。这项工作应在C臂引导下完成。

在充分放置笼架后，可以拧入第一颗螺钉。**虽然这并不总是可行的，但我们还是倾向于将中央螺钉作为第一颗螺钉，向髂骨上方置钉。**这将使笼架紧贴髂骨，并确定与残余宿主骨的接触区域。第一颗螺钉就位后，应通过透视再次检查笼架的正确位置。放置更多螺钉——通常没有必要，也不可能填充所有螺钉孔（图7.11）。使用的数量取决于患者的骨质。**建议至少使用3颗螺钉。**

**有时，螺钉必须穿过钛网。这比直接将螺钉穿过宿主骨需要更大的力量，但应该不会造成实质性的缺损。**最大的风险在于第一颗螺钉，它可能会使钛网移位。在放置这些螺钉时，必须特别注意在钛网上施加均匀的力。在任何情况下，都必须评估钻孔的深度，以避免使用过长的螺钉（图7.12）。

在对笼架的位置进行最后检查后，须将骨水泥臼

杯固定到位。应选择具有可骨水泥固定的臼杯系统。这些系统包括标准的聚乙烯杯、带有高边或锁定机制的臼杯或双动臼杯系统。**由于所有翻修都会带来较高的不稳定风险，因此应谨慎选择臼杯系统。**应该考虑到骨缺损、软组织袖套的完整性、患者的年龄以及所需的功能活动。对于久坐不动或术后不稳定风险极高的患者，我们倾向于使用较大的股骨头或双动臼杯。

无论选择哪种系统，都必须注意骨水泥层要有足够的厚度。我们建议笼架和臼杯之间的直径至少相差6 mm，以便有足够的骨水泥套（3 mm）。在选择笼架尺寸之前必须考虑到这一点，因为这样得到的臼杯尺寸可能会小很多，或者有可能使得骨水泥层较薄。为避免在此方面受到任何限制，**我们建议尽可能选择更大的笼架。**

应按照正确的骨水泥技术粘接臼杯系统。应通过全面的聚合技术对臼杯施力（图7.13）。

**在骨水泥完全固化之前，不能进行试模复位。**在

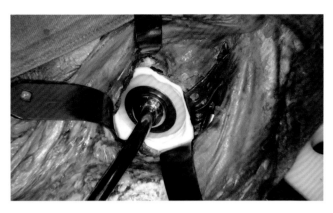

• 图 7.13　使用含预防性或特异性抗生素的骨水泥固定髋臼杯系统[7]

保留股骨柄的情况下，只能通过选择不同长度的股骨头来改变股骨的旋转中心，因此非常谨慎的术前计划至关重要。

## 常见误区及建议

这种技术可能出现的误区之一是早期放置钛网，而钛网在植入笼架过程中会移位。如果在植入笼架时或植入钛网后才发现这种情况，就很难纠正。在我们见过的钛网移位病例中，最常见的情况是钛网移位到髂腰肌下方，不会造成任何刺激，因此不需要进一步的手术干预。另一方面，移位的钛网是否能对骨骼产生足够的压迫也是个问题。

在学习该技术的初期，很难确定正确放置螺钉、钩和骶骨钉的入口区域。必须充分显露髋臼周缘，术中C臂透视对识别解剖标志很有帮助。为了增强手术显露，倾斜手术台可能会有所帮助。这可能会导致在放置髋臼笼和髋臼杯时错误估计髋臼杯角度的参考平面。在评估髋臼杯外展和前倾角时，应将手术台调回中立位。

植骨通常并不困难，已经描述了许多植骨技术。**我们认为，最好使用封闭的半球形试杯和木植来完成这项工作。**这种技术可以控制整个打压植骨过程。

打压植骨后，被打压植骨的表面通常看起来很光滑。**要在放置笼架时保持表面完好无损，在技术上有一定难度。**因此，如有必要，应在植骨前调整和预弯笼架，以适应髋臼解剖结构。在尝试放置笼架之前，应为每个病例制订置入策略，因为这一手术步骤仍然比较棘手，需要一定的练习。我们建议在首次为患者实施手术之前，先进行尸体实验室工作，以完善手术技巧。

双动臼杯系统可增强稳定性，并将术后脱位的风险降至最低。使用笨重的双动头复位髋关节有时比较困难，尤其是通过一个小的手术窗口。确保患者在髋关节复位过程中处于肌松状态。在复位过程中，我们也希望有两人协助，一人操作腿部，另一人用推头器推动股骨头。

## 术后处理和常见并发症

接受髋臼植骨术的患者在术后第一天即可活动。在最初的6周内，我们允许患者部分负重（50%）。我们鼓励患者尽可能使用助行器，物理治疗仅限于屈曲90°和外展20°。我们建议避免髋关节外旋和（或）内旋超过15°。这样做的理由是避免对重建结构产生任何杠杆力。患者在术后1周、6周和12周进行复查。如果术后6周的X线片显示结构稳定，我们就允许患者不受限制地负重，但要求患者再使用拐杖6周。术后6个月进行最后一次检查。

术后6个月内，我们要求患者避免任何会涉及髋关节的体育运动[21]。由于我们采用了DAA，并且非常倾向于使用双动系统或至少36 mm的股骨头，因此术后不稳定的问题并不存在。尽管如此，我们仍要求患者在术后6周内避免进行易导致脱位的活动和运动。

## 临床研究结果

见表7.1~表7.3。

表 7.1　短期结果（＜5 年）

| 系列 | 患者总数 / Ⅱ型缺损患者数量 | 平均随访 | 生存率 | 失败数量 | 失败原因 | 并发症 |
|---|---|---|---|---|---|---|
| Dammerer D, Hip Arthronlasty 2021[22] | 64/12 | 2 年 | 94% | 4 | 假体失败（断钩）、感染、无菌性松动 | 臼杯移位、假体失败、挂钩断裂和螺钉断裂 |
| Gallart X, Hip Int 2016[23] | 60/37 | 2.5 年 | 86.7% | 8 | 无菌性松动、假体关节感染、脱位 | 未报道 |
| Dorairajan A, JArth 2003[24] | 50/26 | 3 年 | 94% | 3 | 复发性脱位 | 股骨穿孔、股骨干骨折、大转子骨折、脱位、伤口感染、表皮感染、深部感染、股神经麻痹、异位骨化、心肌梗死、脑血管意外、肺栓塞、凝血异常 |
| Steno B. Int Orthop 2015[25] | 81/44 | 3 年 | 98.7% | 1 | 髋臼组件的不稳定 | 髋臼组件的头侧移位 |
| De Meo F, Hip Int 2018[26] | 64/40 | 4 年 | 94.8% | 6 | 复发性脱位、深部感染、疑似无菌性松动 | 未报道 |
| Sembrano J. Clin Ortho Relat Res 2008[27] | 72/16 | 5 年 | 87.8% | 5 | 无菌性松动、深部感染 | 臼杯移位 |
| Wassilew GL Orthopaede 2017[28] | 114/68 | 5 年 | 95.6 | 5 | 无菌性松动、髋臼组件不稳定 | 未报道 |

表 7.2　中期结果（6~10 年）

| 系列 | 患者总数 / Ⅱ型缺损患者数量 | 平均随访 | 生存率 | 失败数量 | 失败原因 | 并发症 |
|---|---|---|---|---|---|---|
| Yeesuk K, J Arth 2014[29] | 49/22 | 6 年 | 94.3% | 3 | 无菌性松动 | 浅表感染、腓总神经麻痹 |
| Paprosky W. J Arth 1994[30] | 147/56 | 6 年 | 96% | 6 | 无菌性松动 | 浅表感染、坐骨神经麻痹、髋关节脱位、肺栓塞、心肌梗死 |
| Bryan M, lin Orthop Relat Res 2010[31] | 42/22 | 6 年 | 90% | 4 | 感染、无菌性松动 | 无 |
| Hazem AH, J Arth 2018[32] | 62/34 | 7 年 | 98.4% | 2 | 感染、无菌性松动 | 股骨假体周围骨折、脱位 |
| Perticarini L, J Orthop Traumatol 2021[33] | 96/53 | 7.5 年 | 88.5% | 11 | 深部感染、脱位、假体周围股骨干骨折、转子滑囊炎、移植物吸收 | 异位骨化 |
| Aravind SD, Hip Int 2012[34] | 15/12 | 7.5 年 | 93% | 1 | 无菌性松动 | 肢体长度差异、坐骨神经瘫痪 |
| Geerdink CH, J Arth 2007[35] | 72/35 | 8 年 | 90.8% | 7 | 脱位、腓总神经损伤，晚期败血症 | 未报道 |
| Philippe R, Traumatol Surg Orthop Res 2012[36] | 95/12 | 8 年 | 77.9% | 22 | 脱位、深部感染、髋臼松动、股骨假体松动、植入物松动、加强环移位 | 尿路感染、深静脉血栓、肺水肿、肺炎、肺栓塞、表皮感染、血肿、脱位 |
| Hou-Tsung C, Biomed Res Int 2018[37] | 10/10 | 9 年 | 100% | - | - | 未报道 |
| Whitehouse MR Clin Orthop Relat Res 2015[38] | 56/17 | 10 年 | 92% | 4 | 感染、无菌性松动 | 未报道 |
| Kenneth A, J Arth 2014[39] | 199/135 | 10 年 | 97.4% | 5 | 复发性脱位、无菌性松动 | 脱位、慢性感染 |

| 表7.3 | 长期结果（>10年） | | | | | |
| --- | --- | --- | --- | --- | --- | --- |
| 系列 | 患者总数/Ⅱ型缺损患者数量 | 平均随访 | 生存率 | 失败数量 | 失败原因 | 并发症 |
| Marongiu G, Hip Int 2019[40] | 30/16 | 11 年 | 86.7% | 4 | 严重骨溶解、假体移位 | 股神经麻痹、髋关节脱位 |
| Amir J, J Bone Joint Surg 2004[41] | 95/43（63 人通过放射学确定） | 11 年 | 90.5% | 9 | 复发性脱位、无菌性松动、衬垫分离 | 神经麻痹、骨盆骨溶解、脱位 |
| Konan S, Bone Joint J 2016[42] | 46/33 | 11 年 | 96% | 2 | 复发性髋关节脱位 | 未报道 |
| Kim YH, Bone Joint J 2015[43] | 166/91 | 16 年 | 92% | 13 | 无菌性松动 | 弹响髋、股骨头异体移植物骨折、化脓性感染、脱位 |

## 典型病例

下面这位患者的右髋关节接受了初次 THA 手术。大约 18 年后，由于无菌性松动，他在另一家医院接受了翻修手术。3 个月后，他出现了 Burch-Schneider（Zimmer, Warsaw, IN）增强环断裂和内侧脱位。他的腿缩短了 4 cm 以上，并伴有剧烈疼痛（图 7.14）。我们根据上文详述的植骨技术，使用 Burch-Schneider 环进行了单独的髋臼翻修（图 7.15）。在 3 年的随访中，X 线片显示髋臼结构稳定，患者可以在没有任何辅助设备的情况下负重行走。

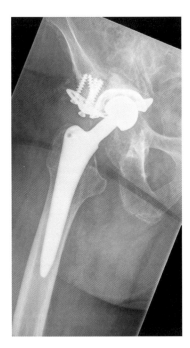

• 图 7.14　Ganz 环脱位。由于缺乏下方稳定，重建失败。由于没有植骨，骨质未长上 / 长入 [13]

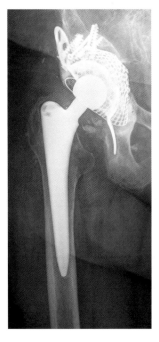

• 图 7.15　使用钉状 Burch-Schneider 加强环进行重建 [5]

## 评述

20世纪80年代末，骨水泥翻修髋臼重建术仍在进行。当时使用钛网重建髋臼，并与松质骨异体移植物、股骨头异体移植物（用于辅助支撑）和（或）髂嵴自体移植物一起植入。髂坐骨笼架的使用始于欧洲，但在美国仍无法使用。直到20世纪90年代中期，才开始使用带有骨水泥臼衬的髋臼打压植骨术。

（MICHAEL NOGLER, MARTIN THALER, DAVID PUTZER 著　侯云飞 译）

## 参考文献

1. Schreurs BW, Buma P. Impaction bone grafting. *Acta Orthop Scand*. 2001;72:661-663. doi:10.1080/000164701317269120.

2. Schreurs BW, Gardeniers JW, Slooff TJ. Acetabular reconstruction with bone impaction grafting: 20 years of experience. *Instr Course Lect*. 2001;50:221-228.

3. Schreurs BW, Slooff TJ, Buma P, et al. Basic science of bone impaction grafting. *Instr Course Lect*. 2001;50:211-220.

4. Schreurs BW, Slooff TJ, Gardeniers JW, et al. Acetabular reconstruction with bone impaction grafting and a cemented cup: 20 years' experience. *Clin Orthop Relat Res*. 2001;(393):202-215. doi:10.1097/00003086-200112000-00023.

5. Bender B, Nogler M, Hozack WJ. Direct anterior approach for total hip arthroplasty. *Orthop Clin North Am*. 2009;40:321-328. doi:10.1016/j.ocl.2009.01.003.

6. Nogler MM, Thaler MR. The direct anterior approach for hip revision: accessing the entire femoral diaphysis without endangering the nerve supply. *J Arthroplasty*. 2017;32:510-514. doi:10.1016/j.arth.2016.07.044.

7. Nogler M, Mayr E, Krismer M. The direct anterior approach to the hip revision. *Oper Orthop Traumatol*. 2012;24:153-164. doi:10.1007/s00064-011-0113-z.

8. Krismer M, Nogler M. Revisionsendoprothetik des hüftgelenks der anteriore zugang. *Orthopade*. 2017;46:121-125. doi:10.1007/s00132-016-3376-0.

9. Thaler M, Dammerer D, Leitner H, et al. Mid-term follow-up of the direct anterior approach in acetabular revision hip arthroplasty using a reconstruction cage with impaction grafting. *J Arthroplasty*. 2020;35:1339-1343. doi:10.1016/j.arth.2020.01.004.

10. Lee J-M, Kim T-H. Acetabular cup revision arthroplasty using morselized impaction allograft. *Hip Pelvis*. 2018;30:65-77. doi:10.5371/hp.2018.30.2.65.

11. Putzer D, Mayr E, Haid C, et al. Impaction bone grafting: a laboratory comparison of two methods. *J Bone Joint Surg Br*. 2011;93:1049-1053. doi:10.1302/0301-620X.93B8.26819.

12. Putzer D, Fuchs J, Coraça-Huber D, et al. BAG-S53P4 as an additive to bone allografts: a laboratory study using an uniaxial compression test. *J Orthop Res*. 2015;33:1875-1879. doi:10.1002/jor.22953.

13. Coraca-Huber DC, Wurm A, Fille M, et al. Antibiotic-loaded calcium carbonate/calcium sulfate granules as co-adjuvant for bone grafting. *J Mater Sci Mater Med*. 2015;26:5344. doi:10.1007/s10856-014-5344-8.

14. Putzer D, Ammann CG, Coraça-Huber D, et al. The influence of liquids on the mechanical properties of allografts in bone impaction grafting. *Biopreserv Biobank*. 2017;15:410-416. doi:10.1089/bio.2017.0003.

15. Nogler M, Mayr E, Krismer M. Der direkte anteriore zugang in der revisionshüftendoprothetik. *Oper Orthop Traumatol*. 2012;24:153-164. doi:10.1007/s00064-011-0113-z.

16. Dankl L, Mayr A, Kaufmann G, et al. Measuring bone defects for acetabular revision surgery for choosing an appropriate reconstruction strategy: a concept study on plastic models. *Comput Biol Med*. 2019;111:103336. doi:10.1016/j.compbiomed.2019.103336.

17. Coraça-Huber DC, Hausdorfer J, Fille M, et al. Effect of storage temperature on gentamicin release from antibiotic-coated bone chips. *Cell Tissue Bank*. 2013;14:395-400. doi:10.1007/s10561-012-9339-8.

18. Putzer D, Huber DC, Wurm A, et al. The mechanical stability of allografts after a cleaning process: comparison of two preparation modes. *J Arthroplasty*. 2014;29:1642-1646. doi:10.1016/j.arth.2014.03.028.

19. Coraça-Huber DC, Putzer D, Fille M, et al. Gentamicin palmitate as a new antibiotic formulation for mixing with bone tissue and local release. *Cell Tissue Bank*. 2014;15:139-144. doi:10.1007/s10561-013-9384-y.

20. Coraça-Huber DC, Wurm A, Fille M, et al. Antibiotic-loaded calcium carbonate/calcium sulfate granules as co-adjuvant for bone grafting. *J Mater Sci Mater Med*. 2015;26:5344. doi:10.1007/s10856-014-5344-8.

21. Thaler M, Khosravi I, Putzer D, Siebenrock KA, Zagra L. Return to sports after total hip arthroplasty: a survey among members of the European Hip Society. *J Arthroplasty*. 2021;36:1645-1654. doi:10.1016/j.arth.2020.11.009.

22. Dammerer D, Blum P, Putzer D, et al. Outcome and EBRA migration analysis of a reconstruction cage in acetabular revision arthroplasty: a clinical and radiological study. *Arch Orthop Trauma Surg*. 2021;141:509-516. doi:10.1007/s00402-020-03722-x.

23. Gallart X, Fernández-Valencia JA, Riba J, et al. Trabecular TitaniumTM cups and augments in revision total hip arthroplasty: clinical results, radiology and survival outcomes. *Hip Int*. 2016;26:486-491. doi:10.5301/hipint.5000378.

24. Dorairajan A, Reddy RM, Krikler S. Outcome of acetabular revision using an uncemented hydroxyapatite-coated component: two-to five-year results and review. *J Arthroplasty*. 2005;20:209-218. doi:10.1016/j.arth.2004.09.049.

25. Steno B, Kokavec M, Necas L. Acetabular revision arthroplasty using trabecular titanium implants. *Int Orthop*. 2015;39:389-395. doi:10.1007/s00264-014-2509-5.

26. De Meo F, Cacciola G, Bellotti V, Bruschetta A, Cavaliere P. Trabecular titanium acetabular cups in hip revision surgery: mid-term clinical and radiological outcomes. *Hip Int*. 2018;28:61-65. doi:10.1177/1120700018812992.

27. Sembrano JN, Cheng EY. Acetabular cage survival and analysis of factors related to failure. *Clin Orthop Relat Res*. 2008;466:1657-1665. doi:10.1007/s11999-008-0183-x.

28. Wassilew GI, Janz V, Perka C, Muller M. Treatment of acetabular defects with the trabecular metal revision system. *Orthopade*. 2017;46:148-157. doi:10.1007/s00132-016-3381-3.

29. Kim Y, Kim YH, Hwang KT, Choi IY. Isolated acetabular revision with ceramic-on-ceramic bearings using a ceramic head with a metal sleeve. *J Arthroplasty*. 2014;29:2420-2423. doi:10.1016/j.arth.2014.03.007.

30. Paprosky WG, Perona PG, Lawrence JM. Acetabular defect classification and surgical reconstruction in revision arthroplasty. A 6-year follow-up evaluation. *J Arthroplasty*. 1994;9:33-44. doi:10.1016/0883-5403(94)90135-x.

31. Lawless BM, Healy WL, Sharma S, Iorio R. Outcomes of isolated acetabular revision. *Clin Orthop Relat Res*. 2010;468:472-479. doi:10.1007/s11999-009-1104-3.

32. Hosny HAH, El-Bakoury A, Srinivasan SCM, Yarlagadda R, Keenan J. Tritanium acetabular cup in revision hip replacement: a six to ten years of follow-up study. *J Arthroplasty*. 2018;33:2566-2570. doi:10.1016/j.arth.2018.03.040.

33. Perticarini L, Rossi SMP, Medetti M, Benazzo F. Clinical and radiological outcomes of acetabular revision surgery with trabecular titanium cups in Paprosky type II and III bone defects. *J Orthop Traumatol*. 2021;22:9. doi:10.1186/s10195-021-00571-1.

34. Desai AS, Dramis A, Board TN, Hekal W, Farhan MJ. Acetabular revision surgery with the uncemented oblong BOFOR Cup—early to midterm results. *Hip Int*. 2012;22:280-285. doi:10.5301/HIP.2012.9241.

35. Geerdink CH, Schaafsma J, Meyers WG, Grimm B, Tonino AJ. Cementless hemispheric hydroxyapatite-coated sockets for acetabular revision. *J Arthroplasty*. 2007;22:369-376. doi:10.1016/j.arth.2006.04.025.

36. Philippe R, Gosselin O, Sedaghatian J, et al. Acetabular reconstruction using morselized allograft and a reinforcement ring for revision arthroplasty with Paprosky type II and III bone loss: survival analysis of 95 hips after 5 to 13 years. *Orthop Traumatol Surg Res*. 2012;98:129-137. doi:10.1016/j.otsr.2011.11.003.

37. Chen HT, Wu CT, Huang TW, et al. Structural and Morselized Allografting Combined with a Cementless Cup for Acetabular Defects in Revision Total Hip Arthroplasty: A 4- to 14-Year Follow-Up. *BioMed Res Int*. 2018;2018:2364269. doi:10.1155/2018/2364269.

38. Whitehouse MR, Masri BA, Duncan CP, Garbuz DS. Continued good results with modular trabecular metal augments for acetabular defects in hip arthroplasty at 7 to 11 years. *Clin Orthop Relat Res*. 2015;473:521-527. doi:10.1007/s11999-014-3861-x.

39. Gustke KA, Levering MF, Miranda MA. Use of jumbo cups for revision of acetabulae with large bony defects. *J Arthroplasty*. 2014;29:199-203. doi:10.1016/j.arth.2012.11.010.

40. Marongiu G, Podda D, Mastio M, Capone A. Long-term results of isolated acetabular revisions with reinforcement rings: a 10- to 15-year follow-up. *Hip Int*. 2019;29:385-392. doi:10.1177/1120700018802750.

41. Jamali AA, Dungy DS, Mark A, Schule S, Harris WH. Isolated acetabular revision with use of the Harris-Galante Cementless Component. Study with intermediate-term follow-up. *J Bone Joint Surg Am*. 2004;86:1690-1697. doi:10.2106/00004623-200408000-00012.

42. Konan S, Duncan CP, Masri BA, Garbuz DS. Porous tantalum uncemented acetabular components in revision total hip arthroplasty: a minimum ten-year clinical, radiological and quality of life outcome study. *Bone Joint J*. 2016;98-B:767-771. doi:10.1302/0301-620X.98B6.37183.

43. Kim YH, Park JW, Kim JS. Isolated revision of an acetabular component to a ceramic-on-ceramic bearing in patients under 50 years of age. *Bone Joint J*. 2015;97-B:1197-1203. doi:10.1302/0301-620X.97B9.35748.

# 第 8 章

# 非骨水泥型髋臼翻修术治疗不伴骨盆不连续的严重髋臼骨缺损（ⅢA、B 型骨缺损）

## 引言

严重的髋臼骨缺损是全髋关节翻修重建术中极具挑战性的问题，其中最复杂的形态可见于 Paprosky ⅢA 和ⅢB 型骨缺损。即使没有慢性骨盆不连续，ⅢA 和ⅢB 型骨缺损的治疗仍然是一项重大的手术挑战。在髋臼翻修中，完全无骨水泥结构与全骨水泥或混合假体相比具有多项优势。首先，生物固定具有长期稳定性的潜力。其次，无骨水泥固定消除了骨 - 骨水泥和骨水泥 - 假体界面间失效的可能性。此外，文献资料也证实了无骨水泥假体具有极佳的存活率。

说明：采用无骨水泥结构进行适当的重建需要仔细考虑假体的选择、充分的手术显露以及系统的骨缺损重建方法。

## 手术入路和显露

适当的手术显露对于非骨水泥髋臼翻修至关重要。外科医生的经验、先前的手术方法和缺损的具体位置可能会影响采用哪种方法的决策；不过，最常用的方法仍然是后外侧入路。这种方法提供了髋臼和髂骨翼显露的选择。虽然这种方法可以满足绝大多数髋臼翻修的需要，但一个限制因素是股骨的活动度，这可以通过松解股骨前瘢痕组织或几种已描述过的转子截骨术之一来实现[3]。

髋臼的剥离和计划中的重建需要系统的方法。首先，必须如上所述进行充分的手术显露，充分观察髋臼和周围的缺损。取出假体后，有必要切除瘢痕组织和肉芽碎屑，以全面评估缺损和剩余骨量，并确认不存在慢性骨盆不连续或相关骨折。髋臼假体的剥离可根据外科医生的经验和偏好使用多种技术进行。根据

外科医生的偏好，可使用带有锋利弧形刀片、磨钻或截骨刀等剥离工具。然而，基本原则是相同的：在严重移位的情况下，尽量减少骨量损失，避免对邻近软组织造成创伤。

## ⅢA 和ⅢB 型骨缺损的无骨水泥系统重建方法

在取出假体并进行充分显露后，应确认缺损的分类。Sporer 等描述的方法有助于制定ⅢA 和ⅢB 型骨缺损的处理策略[4]。首先，必须确定旋转中心是否有超过 3 cm 的移位。其次，在术中，外科医生需要辨别半球形假体试模是否具有完全的固有稳定性。如果外科医生能够获得部分固有稳定性，则可将缺损划分为ⅢA 型。

ⅢA 型骨缺损可根据重塑类型进一步分为球形（较少见）和长圆形（较常见）缺损。对于球形的ⅢA 型骨缺损，最好使用大型半球杯（大臼杯）进行无骨水泥重建。相比之下，对于更常见的长圆形ⅢA 型缺损，根据外科医生对旋转中心的处理方法，有多种重建方案可供选择。要恢复ⅢA 型骨缺损的旋转中心，无骨水泥方案包括使用模块化多孔金属垫块的半球杯重建、在解剖旋转中心放置半球杯的结构性植骨（即大块股骨远端同种异体移植物）、长圆形 / 双叶形假体或最近描述的双杯技术。如果外科医生不希望重新创建解剖旋转中心，则可以尝试在高旋转中心位置放置半球杯来实现稳定性。

重建解剖位置的旋转中心有几个优点，其中包括恢复自然旋转中心和降低关节反作用力，这在降低松动率和改善磨损特性方面具有优势[5]。要重建生理旋转中心，必须用金属假体（金属垫块或辅助髋臼杯）

或同种异体材料填充缺损的上侧，这样可以使按解剖结构放置的半球形髋臼杯获得部分初始稳定性，最终实现生物固定和骨长入的目标。一个重要的注意事项是，**在慢性近端移位的病例中，由于关节周围软组织挛缩，坐骨神经和（或）股神经周围可能会出现瘢痕。在这种情况下，可能需要采用高髋关节旋转中心来防止神经拉伸损伤**，或者外科医生可能需要考虑转子下缩短截骨术。高旋转中心方法还可以最大限度地保留剩余的宿主骨。

如果外科医生认为半球形髋臼没有固有的稳定性，则须将缺损归类为ⅢB型。在这种情况下，方法分为非生物或生物固定策略。非生物固定策略包括结构性同种异体移植（即大块股骨或髋臼）或带有笼架结构的打压植骨方法，但这些策略通常都需要骨水泥固定（将在第9章中讨论）。在无骨盆不连续的情况下，无骨水泥生物固定策略还包括金属垫块和定制的三翼臼杯。

## 无垫块的大半球形髋臼杯（巨型髋臼杯）

对于球形的ⅢA型骨缺损，可通过单独使用大半球形杯（也称为大臼杯）来实现前上柱和后下柱之间的初始稳定性。**在适当的情况下，这种技术的优点是技术相对简单，能够使用标准的髋关节显露方式，减少对外展肌的创伤，并能保持接近解剖的旋转中心。**此外，由于宿主骨和多孔髋臼杯之间的接触面积增大，因此有足够的摩擦力来实现即时的初始稳定性，就像压配式假体一样，可获得长期的生物稳定性（图8.1A和B）。此外，巨型髋臼杯由于尺寸较大，因此聚乙烯厚度也足以容纳较大的股骨头，在这种情况下，考虑到潜在的软组织损伤，最大化假体对髋关节稳定性的贡献就变得至关重要。

在充分显露、先行假体取出和软组织清创后，可以开始顺序的磨锉。外科医生应尝试用这种技术保持解剖的髋关节旋转中心。必须注意避免对内侧壁、残余臼顶和后壁进行过度磨锉。**翻修手术与初次手术不同，初次手术需要取出骨质，而翻修手术则更多地通过骨质轮廓修整来锉除突出的骨质获得平整表面，取出的骨质非常少。**

从技术上讲，我们建议在扩大前确定髋臼的下缘。一旦确定了髋臼下缘，就可以使用该标志来估算原生旋转中心的位置。然后使用锉刀对骨质进行塑形，并逐渐扩大磨锉型号，直到前上柱和后下柱接触为止。根据可用骨量的情况，磨锉出的臼杯可能会稍微内陷。这种技术可以最大限度地减少无意中锉除上部骨质的机会。

完成顺序扩大后，外科医生会使用试模假体或锉本身来评估磨锉型号的稳定性。如果外科医生确定磨锉型号本身是稳定的，就可以植入无骨水泥杯。压配的程度取决于假体的设计（半球形或椭圆形）和固定表面的类型。与钛纤维－金属网等其他固定表面相比，3D打印钛或钽等高摩擦表面的植入物通常会弥

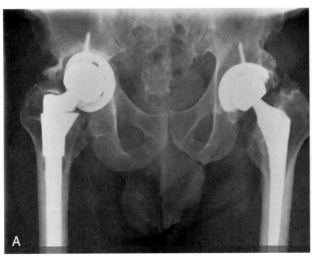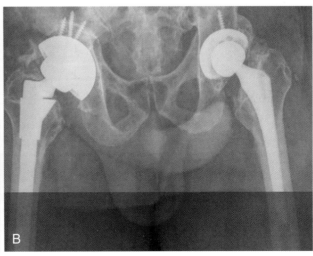

● 图8.1 （A）右侧非骨水泥髋臼ⅢB型骨缺损失败的术前照片。（B）术后X线片显示使用特大号髋臼杯进行重建。臼杯被楔入髂骨和坐骨之间，提供了足够的基本稳定性。然后使用多个螺钉进行辅助固定。理想的情况是使用向下的螺钉，但在这个病例中，骨量不足。请注意，切碎的同种异体骨被植入上内侧缺损处

补锉刀与假体之间的不匹配。有学者指出，60% 以上的骨接触是保持稳定的必要条件，5~10 mm 的未覆盖也是可以接受的。虽然外科医生可以将此作为经验法则，但在使用大型多孔涂层髋臼假体时，笔者有几例翻修手术的宿主骨接触较少，未覆盖的表面积较大，关键在于假体的稳定性。建议使用多方向螺钉来固定假体。这样做的目的是提供坚强的假体固定，使骨长入得以实现（图 8.1A 和 B）。

虽然大臼杯有很多优点，但也不是没有局限性 [7]。**最终，即使在髋臼上下径大于前后径的半球形缺损中，连续扩大的磨锉也可能导致残余柱受损。**如果术中发现这种情况，应考虑调整手术技术，采用高旋转中心或用垫块（金属或同种异体材料）重建。鉴于大臼杯方法与其他描述的重建技术不同，不能保留骨质，因此应提醒外科医生尽早做出决定。

对于ⅢA 型骨缺损，大臼杯的效果很好。虽然许多系列研究没有单独对ⅢA 型骨缺损进行分组分析，但在一些报道的系列研究中，大臼杯结构的总体存活率还是很高的。Gustke 等研究了 196 例大臼杯（其中 17% 的患者有ⅢA 型骨缺损，8% 的患者有ⅢB 型骨缺损），平均随访 10 年，结果发现 4 年的总体存活率为 98%，16 年的存活率为 96% [8]。Lachiewicz 等研究了 129 例大臼杯，结果发现，如果将失败定义为因任何原因摘除臼杯，10 年的存活率为 94%，15 年的存活率为 80%。

虽然没有特别研究 Paprosky 分型的存活率，但作者没有发现 Paprosky 类型与失败率差异之间存在关联。

## 旋转中心偏高的半球形髋臼杯

如果外科医生可接受患者的髋关节旋转中心上移，也可以单独使用半球杯。在这些病例中，上 - 下方向的骨质流失多于前 - 后方向。采用高旋转中心的半球形髋臼杯重建术的优点包括可以最大限度地减少额外的骨质流失，最大限度地增加髋臼杯多孔表面与宿主骨的骨性接触，潜在地减少慢性移位髋关节术后神经麻痹的发生率，减少额外的手术步骤和假体，以及最大限度地减少接触界面和失败模式 [6]。

在充分显露和游离先前的假体后，外科医生应根据现有的最佳骨量确定髋臼杯的位置，目的是最大限度地增加无骨水泥半球形髋臼杯与原生宿主骨的接触。**一旦确定了这一位置，外科医生就可以开始向髂骨内侧壁依次扩大磨锉，这样就可以防止髋臼杯过度向外侧放置。**继续扩大，直到最大尺寸的髋臼杯可以稳固地放置在前上柱和后下柱之间。最后的髋臼杯应该使用压配技术并在适当的位置进行打压植骨 [6]。这种方法的重要考虑因素包括髋臼下侧的常见缺损。因此，使用辅助螺钉加强初期稳定尤为重要，直到骨质开始生长（图 8.2A 和 B ）。

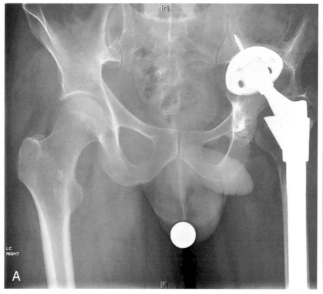
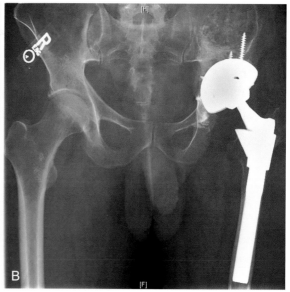

• 图 8.2 （A）非骨水泥臼杯术前照片：ⅢB 型骨缺损。注意髂骨的大腔隙缺损。（B ）术后 X 线片显示使用特大号髋臼进行重建。采用了高旋转中心以利用存活的宿主骨。切碎的同种异体骨被植入缺损处。通过将特大号髋臼楔入髂骨和坐骨之间并使用多颗螺钉进行固定

高旋转中心是一种相对简单的方法，就像使用大臼杯一样，但也有一定的局限性。由于它是非解剖性的，因此存在腿长差异、内收肌软组织张力丧失和打压植骨等问题。术前应与患者讨论腿长不一致的问题，并可通过外部方法进行处理。转子前移截骨术可增加外展肌张力。如果股骨假体也在手术中进行了修整，则可使用延长的偏心股骨柄或更大的股骨头来进行补偿。其他考虑因素包括生物力学的改变，这可能会导致关节反作用力显著增加、外展肌机械效率下降以及加速磨损[10,11]。对于高交联聚乙烯，磨损目前还不被认为是一个重要问题。

高位旋转中心重建已不像以前那么普遍，这在很大程度上是由于多孔金属模块化垫块和其他更现代的技术的出现，因此最近的文献有些缺乏。此外，大部分已发表的高旋转中心重建结果都是针对骨水泥而不是非骨水泥结构的。然而，尽管有所谓的生物力学缺点，但结果表明这仍然是一个可行的选择。Hendricks等发现，在平均随访16.8年的46个髋关节中，有41个高旋转中心假体（89%）依然在位[12]。Kelley等发现，在平均随访35个月的23个髋关节中，只有5%出现了髋臼松动[13]。

## 多孔金属垫块

半球杯与多孔金属垫块结合使用，是一种模块化系统，可用于长圆形ⅢA型骨缺损和ⅢB型骨缺损的无骨水泥固定，而且非常有效。虽然垫块的确切位置、大小和几何形状会因具体情况而异，但这种技术已成为治疗这些骨缺损最常用的方法。模块化金属垫块具有高度多孔性，可为骨质生长提供大量接触区域，并增加机械稳定性，为髋臼假体固定奠定基础。这种技术的优点包括能够保留宿主骨，为生物固定创造一个大的多孔表面，并尝试保持解剖旋转中心。

有几家生产商提供垫块系统，工具和假体各不相同，但原理是相同的。对于长圆形ⅢA型骨缺损，外科医生首先要确定完整的支撑性宿主骨。然后，如上所述，外科医生确定计划的旋转中心位置。进行顺序磨锉，直到髋臼试模假体达到部分稳定，并有适当的前倾角和外展。磨锉过程中产生的碎骨（如果有的话）可以安全地保存在后台上，以便在需要时用作骨移植。**放置好髋臼试模后，就可以选择适当大小的垫块。植入假体的位置既要最大限度地填充缺损，又要补充初始稳定性。**

髋臼杯和垫块的放置顺序因垫块的数量和位置而异。对于使用1~2个垫块重建半球的大多数常规病例，我们倾向于先植入臼杯，然后用1~2个不影响垫块植入的螺钉固定臼杯。然后，在臼杯和垫块的交界处用骨水泥将垫块打压到位。**这样做的目的是将垫块与臼杯连为一体，最大限度地减少界面微动和碎屑产生的机会。**可以用螺钉将垫块固定在完整的宿主骨上，并用任何骨移植（磨锉碎骨或同种异体骨）进行填充。根据需要和宿主骨的可用性，还可以使用额外的螺钉穿过臼杯。这种技术可以为以前有骨水泥结构的ⅢA型骨缺损（图8.3A和B）和以前无骨水泥结构的ⅢA型骨缺损（图8.4A和B）的翻修提供无骨水泥固定选择。

在采用模块化垫块重建治疗的ⅢB型骨缺损中，固定方法略有不同，因为与ⅢA型骨缺损相比，试模通常无法获得稳定性，而ⅢA型骨缺损中试模则可以达到部分稳定性。外科医生必须确定髋臼杯的可用固定点，并利用金属假体重建稳定的边缘，减少髋臼体积。ⅢB型骨缺损中的垫块位置不固定，在这些缺损中，垫块通常在固定髋臼之前植入。垫块用于支撑半球髋臼杯。**有时，可能需要用金属磨钻去除部分垫块假体，削足适履。**在这种情况下，通常需要先用螺钉将垫块固定在骨盆上。然后用骨水泥涂于假体与垫块之间并完成假体植入。仅靠"压配"可能无法提供足够的初期植入稳定性。在骨水泥固化之前，应将臼杯

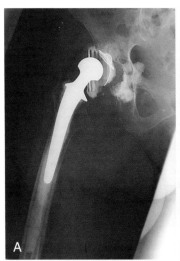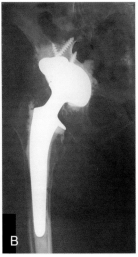

• 图8.3　（A）右侧骨水泥臼杯失败的术前X线片——ⅢA型骨缺损。（B）术后X线片显示在原髋旋转中心进行了重建。上外侧骨缺损处使用了金属垫块。在这类缺损中，可先植入髋臼，然后将垫块打压植入到缺损上部

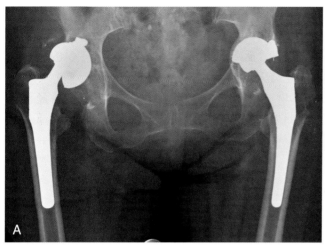
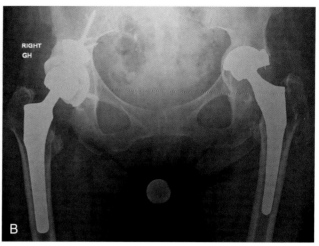

• 图 8.4 （A）右侧非骨水泥髋臼失败的术前 X 线片：ⅢA 型骨缺损。（B）术后 X 线片显示在原髋旋转中心进行了重建。在上部缺损处使用了金属垫块，以降低旋转中心，为髋臼固定提供基础

以正确角度固定并维持不动。同样，在安全和可能的情况下，在放置衬垫之前，应使用多个多向螺钉将其固定在宿主骨盆中（图 8.5A 和 B）。

在现代 THA 翻修中，多孔金属垫块材料已经彻底改变了严重骨缺损的治疗方法；但是，它也不是没有缺点。该系统成本高昂，需要专业技术。此外，还增加了一个骨水泥界面（垫块 - 髋臼杯之间），这在将来可能成为一种失败原因。最后，由于垫块的多孔性，会出现大量骨长入。如果需要取出假体以处理假体周围关节感染，这可能会导致大量骨质流失。

尽管存在这些潜在的缺陷，但模块化骨小梁金属垫块的效果总体上要好于其他结构。Del Gaizo 等研究了 37 例使用钽垫块治疗ⅢA 型骨缺损的髋臼翻修手术，发现中期随访结果良好 [14]。Eachempati 等对 36 名ⅢA 型骨缺损患者和 5 名ⅢB 型骨缺损患者进行了一项多中心研究，发现使用骨小梁金属垫块的存活率为 100%。Löchel 等对 62 例使用骨小梁假体治疗的髋关节进行了大型系列研究，其中 41.5% 为ⅢA 型骨缺损，17% 为ⅢB 型骨缺损，虽然没有进行亚组分析，但他们发现假体平均 10 年的总体存活率为 92.5%[16]。

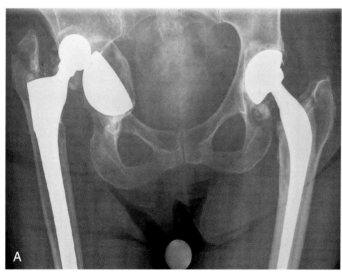
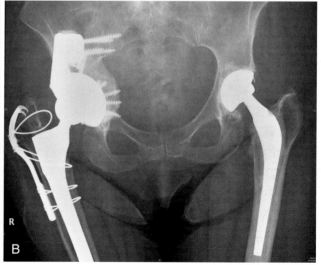

• 图 8.5 （A）右侧非骨水泥髋臼失败的术前 X 线片：ⅢB 型骨缺损。（B）术后 X 线片显示原髋旋转中心重建。上外侧缺损使用金属垫块进行处理，上内侧缺损则使用打压植骨切碎的同种异体移植物

## 定制三翼臼杯假体

大量无骨盆不连续的ⅢA和ⅢB型骨缺损可以使用半球形髋臼杯进行处理，无论是否使用上述技术进行垫块植入；但是，某些畸形可能会受益于带有可固定到髂骨、坐骨和耻骨的个性化髋臼假体，即俗称的定制三翼臼杯假体。三翼臼杯假体可用于有或无不连续的ⅢA和ⅢB型骨缺损，其原理与垫块相似，即尽量减少骨切除，而是用金属填充缺损（有关定制三翼臼杯假体的更多详情，请参阅第19章）。三翼臼杯假体的最终目的是最大限度地减少骨切除，跨越缺损，通过凸缘与完整的髂骨和坐骨获得初始固定，并通过多孔金属背衬或羟基磷灰石获得最终的生物固定。**虽然定制的三翼臼杯假体可以跨越骨盆的不连续（由任何原因造成），但它们也可以实现充分的初始稳定、适当的旋转中心以及无骨水泥固定，并将ⅢA和ⅢB型骨缺损中的骨质损失降至最低。**

获得三翼臼杯假体的过程因制造商不同而略有差异，但大致相似。精细切割的计算机断层扫描图像会发送给制造商，并制作出有缺损的半骨盆模型。外科医生必须确定在模型的哪个部位可以安全地磨锉骨质，使假体的凸缘部分能够适当地齐平贴合。通常情况下，缺损的髋关节和三翼臼杯假体模型是在最终植入之前制作的，以便进行术前规划和试模过程。确认无误后，就可以打印出最终的植入体以供使用。术中，同样的原则也适用于任何翻修型THA，因为不仅需要广泛显露缺损，还需要广泛显露支撑的髂骨和坐骨。**在所有凸缘部位都需要小心地进行骨膜下剥离，以防止损伤神经血管结构，尤其是在耻骨前方剥离（股神经血管束）和坐骨后方剥离（坐骨神经）时。**根据术前计划，可使用高速磨钻或骨刀去除必要的骨质。试模假体可用于评估是否合适。一旦确认了适当的显露和压配度，就可以植入最终的假体，并使用适当的螺钉依次固定[17]。

**三翼臼杯假体也有一些缺点，包括成本高、需要大量的术前规划、假体制作时间长，以及可能出现不正确的匹配。**然而，虽然三翼臼杯假体越来越受欢迎，但结果却不尽相同，并发症发生率较高。De Martino等对579例主要为ⅢA和ⅢB型骨缺损的髋关节进行了系统回顾，发现并发症发生率为29%，其中脱位最常见（11%），其次是感染（6%）、神经损伤（3.8%）和无菌性松动（1.7%～3.1%）[18]。

## 双杯结构

许多ⅢA和ⅢB型骨缺损可以通过上述技术进行适当处理；但是，在某些情况下可能需要填充空隙或生物接触面，而这些是无法通过垫块技术轻易实现的。如上所述，三翼臼杯假体可能是一种选择，但这种方法耗时长、成本高，而且缺乏模块化。双杯结构最近被描述为一种解决大面积骨缺损的方法，具有很强的模块性[19]。

一旦获得足够的显露，并将失效假体取出，就可以清楚地确定骨缺损。通常首先处理上外侧缺损（ⅢA型）和上内侧缺损（ⅢB型），以形成磨锉的支撑。在这里，首先要确定缺损的中心，然后使用半球形髋臼锉进行顺序磨锉，再使用钝髋臼锉评估匹配度。一旦确定了合适的匹配度，就将臼杯打压到缺损处，并用多向螺钉固定。修复缺损后，利用任何可用的骨性标志确定计划的旋转中心。在可能的情况下，依次进行磨锉，直到达到部分稳定，并装入最终的髋臼杯。然后用多方向螺钉固定翻修髋臼杯。用于**缺损填充的臼杯和解剖旋转中心臼杯之间的任何缝隙都可以通过桥接垫块来解决，垫块可以固定在骨上。**完成后，在金属假体的界面之间使用骨水泥将整个结构单元化，以形成一个"整体"结构。完成后，将最后的聚乙烯衬垫植入解剖髋臼杯中。

由于该技术的发展相对较晚，因此缺乏长期随访；不过，目前已有一些中期结果。Webb等对20例ⅢA和ⅢB型骨缺损髋关节进行了平均2.4年的随访，没有发现因松动而进行翻修的情况；但他们也报道了25%的脱位率[19]。Loppini等对16例ⅢA型（7例患者）和ⅢB型（9例患者）无骨盆不连续的髋关节进行了平均2.8年的随访，结果显示该组患者无须进行翻修；但有12.5%的患者出现异位骨化。

## 椭圆杯和双叶杯

随着骨小梁金属垫块和新型结构的出现，椭圆杯和双叶杯在现代翻修型THA中已不常用，但对其进行讨论具有历史意义。**椭圆形/双叶形髋臼杯可用于上到下的缺损尺寸长于前到后的缺损直径的情况，这种情况通常见于ⅡA、ⅡB和ⅢA型骨缺损。在具有椭圆形上外侧磨损的ⅡA型缺损中，长圆形髋臼杯的优点是可以与原生髋臼骨之间形成较大的接触表面积，促进骨长入，并尝试恢复原生髋关节的旋转中心。**

在取出失效的髋臼杯并确定缺损位置后，许多椭圆形/双叶形髋臼杯系统都有专门的髋臼锉，可以进行适当的扩大，直到达到初始稳定性。如果椭圆形髋臼杯专用锉难以控制，可使用独立的半球形锉进行定制的压配。先放置一个试模，然后在确定可以接受的匹配后，再将最终假体装入。考虑到部件的几何形状和缺损的性质，可能无法实现压配的初始固有稳定性。通常情况下，在最终进行生物固定之前，有必要在优质骨质中植入数枚多向螺钉，以获得初始稳定性[21]。

**与现代技术相比，双叶假体的无菌性松动率相对较高，在现代翻修型 THA 中的作用有限。**Landor 等回顾了两家不同制造商生产的双叶型假体，发现在一系列平均随访 7.3~9.7 年的 259 例髋关节中，无菌性松动率为 5.3%~13.5%[22]。

## 结构性异体骨移植

与椭圆/双叶假体类似，由于对模块化多孔金属垫块系统的热衷，使结构性同种异体骨治疗ⅢA 和ⅢB 型骨缺损的流行程度有所下降。不过，在某些缺损的治疗方案中，它们仍然是一种选择。**ⅢA 型骨缺损可采用非骨水泥方案进行处理；但是，采用同种异体移植物的ⅢB 型骨缺损通常需要将骨水泥作为固定方法的一部分（即：带有骨水泥杯或聚乙烯衬垫的全**髋臼植入）或使用带有骨水泥髋臼衬垫的重建笼（图8.6A 和 B）。对ⅢA 型骨缺损采用结构性同种异体移植物方法的最终目的是通过为非骨水泥半球形髋臼重建结构性髋臼来实现长期生物固定。

Sporer 等建议将股骨远端同种异体移植物作为处理Ⅲ A 型骨缺损的一种方法[4]。在这种技术中，将新鲜冷冻的股骨远端移植物固定在髂骨上，将其放置在最大化接触面的位置以增强结合力，并调整方向以防止与假体发生干扰并最大化表面负荷。同种异体移植物的形状是为了形成一个适合开始半球形磨锉的表面。首先使用小直径髋臼锉进行磨锉，直到移植物与宿主骨质平齐。任何剩余的空隙都用同种异体骨磨锉过程中产生的骨片填充，然后将非骨水泥半球杯植入到用同种异体骨和宿主骨共同构成的磨锉后的半球体中。用多个多向螺钉构建初期稳定，直至骨长入。

尽管结构性骨移植已不再受到常规治疗的青睐，但在中长期随访中显示出了良好的效果。Brown 等对 15 例ⅢA 型骨缺损髋关节进行了应用上述结构的治疗，平均随访 21 年，发现 25 年后的存活率为72%[23]。Chen 等发现，21 例ⅢA 型骨缺损患者接受结构性同种异体骨移植和非骨水泥半球杯固定治疗后，平均随访 9.3 年，存活率为 95.2%；28 例ⅢB 型骨缺损患者接受结构性同种异体骨移植和无骨水泥半球杯固定治疗后，平均随访 8.1 年，假体在位率为92.8%[24]。

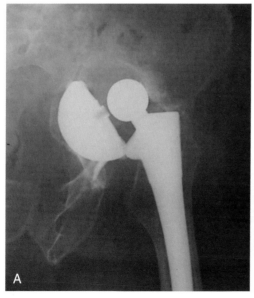
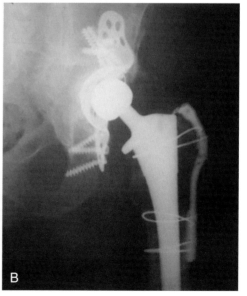

• 图 8.6 （A）失败的非骨水泥臼杯的术前 X 线片：ⅢB 型骨缺损。（B）术后 X 线片显示在原髋旋转中心进行了重建。采用转子截骨术将假体从骨盆中取出。股骨远端同种异体移植用于处理较大的上内侧缺损。由于没有足够的宿主骨来确保骨的长入，因此使用了骨水泥髋臼假体

## 总结

　　ⅢA 和ⅢB 型骨缺损的处理仍然是一项临床挑战；不过，目前有许多非骨水泥技术，可提供初始稳定性和长期生物固定的优势。虽然带有多孔金属垫块的半球形髋臼杯可以在不造成骨盆不连续的情况下处理大多数缺损，但外科医生仍有多种替代方案可供选择，而且每种临床情况都是独一无二的。

## 评述

　　ⅢA 和ⅢB 型骨缺损的非骨水泥固定始于 20 世纪 80 年代末和 90 年代初。人们认识到，仅靠股骨头异体移植不足以修复骨缺损。在ⅢA 型骨缺损中，股骨远端 7 字形同种异体移植物被用来辅助支撑非骨水泥髋臼假体。然而，7 字形移植物对于ⅢB 型骨缺损效果不佳。当时，非骨水泥固定并不是ⅢB 型骨缺损的首选治疗方法。

（ABIRAM BALA, WILLIAM J. MALONEY 著
侯云飞 译）

## 参考文献

1. Pulido L, Rachala SR, Cabanela ME. Cementless acetabular revision: past, present, and future - revision total hip arthroplasty: the acetabular side using cementless implants. *Int Orthop.* 2011; 35:289-298. doi:10.1007/s00264-010-1198-y.

2. Paxton ES, Keeney JA, Maloney WJ, Clohisy JC. Large acetabular defects can be managed with cementless revision components. *Clin Orthop Relat Res.* 2011;469:483-493. doi:10.1007/s11999-010-1563-6.

3. Sheth NP, Nelson CL, Springer BD, Fehring TK, Paprosky WG. Acetabular bone loss in revision total hip arthroplasty: evaluation and management. *J Am Acad Orthop Surg.* 2013;21:128-139. doi:10.5435/JAAOS-21-03-128.

4. Sporer SM, Paprosky WG, O'Rourke MR. Managing bone loss in acetabular revision. *Instr Course Lect.* 2006;55:287-297.

5. Karachalio T, Hartofilakidis G, Zacharakis N, Tsekoura M. A 12- to 18-year radiographic follow-up study of charnley low-friction arthroplasty. The role of the center of rotation. *Clin Orthop Relat Res.* 1993:140-147.

6. Bozic KJ, Freiberg AA, Harris WH. The high hip center. *Clin Orthop Relat Res.* 2004;0728:101-105. doi:10.1097/00003086-200403000-00014.

7. Huang DCT, Schmalzried TP. The jumbo cup: easiest and safest solution. *Semin Arthroplasty.* 2015;26:177-180.

8. Gustke KA, Levering MF, Miranda MA. Use of jumbo cups for revision of acetabulae with large bony defects. *J Arthroplasty.* 2014;29:199-203. doi:10.1016/j.arth.2012.11.010.

9. Lachiewicz PF, Soileau ES. Fixation, survival, and dislocation of jumbo acetabular components in revision hip arthroplasty. *J Bone Joint Surg.* 2013;95:543-548. doi:10.2106/JBJS.L.00758.

10. Johnston RC, Brand RA, Crowninshield RD. Reconstruction of the hip. A mathematical approach to determine optimum geometric relationships. *J Bone Joint Surg.* 1979;61:639-652.

11. Jerosch J, Steinbeck J, Stechmann J, Güth V. Influence of a high hip center on abductor muscle function. *Arch Orthop Trauma Surg.* 1997;116:385-389. doi:10.1007/BF00433996.

12. Hendricks KJ, Harris WH. High placement of noncemented acetabular components in revision total hip arthroplasty: a concise follow-up, at a minimum of fifteen years, of a previous report. *J Bone Joint Surg Am.* 2006;88:2231-2236. doi:10.2106/JBJS.E.00247.

13. Kelley SS. High hip center in revision arthroplasty. *J Arthroplasty.* 1994;9:503-510. doi:10.1016/0883-5403(94)90097-3.

14. Del Gaizo DJ, Kancherla V, Sporer SM, Paprosky WG. Tantalum augments for paprosky IIIA defects remain stable at midterm followup. *Clin Orthop Relat Res.* 2012;470:395-401. doi:10.1007/s11999-011-2170-x.

15. Eachempati KK, Malhotra R, Pichai S, et al. Results of trabecular metal augments in paprosky IIIA and IIIB defects. *Bone Joint J.* 2018;100B:903-908. doi:10.1302/0301-620X.100B7.BJJ-2017-1604.R1.

16. Löchel J, Janz V, Hipfl C, Perka C, Wassilew GI. Reconstruction of acetabular defects with porous tantalum shells and augments in revision total hip arthroplasty at ten-year follow-up. *Bone Joint J.* 2019;101:311-316. doi:10.1302/0301-620X.101B3.BJJ-2018-0959.R1.

17. Goodman GP, Engh CA. The custom triflange cup build it and they will come. *Bone Joint J.* 2016;98B:68-72. doi:10.1302/0301-620X.98B.36354.

18. De Martino I, Strigelli V, Cacciola G, Gu A, Bostrom MP, Sculco PK. Survivorship and clinical outcomes of custom triflange acetabular components in revision total hip arthroplasty: a systematic review. *J Arthroplasty.* 2019;34:2511-2518. doi:10.1016/j.arth.2019.05.032.

19. Webb JE, McGill RJ, Palumbo BT, Moschetti WE, Estok DM. The double-cup construct: a novel treatment strategy for the management of paprosky IIIA and IIIB acetabular defects. *J Arthroplasty.* 2017;32:S225-S231. doi:10.1016/j.arth.2017.04.017.

20. Loppini M, Schiavi P, Rocca AD, et al. Double-trabecular metal cup technique for the management of paprosky type III defects without pelvic discontinuity. *Hip Int.* 2018;28:66-72. doi:10.1177/1120700018813208.

21. Chen WM, Engh CA, Hopper RH, Mcauley JP, Engh CA. Acetabular revision with use of a bilobed component inserted without cement in patients who have acetabular bone-stock deficiency. *J Bone Joint Surg.* 2000;82:197-206. doi:10.2106/00004623-200002000-00005.

22. Landor I, Vavrík P, Jahoda D, Pokorný D, Popelka S, Sosna A. Oblong implants for revision total hip arthroplasty. *Acta Chir Orthop Traumatol Cech.* 2009;76:462-472.

23. Brown NM, Morrison J, Sporer SM, Paprosky WG. The use of structural distal femoral allograft for acetabular reconstruction of paprosky type IIIA defects at a mean 21 years of follow-up. *J Arthroplasty.* 2016;31:680-683. doi:10.1016/j.arth.2015.10.020.

24. Chen HT, Wu CT, Huang TW, Shih HN, Wang JW, Lee MS. Structural and morselized allografting combined with a cementless cup for acetabular defects in revision total hip arthroplasty: a 4-to 14-year follow-up. *Biomed Res Int.* 2018;2018:2364269. doi:10.1155/2018/2364269.

# 第9章

# 结合打压植骨的髋臼翻修术治疗不伴骨盆不连续的严重髋臼骨缺损

## 背景

在髋臼骨量明显或严重缺失的情况下，可以通过不同的方式进行髋臼重建[1-5]。预估骨丢失的分型很重要[6]。同样，在决定如何对每个患者进行最佳治疗时，也应考虑患者的特征和临床经验。

髋臼翻修有多种技术。髋臼翻修中使用骨水泥假体的临床结果有所不同，原因是髋臼翻修中骨水泥与宿主骨整合的环境较差[7, 8]。使用打压植骨技术（impaction bone grafting，IBG）来处理骨缺损有助于恢复骨量，同时还重建了良好表面以实现更可靠的骨水泥固定。恢复骨量对于年轻患者群体来说具有潜在益处。同时，成功使用该技术为外科医生在重建时提供了多种选择，包括重建髋关节髋臼侧力学结构，处理不规则骨缺损的同时仍能准确地恢复髋部旋转中心，将髋臼假体安放到最佳位置，随后将其固定在恢复骨量的重建髋臼上[9]。该技术最初在欧洲开发并推广，为处理这些复杂问题提供了一种多元且可靠的方法，Nijmegen 和 Exeter 报道，在年轻患者群体中，该技术具有出色的中期和长期临床效果[9-11]。

说明：在本章中，我们将讨论并说明在没有骨盆不连续性的情况下，通过 IBG 技术结合非骨水泥和骨水泥髋臼假体来处理这一复杂问题。

## 患者体位和手术入路

虽然可以使用翻修手术的任何显露方法和入路来实现该技术，但作者更倾向于使用后方入路。无论选择哪种入路，重要的是患者在手术台上要保持稳定并得到良好支撑，外科医生要知道骨盆的准确位置，以确保最终假体位置安装可靠准确。支撑位置和铺单范围很重要。我们要知道，通常需要在髋臼周围进行更广泛的显露。具体来说，在处理严重的髋臼缺损时，近端可能需要延伸到外展肌下方，更远端的后部显露可能要包括坐骨。术前规划需要意识到髋部和周围的软组织包膜要有足够的活动范围。显露和软组织松解应使股骨远离髋臼并固定在该位置以利于髋臼周围具有良好视野。围绕髋臼周围仔细放置板钩可以使外科医生获得所需的视野同时确认髋臼方位。如果股骨假体在手术过程中保持在原位，则显露可能是一个特殊的挑战。虽然没有规定可以利用该技术的具体手术方法，但外科医生在规划手术入路和显露时应牢记这些因素。

## 所需设备

仔细的术前规划包括确保手术室配备正确的器械。所需设备应该保障在术中出现医源性骨丢失时，能安全取出假体。IBG 技术专门用于处理假体周围骨丢失的情况。额外的器械，例如锋利的直刮匙和有角度的刮匙，可以帮助刮除残留宿主骨上的溶解碎片。高速磨钻在清创时很有用处。大型咬骨钳可以用来准备骨块。髋臼磨锉有助于处理残留骨的同时为打压植骨准备一个健康的出血骨床。所需的其他特殊器具包括可用于限定缺损的内侧和外周的金属网片，可以使用特定的打压器对经过适当准备的骨移植物进行打压。这些打压器有各种形状和尺寸可供选择，以便将骨块打压植入需要骨量修复的各个区域（图 9.1）。需要使用骨折块螺钉来牢固固定金属网。带凸缘的半球形打压器也有助于处理移植骨块。IBG 技术通常使用标准髋臼锉进行温和的"反向磨锉"，以形成坚固的骨移植层。通常会使用到臼杯边缘可修剪的骨水泥髋

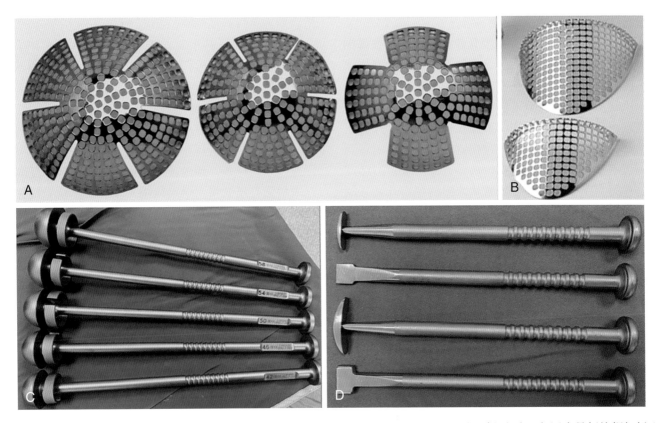

• 图 9.1 各种设计用于专门打压植骨技术的器械。（A）用于限定内壁缺损的金属网片示例图；（B）用小骨折块螺钉插入宿主骨将边缘金属网片固定在边缘缺损范围之外以限定外周的植骨块；（C）在打压骨移植物时依次使用实心半球形打压器，在所需的髋关节中心重建"新髋臼"；（D）用于不规则缺损的打压器，有利于在边缘对"新髋臼"内进行打压植骨

白假体以及骨水泥混合系统。在某些情况下，如果骨丢失较少且打压植骨面积较小，可以将多孔金属非骨水泥髋臼假体与 IBG 技术结合使用。

## 手术技术

**在处理严重骨丢失病例时，充分、安全地显露髋臼周围至关重要。**无论是否保留股骨假体，仔细定位和牵开股骨都至关重要。在取出现有假体和牵开股骨时，应小心避免对受损髋臼造成进一步损坏——这可能需要额外的松解和更广泛的显露。随着髋臼显露和现有髋臼假体被小心取出，我们便将注意力转向髋臼重建。详细的术前计划和对可能遇到的髋臼缺损进行分类有很多益处。在存在严重骨丢失的情况下，尤其是Ⅲ型骨缺损的情况下，外科医生应明确排除骨盆不连续，因为骨盆不连续会影响现有的重建计划。应该非常小心地使用锋利的刮匙去除髋臼碎片，然后对残留骨量周围进行柔和的探查，确定包容性骨缺损和非包容性骨缺损的范围。

这项技术的成功需要将植骨块放入包容性骨缺损内并随后打压以形成结构坚固的新髋臼。随后运动伴随的周缘负荷会促进打压植骨的整合。当骨移植材料被打入时，它会受到冲击并被轻轻地"反向磨锉"，从而依次建立结构的完整性并恢复髋臼骨量和解剖结构。重要的是，外科医生要注意计划的髋关节旋转中心位置。随着打压过程的进行，打入植骨的中心会接近计划中的旋转中心。需要注意的是有时在不规则骨丢失和髋臼缺损的情况下，反向磨锉打压可能会出现偏心的风险。

### 填充缺损

1. 当骨丢失为内侧非包容性骨缺损时，可以通过将靠在宿主骨上的内侧金属网片稍微延伸到骨缺损的范围之外，使非包容性骨缺损变为包容性骨缺损。这通常不需要使用额外的螺钉进行固定。这一步骤也可以选择使用一段同种异体股骨头或多孔金属加强块来作为替代。在将非包容性骨缺损变成包容性骨缺损后，就可以容纳移植骨块来进行打压植骨。

2. **Paprosky ⅢA 型和ⅢB 型骨缺损中的髋臼柱周围骨缺损需要彻底显露**。显露范围应超出骨缺损的区域。通常使用各种特定的边缘金属网片来限定该缺损区域。医生可以对这些金属网片进行修剪以适应相应缺损，同时确保在边缘缺损之外有足够的网片覆盖，可以通过螺钉将网片充分固定到宿主骨中。多个小的骨折块螺钉被用来将边缘网片固定到宿主骨上，通常从缺损的顶点开始并围绕其周围开始固定，从而将缺损变为包容性缺损。至关重要的是确保边缘缺损已充分重建，并且在将同种异体移植物打压植骨之前将边缘金属网片固定到宿主骨上。有时，会用到双皮质螺钉，它们会穿过要打压植骨的区域。但只要螺钉不影响随后的打压植骨或假体的安装方向，这就不是问题。

当髋臼内侧变为包容性骨缺损并且后上方的缺损获得重建后，就可以将注意力转向重建了。

最近有报道称，可以使用多孔金属加强块来重建后上方髋臼缺损，并通过打压植骨技术对金属加强块下方进行重建[12,13]。一些作者认为，多孔金属加强块相对于边缘金属网片可能是一个更为可靠的固定技术，特别是在处理较大骨缺损时[12]。使用标准6.5 mm 螺钉将多孔金属加强块固定在宿主骨上，可以提高稳定性，增加长入的潜力，提供更坚固、更持久的髋臼缺损修复潜力。然后可以在内侧进行打压植骨，重建原始的髋关节旋转中心，并将髋臼假体通过骨水泥固定到新髋臼中。

**骨移植物的准备**：有多种骨移植物可供选择。作者倾向于使用新鲜冷冻的股骨头。可以在进行显露和将假体取出的同时将冷冻的股骨头在温盐水中解冻。应去除头部残留的软组织。作者的做法是将股骨头固定在专用夹具中（或者使用髌骨夹或复位钳来稳定股骨头），然后用摆锯将股骨头分成4个部分。随后，使用各种咬骨钳，制作出不同尺寸的"油煎面包丁"，目标是尺寸在 0.5~1 cm 之间的骨块[14,15]。然后将这些骨块在温盐水中清洗并干燥。将任何髋臼磨锉或来自股骨髓腔的刮除物与移植骨块混合。同样，作者会在这个阶段将抗生素粉末与移植骨块混合到一起。基础科学研究已经证明，使用不同尺寸的移植骨块进行重建在获得良好坚固性上具有潜在好处[16-18]。然后，可以将准备好的骨块放入髋臼并依次进行打压。骨移植物的准备过程如图 9.2 所示。

当少量的骨移植材料被放入髋臼时，就开始进行重建。**首先使用专门设计的打压器在髋臼周围不规则的区域对骨块进行打压**。当不规则区域被填充完成时，就开始使用半球形打压器将移植骨块定位并进行冲击打压，旨在逐步恢复内侧（通常是上方）的骨质缺损。该过程会逐步将髋部旋转中心恢复到解剖位置或计划的位置。**通过使用标准髋臼锉轻轻地反向磨锉来增强打压效果**。这可以进一步压实移植骨块并使骨块规则化。在重建的早期阶段，必须注意打压冲击或反向磨锉的力度不要过大。随着骨质流失区域被填充，骨移植物的结构完整性显著增加。随着越来越多的骨移植物被打压及进行重建，可以直视并通过触摸证实髋臼壁越来越坚固。通过进一步的反向磨锉 / 打压冲击以及骨缺损的填充和髋臼边缘的重建，在所需的旋转中心可以形成一个更规则的新髋臼。**随着新髋臼的形成，骨移植物受到打压并在中心固定，使用额外的边缘打压器进一步确保髋臼缺损得到修复并同样坚固**。这可以通过将半球形打压器留在髋臼中间保护髋臼来实现这一操作。

随后，以所需的外展前倾角放入骨水泥髋臼假体。**为了确保髋臼假体周围有足够的骨水泥鞘，最终使用的打压冲击器应比所选假体的外径大 5~6 mm**。髋臼内径 / 股骨头的尺寸可根据外科医生的喜好选择，并且与新建髋臼的尺寸有关；不过，在翻修情况下，使用更大的股骨头尺寸可以减少脱位的风险。将髋臼骨水泥加压到打压的骨移植物中所使用的技术与标准髋臼骨水泥加压技术非常相似。随着骨水泥被加压到新髋臼中，就可以将假体植入了，此时小心地维持骨水泥对打压骨移植物的加压，然后将髋臼假体维持在预定的最佳外展和前倾方向，同时维持骨水泥的包绕及对新髋臼的加压。

在某些情况下，例如ⅡC 型缺损，髋臼打压植骨可以与非骨水泥固定技术一起使用。在这种情况下，随着现有的髋臼假体被取出，内侧的非包容性骨缺损通过之前描述的技术变成包容性骨缺损，随后使用打压植骨技术促进髋臼骨量恢复，恢复髋臼内侧骨丢失，直到充分恢复前上柱和后下柱支撑。确保有足够的宿主骨接触以保证骨长入，该技术将非骨水泥髋臼假体打入到位，使用螺钉进行增强固定，重建内侧骨量并恢复髋关节旋转中心。下面的内容演示了该技术。

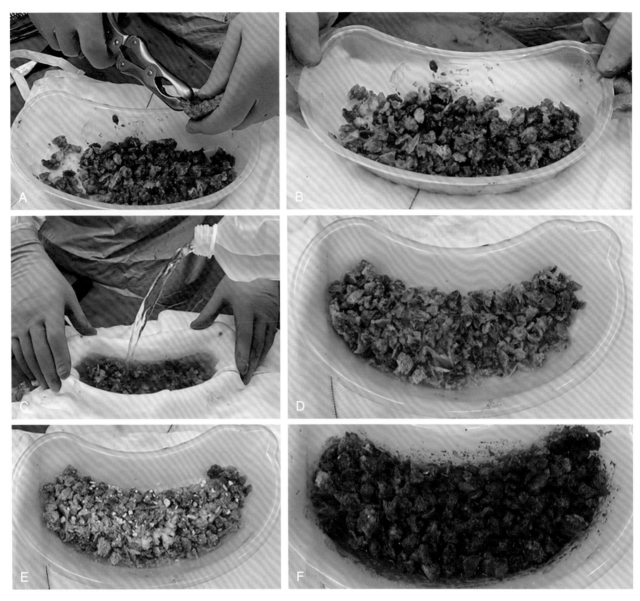

• 图9.2　演示骨移植物的准备过程。（A）使用咬骨钳制作和准备不同尺寸的"油煎面包丁"样同种异体移植骨块；（B）准备好的"油煎面包丁"样骨块；（C）用温热的无菌盐水清洗；（D）清洁后的移植骨块；（E）添加抗生素粉末；（F）最后准备移植物，并添加磨锉的骨屑和自体血液，准备打压植骨

## 典型病例1（图9.3）

在图9.3所示的病例中，一名54岁女性因陶瓷对陶瓷全髋关节置换术（THA）失败而被转诊。她的Mittelmeier髋臼假体明显松动，导致髋臼假体出现明显的上内侧移位，并伴有科勒线的破坏和上内侧的骨丢失，但随着髋臼向内侧迁移，出现了骨重塑。股骨假体固定良好，股骨头取出后锥度完好。

该病例需要小心松解，以确保股骨安全脱位和活动。将股骨假体留在原位、移动并向前牵开以给髋臼提供足够视野。术中照片表明，通过仔细磨锉，可以实现一些髋臼假体与髋臼柱的接触，然而仍然存在非常明显的内侧骨丢失。在这种情况下，缺乏足够接触或髋臼柱的支撑，无法提供足够的稳定性，这样就无法促进骨长入和单独使用非骨水泥假体进行可靠的长期固定。随后，使用前面提到的打压植骨技术，恢复内侧骨丢失，并在原始髋关节旋转中心重建新的髋臼。

随后，将多孔金属（非骨水泥髋臼假体）打入并

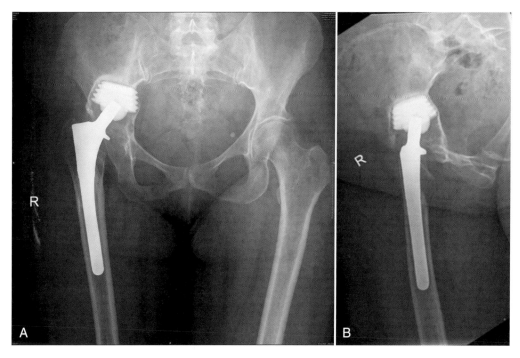

• 图 9.3i　一名 54 岁女性的（A）前后位和（B）侧位 X 线片，该女性右侧陶瓷对陶瓷全髋关节置换术失败，伴有髋臼假体近端移位和明显的髋臼周围骨丢失

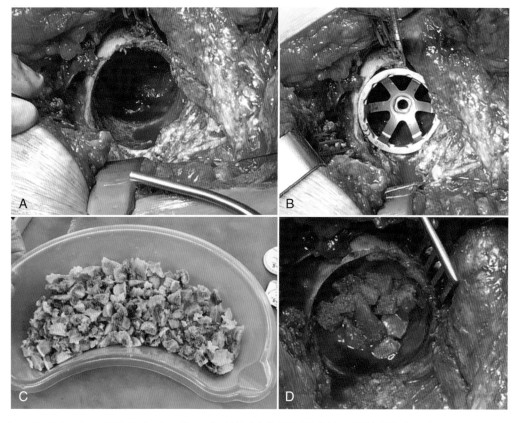

• 图 9.3ii　术中照片展示了打压植骨技术。（A）显示了外围边缘的初始磨锉，尽管结构完整性不足以进行非骨水泥翻修手术，但仍实现了臼杯与骨的接触；（B）髋臼试模位于准备好的髋臼边缘显示残留且广泛的内侧腔隙性骨丢失。臼杯与髋臼边缘有接触但结构支撑不足以获得可靠固定；（C）如前所述制备骨移植物；（D）将移植物放入髋臼

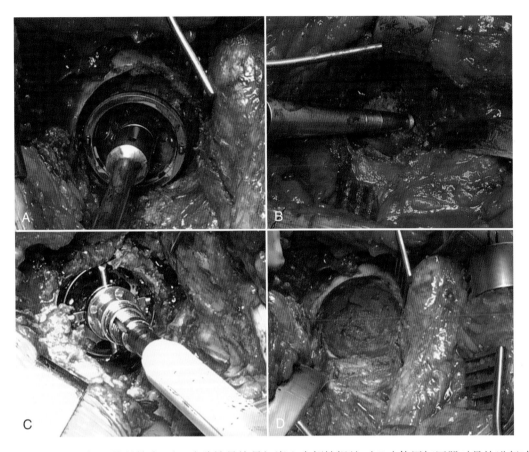

- 图 9.3iii　术中照片展示了打压植骨技术。（A）移植骨块最初嵌入内侧缺损处；（B）使用打压器对骨块进行冲击打压以填充不规则的前下方包容性缺损；（C）随着内侧骨重建的进展，使用髋臼锉反向磨锉；（D）实心反向磨锉/打压冲击内侧移植骨块在髋臼边缘下方重建骨量

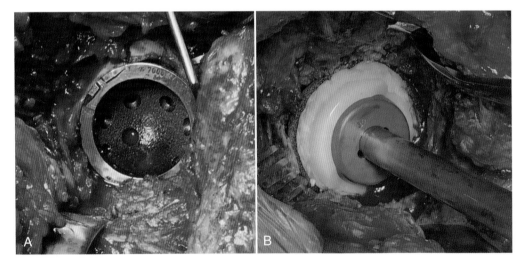

- 图 9.3iv　术中照片展示了打压植骨技术。（A）多孔金属臼杯在外周边缘初始打压植骨处以令人满意的方向植入；（B）聚乙烯内衬通过骨水泥固定到多孔金属翻修臼杯中

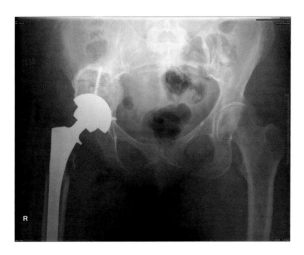

• 图 9.3v　采用打压植骨和非骨水泥臼杯进行右髋重建后的即刻前后位骨盆 X 线片

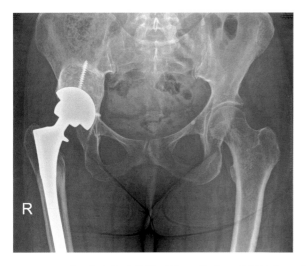

• 图 9.3vi　9 年后随访时的前后位 X 线片，骨量恢复且移植物完全融合

依靠已修复的髋臼柱。通过与髋臼边缘的充分接触以及打压的移植骨提供的额外支撑和稳定性，再通过螺钉固定将假体紧压在宿主骨上，使髋臼假体获得了进一步的稳定。一旦髋臼假体牢固固定，则使用骨水泥将标准的髋臼内衬固定到多孔金属臼杯中。术后即刻 X 线片见图 9.3v。

最初，患者需要依靠拐杖负重。从最新的 X 线片中可以看出，术后 9 年，骨量已恢复，髋臼翻修临床效果仍令人满意，解剖位置良好，临床结果良好，显示出骨移植融合的证据。

## 典型病例 2（图 9.4）

这是一名 35 岁男性患者，有多发性骨骺发育不良病史，12 年前曾接受过双侧骨水泥型 Charnley 关节置换手术，因双侧髋臼松动和广泛的周围骨丢失而转诊（图 9.4A~D）。该患者存在广泛的外周骨丢失，伴有近端移位、坐骨和"泪滴"骨溶解以及科勒线破坏。最初，在 2006 年使用上述 IBG 技术进行了左侧髋臼翻修。随后，在 2007 年对右侧进行了类似的翻修。我们可以看到术后即刻以及后续随访的 X 线片。在他最近的一次随访中，即复杂翻修手术后 15 年和 16 年，该患者髋部功能良好。我们可以看到骨移植物的重塑以及固定良好的骨水泥髋臼假体周围骨量重建良好。虽然在此阶段不需要翻修，但未来可能需要进一步的翻修手术，并且通过 IBG 技术提供的成功髋臼骨量修复会使再次翻修更加容易。

## 技术问题

髋臼 IBG 是一项技术上具有挑战性的手术。在开始 IBG 时，必须要保证髋臼的骨缺损为包容性骨缺损。**在打压植骨之前应建立一个健康的出血骨"床"，并清除所有膜状碎片。**应先使用较小的打压器轻轻地打压冲击，将任何不规则的区域进行移植骨块的打压植骨。随着髋臼的重建，打压植骨会变得更加坚固。重要的是，有证据表明，使用这种技术时，骨移植物的厚度不会过大。骨移植区域厚度在前后位 X 线片上超过 22 mm 时，使用该技术的手术效果较差；除此之外，还建议进行大块的同种异体结构植骨[19]。虽然在更复杂的骨缺损中结果并不那么可靠，但一些中心报告了令人满意的长期结果，特别是当 IBG 的范围较小时。

在整个手术过程中，重要的是外科医生对于他们希望在何处重建髋关节中心（外侧和下内侧）有一个非常明确的想法。外科医生应努力确保打压植骨的区域规则化，随后将髋关节中心恢复到所需的位置——通常有将髋部中心过度外移的倾向。这会对髋部生物力学产生负面影响，并可能导致早期失败。

## 临床研究结果

### IBG 结合非骨水泥臼杯

随着非骨水泥臼杯可提供宿主骨的骨长入，在金

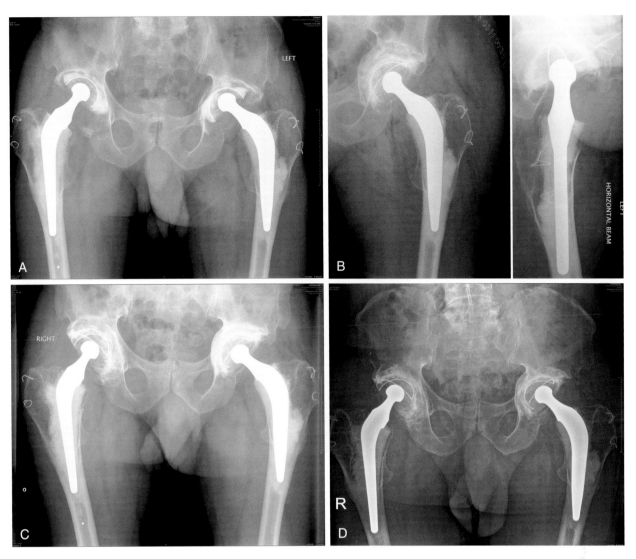

• 图 9.4 （A）一名 35 岁男性的前后位 X 线片，该患者患有多发性骨骺发育不良，12 年前分期进行双侧骨水泥 Charnley 全髋关节置换术。两个髋臼均因松动和广泛的假体周围骨丢失而失败。（B）使用打压植骨技术结合骨水泥髋臼假体进行左髋翻修术后的即刻前后位和侧位 X 线片。（C）使用 IBG 技术和骨水泥髋臼假体进行右髋翻修术 1 年后的前后位 X 线片。（D）14（右）和 15（左）年的长期随访，髋关节功能良好且骨移植物完全融合

属 - 骨界面处进行重塑，从而实现持久的生物固定，非骨水泥髋臼固定已经成为许多中心初次全髋关节置换的金标准。它们在翻修手术中的使用也变得越来越广泛[20]。多孔涂层植入物和多孔金属由于其多功能性以及金属加强块和楔状补块的使用彻底改变了髋关节翻修手术[21]。然而，随着骨丢失更加严重，要确保重建的初始稳定性和恢复骨量，这些技术也面临着类似的挑战，此时，IBG 也与非骨水泥臼杯一起使用，并且越来越受欢迎，各个中心在中长期随访中报告了令人满意的结果（表 9.1）[12, 13, 22, 23]。大多数

已发表的研究都已报告了低级别骨缺损的良好结果。使用骨小梁金属增强块与 IBG 和多孔涂层臼杯的混合技术在知名中心越来越受欢迎，并取得了令人鼓舞的早期结果。

## IBG 结合骨水泥臼杯

尽管 IBG 最初被描述用于治疗髋臼内陷[24]，但它已广泛与骨水泥假体结合使用用于在骨量严重丢失的翻修病例中的髋臼重建。Schreurs 等在多份出版物中报道了最长的随访时间长达 25 年，并且证明了该

**表 9.1i** 已发表的关于打压植骨和非骨水泥臼杯技术小于 5 年的随访结果

| 研究 | 髋关节数量 | 髋臼缺损 | 技术 | 平均随访时间（年） | 结果 |
|------|-----------|---------|------|-----------------|------|
| Gill 2013[12]（Exeter） | 15 | 所有均为节段性缺损 | IBG 结合骨小梁金属加强块 | 3.2 | • 迄今为止，尚无临床或放射学失败的病例 |
| Tanzer1992[23] | 127 | AAOS Ⅰ～Ⅳ | 打压植骨，金属网片和多孔涂层假体 | 3.4 | • 失败率 1.4%（2 例髋关节，均为骨盆不连续）<br>• 5 例髋臼假体在骨和金属网界面之间出现透亮线，而在另一例髋关节，出现一小部分金属网片分离 |
| Borland 2012[13]（Newcastle） | 24 | Paprosky Ⅲ A：15（62.5%）；Ⅲ B 9（37.5%） | 骨小梁金属加强块，打压植骨，骨水泥高密度聚乙烯白杯 | 5 | • 存在金属加强块时，髋臼假体外展角度的平均变化小于 1°，髋臼杯在水平轴和垂直轴上的移位均小于 5 mm<br>• 只有一名患者在 13 个月时需要进一步翻修，并在再次翻修时发现金属加强块断裂 |

**表 9.1ii** 已发表的关于打压植骨和非骨水泥臼杯技术大于 10 年的随访结果

| 研究 | 髋关节数量 | 髋臼缺损 | 技术 | 平均随访时间（年） | 结果 |
|------|-----------|---------|------|-----------------|------|
| Lee 2011[22] | 71 | Paprosky<br>Ⅰ（18%）<br>ⅡA（19.7%）<br>ⅡB（24%）<br>ⅡC（28%）<br>ⅢA（5.7%）<br>ⅢB（4.6%） | IBG 和非骨水泥白杯 | 12 | • 12 年生存率为 95.8% |

**表 9.2i** 已发表的关于打压植骨和骨水泥臼杯技术小于 5 年的随访结果

| 研究 | 髋关节数量 | 髋臼缺损 | 技术 | 平均随访时间（年） | 结果 |
|------|-----------|---------|------|-----------------|------|
| Waddell 2017[27] | 21 | Paprosky ⅢB | IBG 和非骨水泥白杯 | 3.9 | • 总体并发症发生率 29%<br>• 白杯向近端移位 2.29 mm（范围：0~20 mm），内移 1.57 mm（范围：0~6 mm）<br>• 迄今为止无翻修病例 |
| Comba 2006[28] | 142 | 节段性缺损（8.4%）腔隙性缺损（43%）混合性缺损（48.6%） | 对于混合性缺损，使用金属网或结构性同种异体移植物通过螺钉固定在髂骨上 | 4.3 | • 仅 11% 的病例使用了金属网片<br>• 无菌松动为终点时假体生存率为 98%<br>• 6 例失访（最坏情况下生存率为 91.3%） |

表 9.2ii 已发表的关于打压植骨和骨水泥臼杯技术 5~10 年的随访结果

| 研究 | 髋关节数量 | 髋臼缺损 | 技术 | 平均随访时间（年） | 结果 |
|---|---|---|---|---|---|
| Azuma 1994[29]（Osaka） | 30 | 腔隙性缺损（45.8%）混合性缺损（54.2%） | 使用皮质松质骨同种异体移植骨片用于腔隙性缺损和使用圆片状同种异体移植骨块用于节段性缺损 | 5.8 | • 没有翻修病例<br>• 3例失访<br>• 2例影像学失败 |
| van Haaren 2007[30] | 71 | 节段性缺损（18%）腔隙性缺损（24%）混合性缺损（49.3%）骨盆不连续（8.7%） | 使用金属网片用于非包容性缺损 | 7.2 | • 总生存率72%<br>• 70%的失败病例都存在较大缺损和骨盆不连续 |

表 9.2iii 已发表的关于打压植骨和骨水泥臼杯技术大于 10 年的随访结果

| 研究 | 髋关节数量 | 髋臼缺损 | 技术 | 平均随访时间（年） | 结果 |
|---|---|---|---|---|---|
| Gilbody 2014[26]（Exeter） | 304 | Paprosky:<br>Ⅰ~ⅡC:（76%）<br>ⅢA:（16.2%）<br>ⅢB:（7.8%） | 仅使用IBG技术（32.9%）内侧金属网片（16.5%）边缘网片（26.6）臼壁网片（12.8%）组合网片（11.2%） | 12.4 | • 总体并发症发生率11.5%<br>• 以所有原因翻修为终点的生存率为82.8%<br>• 影响临床结果的唯一负面影响因素是使用除内侧网片之外的任何金属网片 |
| Schreurs 2009[25]（Nijmegen） | 62 | 腔隙性缺损（38%）混合性缺损（62%） | 使用一片皮质松质骨或金属网片封闭髋臼内壁的节段性缺损 | 22.2 | • 以全部原因进行翻修为终点的生存率为75%<br>• 以无菌性松动作为终点的生存率为87% |

技术以无菌性松动作为终点长期生存率高达87%，以所有原因进行翻修作为终点的长期生存率为75%[25]。其他作者，特别是Exeter等，报道了以所有原因进行翻修作为终点12.4年的生存率为82.8%[26]。表9.2提供了已发表的关于骨水泥臼杯结合IBG技术的研究概述。总体而言，研究表明，包容性骨缺损可以获得满意的结果，而非包容性骨缺损、大的节段性缺损和骨盆不连续则失败率较高（表9.2）。

## 评述

由于7字形结构植骨失败率较高，ⅢB型骨缺损的骨水泥固定通过髂骨坐骨加强笼架进行治疗。当缺损被认为太大时，可以选择使用带有加强笼架保护的同种异体全髋臼移植物作为治疗方案。与此同时，欧洲正在使用髋臼打压植骨技术结合骨水泥内衬进行治疗。

（ANDREW R. J. MANKTELOW, HOSAM E. MATAR 著 孙长鲛 译）

## 参考文献

1. Saleh KJ, Jaroszynski G, Woodgate I, Saleh L, Gross AE. Revision total hip arthroplasty with the use of structural acetabular allograft and reconstruction ring: a case series with a 10-year average follow-up. *J Arthroplasty*. 2000;15(8):951-958. doi:10.1054/arth.2000.9055.
2. Batuyong ED, Brock HS, Thiruvengadam N, Maloney WJ, Goodman SB, Huddleston JI. Outcome of porous tantalum acetabular

components for Paprosky type 3 and 4 acetabular defects. *J Arthroplasty*. 2014;29(6):1318-1322. doi:10.1016/j.arth.2013.12.002.

3. Sporer SM, O'Rourke M, Chong P, Paprosky WG. The use of structural distal femoral allografts for acetabular reconstruction. Average ten-year follow-up. *J Bone Joint Surg Am*. 2005;87(4):760-765. doi:10.2106/jbjs.D.02099.

4. Oakes DA, Cabanela ME. Impaction bone grafting for revision hip arthroplasty: biology and clinical applications. *J Am Acad Orthop Surg*. 2006;14(11):620-628. doi:10.5435/00124635-200610000-00004.

5. Peters CL, Miller M, Erickson J, Hall P, Samuelson K. Acetabular revision with a modular anti-protrusio acetabular component. *J Arthroplasty*. 2004;19(7 suppl 2):67-72. doi:10.1016/j.arth.2004.06.015.

6. Paprosky WG, Perona PG, Lawrence JM. Acetabular defect classification and surgical reconstruction in revision arthroplasty. A 6-year follow-up evaluation. *J Arthroplasty*. 1994;9(1):33-44. doi:10.1016/0883-5403(94)90135-x.

7. Callaghan JJ, Salvati EA, Pellicci PM, Wilson PD Jr, Ranawat CS. Results of revision for mechanical failure after cemented total hip replacement, 1979 to 1982. A two to five-year follow-up. *J Bone Joint Surg Am*. 1985;67(7):1074-1085.

8. Amstutz HC, Ma SM, Jinnah RH, Mai L. Revision of aseptic loose total hip arthroplasties. *Clin Orthop Relat Res*. 1982(170):21-33.

9. Slooff TJ, Huiskes R, van Horn J, Lemmens AJ. Bone grafting in total hip replacement for acetabular protrusion. *Acta Orthop Scand*. 1984;55(6):593-596. doi:10.3109/17453678408992402.

10. Slooff TJ, Buma P, Schreurs BW, Schimmel JW, Huiskes R, Gardeniers J. Acetabular and femoral reconstruction with impacted graft and cement. *Clin Orthop Relat Res*. 1996(324):108-115. doi:10.1097/00003086-199603000-00013.

11. Gie GA, Linder L, Ling RS, Simon JP, Slooff TJ, Timperley AJ. Impacted cancellous allografts and cement for revision total hip arthroplasty. *J Bone Joint Surg Br*. 1993;75(1):14-21. doi:10.1302/0301-620x.75b1.8421012.

12. Gill K, Wilson MJ, Whitehouse SL, Timperley AJ. Results using trabecular metal™ augments in combination with acetabular impaction bone grafting in deficient acetabula. *Hip Int*. 2013;23(6):522-528. doi:10.5301/hipint.5000053.

13. Borland WS, Bhattacharya R, Holland JP, Brewster NT. Use of porous trabecular metal augments with impaction bone grafting in management of acetabular bone loss. *Acta Orthop*. 2012;83(4):347-352. doi:10.3109/17453674.2012.718518.

14. Cnudde PH, Kärrholm J, Rolfson O, Timperley AJ, Mohaddes M. Cement-in-cement revision of the femoral stem: analysis of 1179 first-time revisions in the Swedish hip arthroplasty register. *Bone Joint J*. 2017;99-b(4 suppl B):27-32. doi:10.1302/0301-620x.99b4.Bjj-2016-1222.R1.

15. Schreurs BW, Slooff TJ, Buma P, Gardeniers JW, Huiskes R. Acetabular reconstruction with impacted morsellised cancellous bone graft and cement. A 10- to 15-year follow-up of 60 revision arthroplasties. *J Bone Joint Surg Br*. 1998;80(3):391-395. doi:10.1302/0301-620x.80b3.8534.

16. Arts JJ, Verdonschot N, Buma P, Schreurs BW. Larger bone graft size and washing of bone grafts prior to impaction enhances the initial stability of cemented cups: experiments using a synthetic acetabular model. *Acta Orthop*. 2006;77(2):227-233. doi:10.1080/17453670610045957.

17. Bolder SB, Schreurs BW, Verdonschot N, van Unen JM, Gardeniers JW, Slooff TJ. Particle size of bone graft and method of impaction affect initial stability of cemented cups: human cadaveric and synthetic pelvic specimen studies. *Acta Orthop Scand*. 2003;74(6):652-657. doi:10.1080/00016470310018144.

18. Giesen EB, Lamerigts NM, Verdonschot N, Buma P, Schreurs BW, Huiskes R. Mechanical characteristics of impacted morsellised bone grafts used in revision of total hip arthroplasty. *J Bone Joint Surg Br*. 1999;81(6):1052-1057. doi:10.1302/0301-620x.81b6.8742.

19. Okano K, Miyata N, Enomoto H, Osaki M, Shindo H. Revision with impacted bone allografts and the Kerboull cross plate for massive bone defect of the acetabulum. *J Arthroplasty*. 2010;25(4):594-599. doi:10.1016/j.arth.2009.04.003.

20. Pulido L, Rachala SR, Cabanela ME. Cementless acetabular revision: past, present, and future. Revision total hip arthroplasty: the acetabular side using cementless implants. *Int Orthop*. 2011;35(2):289-298. doi:10.1007/s00264-010-1198-y.

21. Lakstein D, Backstein D, Safir O, Kosashvili Y, Gross AE. Trabecular metal cups for acetabular defects with 50% or less host bone contact. *Clin Orthop Relat Res*. 2009;467(9):2318-2324. doi:10.1007/s11999-009-0772-3.

22. Lee JM, Nam HT. Acetabular revision total hip arthroplasty using an impacted morselized allograft and a cementless cup: minimum 10-year follow-up. *J Arthroplasty*. 2011;26(7):1057-1060. doi:10.1016/j.arth.2011.03.035.

23. Tanzer M, Drucker D, Jasty M, McDonald M, Harris WH. Revision of the acetabular component with an uncemented Harris-Galante porous-coated prosthesis. *J Bone Joint Surg Am*. 1992;74(7):987-994.

24. McCollum DE, Nunley JA, Harrelson JM. Bone-grafting in total hip replacement for acetabular protrusion. *J Bone Joint Surg Am*. 1980;62(7):1065-1073.

25. Schreurs BW, Keurentjes JC, Gardeniers JW, Verdonschot N, Slooff TJ, Veth RP. Acetabular revision with impacted morsellised cancellous bone grafting and a cemented acetabular component: a 20- to 25-year follow-up. *J Bone Joint Surg Br*. 2009;91(9):1148-1153. doi:10.1302/0301-620x.91b9.21750.

26. Gilbody J, Taylor C, Bartlett GE, et al. Clinical and radiographic outcomes of acetabular impaction grafting without cage reinforcement for revision hip replacement: a minimum ten-year follow-up study. *Bone Joint J*. 2014;96-b(2):188-194. doi:10.1302/0301-620x.96b2.32121.

27. Waddell BS, Boettner F, Gonzalez Della Valle A. Favorable early results of impaction bone grafting with reinforcement mesh for the treatment of paprosky 3b acetabular defects. *J Arthroplasty*. 2017;32(3):919-923. doi:10.1016/j.arth.2016.09.037.

28. Comba F, Buttaro M, Pusso R, Piccaluga F. Acetabular reconstruction with impacted bone allografts and cemented acetabular components: a 2- to 13-year follow-up study of 142 aseptic revisions. *J Bone Joint Surg Br*. 2006;88(7):865-869. doi:10.1302/0301-620x.88b7.17227.

29. Azuma T, Yasuda H, Okagaki K, Sakai K. Compressed allograft chips for acetabular reconstruction in revision hip arthroplasty. *J Bone Joint Surg Br*. 1994;76(5):740-744.

30. van Haaren EH, Heyligers IC, Alexander FG, Wuisman PI. High rate of failure of impaction grafting in large acetabular defects. *J Bone Joint Surg Br*. 2007;89(3):296-300. doi:10.1302/0301-620x.89b3.18080.

# 第 10 章

# 钢板内固定治疗急性骨盆不连续

## 背景

假体周围骨盆不连续是指由于骨折或骨丢失而导致涉及髋臼底和髋臼两柱的上半骨盆和下半骨盆之间的连续性丧失[1]。骨盆不连续性的发生率很难评估；然而，大多数系列报道骨盆不连续在全髋关节置换（THA）翻修术中的发生率为 1%~5%[1-4]。它的病程通常是慢性的，与病理性骨丢失及 THA 失败相关。初次 THA 和全髋关节翻修术中遇到的急性骨盆不连续（acute pelvic discontinuity, APD）更少见，而且处理起来也更困难。

APD 最常见的原因是医源性的，通常发生在髋臼过度磨锉、髋臼假体打入或将固定良好的假体取出时[5, 6]（图 10.1）。术后外伤性髋臼假体周围骨折也可导致 APD，尽管极为罕见，但发病率预计会增加[7-9]。

APD 的危险因素包括女性、类风湿关节炎、骨质疏松症、骨质量差、骨盆放射史、使用非骨水泥压配髋臼假体（尤其是椭圆形设计）、髋臼磨锉不够或过度磨锉，以及髋臼翻修手术[5-7, 0, 11]。

与慢性骨盆不连续不同，大多数急性病例骨丢失情况尚可、具有更好的骨质量、相对活动的半骨盆易于复位以及具有良好的生物学/愈合潜力。因此，对骨盆不连续进行解剖复位和加压钢板固定，然后对不稳定的髋臼假体进行翻修是治疗 APD 的主要方法[5, 9, 10, 12, 13]（图 10.2）。APD 伴有大量骨丢失（THA 失败、多次翻修）或生物学条件差（恶性肿瘤、骨盆放射）时，最好采用本书相应章节中描述的针对慢性骨盆不连续的技术进行治疗。

**说明**：该技术在正常骨代谢、充足的骨量以及 APD 相关的骨折愈合有利的生物学条件下，可以使

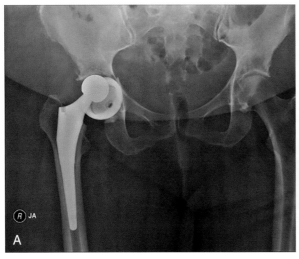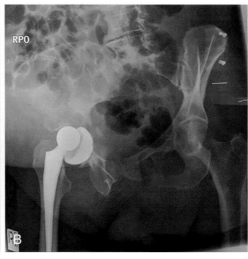

• **图 10.1** 术后 X 线片显示初次非骨水泥全髋关节置换术中发生医源性 APD。（A）前后位（AP）X 线片；（B）髂骨 Judet 斜位 X 线片

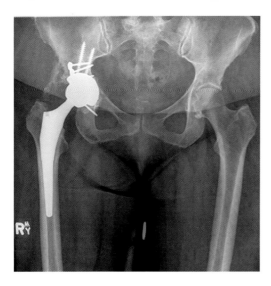

• 图 10.2　图 10.1 中患者的术后 X 线片，该患者的医源性 APD 通过后柱加压钢板，结合使用超高多孔非骨水泥臼杯翻修假体得到治疗

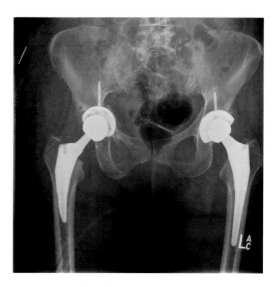

• 图 10.3　在术后恢复期，常规术后骨盆前后位 X 线检查中，诊断出初次 THA 术中未发现的医源性 APD

用加压钢板促进骨盆不连续骨对骨间的愈合。恢复骨盆 / 柱的稳定性再结合使用超高多孔的非骨水泥臼杯对不稳定髋臼假体进行翻修固定，已被证明比骨水泥或其他非生物固定（加强笼架 / 加强环）技术具有更好的结果 [9, 14]。

## APD 的诊断与评估

　　术中医源性髋臼骨折的发生率在一项最大的病例系列报道中为 0.4%，在翻修 THA 时更常发生，并与患者和手术因素相关 [6, 7, 11]。外科医生必须对术中骨折（尤其是 APD）保持高度警惕，因为其相对罕见且如果错过的话会产生重大后果。术中一些异常征象可以提示外科医生术中可能发生了 APD，包括髋臼锉意外内移，无法解释的臼杯不稳，臼杯意外内移，以及在击打臼杯的过程中音高的变化。髋臼的完全显露、能够看到整个骨折以及测试髋臼柱的稳定性对于识别 APD 至关重要。如果诊断不明确，应考虑在术中进行透视。尽管可以使用其他特异性的髋臼分类系统，但我们更喜欢使用统一分类系统（Unified Classification System, UCS）对所有假体周围骨折进行分类和指导治疗 [15-18]。绝大多数术中医源性 APD 为 UCS 分类系统中的 B2 分型（假体不稳定 / 骨质量良好），可以通过加压钢板和翻修臼杯来治疗这类 APD。除 APD 之外的其他髋臼假体周围骨折的分类和治疗超出了本章讨论的范围。

　　术中医源性 APD 可能无法被识别，从而只能通过术后 X 线片或术后早期（疼痛）进行诊断 [7, 19]（图 10.3）。UCS B2 型骨折的非手术治疗通常预后不良，只适合那些身体条件不适合翻修手术的患者 [7, 20]。如果在骨折无移位臼杯稳定的情况下选择非手术治疗，则必须进行密切的临床和放射学随访，以监测臼杯位置变化或骨折移位，建议术后一段时间内进行保护性负重。

　　虽然创伤相关的髋臼骨折仅占髋关节置换假体周围骨折的 10% 左右，但它们可能也是 APD 的一个原因（图 10.4）。这些损伤可能意味着高能量损伤机制，应按照高级创伤生命支持方案对患者进行管理 [7, 8]。大多数急性创伤性 APD 假体周围骨折是横向或 T 形骨折 [7, 8, 13]。有一些采用非手术方法治疗急性创伤性 APD 非移位 B1 型骨折的证据；然而对于身体状况良好的患者，必须通过手术治疗移位的 B1 或 B2 型骨折 [7-9, 13]。

　　对骨盆不连续行 X 线评估的详细回顾见第 3 章。APD 的评估至少需要骨盆前后位、髋关节前后位、侧位以及 Judet 位 X 线片 [1, 21, 22]。APD 的影像特征包括骨折线穿过骨盆、骨盆下部相对于骨盆上部的平移 / 旋转、闭孔环的不对称以及下半骨盆和（或）假体的内移破坏了科勒线 [1]（图 10.5）。采用现代金属抑制、薄层切割和重建技术的计算机断层扫描（CT）可以帮

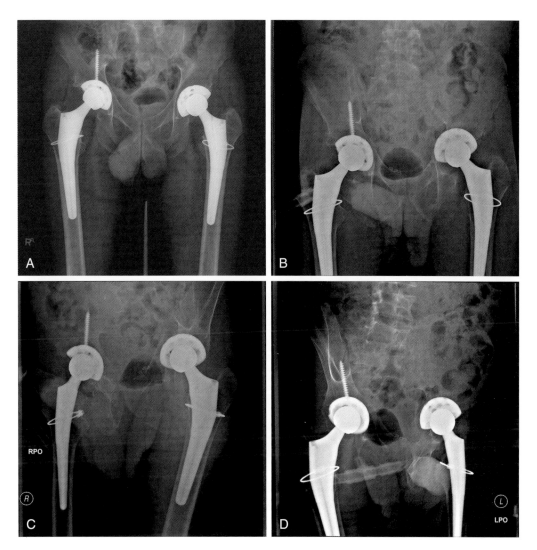

• 图 10.4　一名患有多种合并症的 49 岁男性的 X 线片，该患者因使用泼尼松继发股骨头缺血性坏死而行左侧全髋关节置换术，术后功能良好，在第 5 年时因癫痫发作发生急性外伤性左髋臼假体周围骨折和 APD。（ A ）左侧初次 THA 术后 8 周的骨盆前后位 X 线片。（ B ）癫痫发作后的前后位 X 线片（注意对侧的右髋臼骨折）。（ C ）癫痫发作后的闭孔斜位 Judet 位 X 线片。（ D ）癫痫发作后的髂骨斜位 Judet 位 X 线片

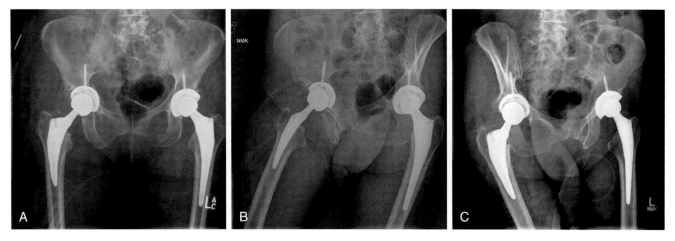

• 图 10.5　X 线片展示了 APD 的影像学特征。（ A ）骨盆前后位 X 线片。（ B ）髂骨斜位 Judet 位 X 线片。（ C ）闭孔斜位 Judet 位 X 线片

助诊断 APD 并确定骨折模式、骨丢失情况和手术计划 [22, 23]。

最后，详细的病史、体格检查和全面的术前评估至关重要。如有可能，应获取并评估患侧关节的既往病史、手术报告、假体信息和随访的 X 线片。

## 手术技术

### 目标

手术治疗的目标包括：①恢复骨盆的连续性和生物力学稳定性；②获得髋臼假体的坚强固定，恢复功能和缓解疼痛。在大多数 APD 病例中，对后柱骨折（和/或某些病例中的前柱）进行加压钢板固定和骨移植可以通过在生物学有利的环境中促进骨盆不连续发生骨愈合来恢复骨盆环的稳定。随后，使用非骨水泥、超高多孔髋臼翻修假体进行重建可以实现稳定的长期牢固固定和功能恢复。值得注意的是，APD 可能非常具有挑战性，应考虑由三级医疗中心中同时在关节置换翻修术和髋臼骨折方面均接受过亚专业培训的外科医生或多学科团队进行治疗。

### 所需设备

髋臼柱的固定需要 3.5 mm 直和弯的重建板以及许多专用夹具来协助骨盆复位（Weber、Matta、Jungbluth、Farabeuf、Colliner）。髋臼的重建需要现成的超高多孔翻修臼杯，臼杯可以是模块化或非模块化的。尽管 APD 情况下很少需要模块化金属加强块，但要注意术中可能会用到并且应做好准备。骨移植可以采用局部自体移植（来自股骨头、髋臼磨锉的骨屑）或同种异体骨移植。作者建议在可透 X 线的手术床，同时在大型 C 臂引导下开展这些手术。

### 患者体位和手术入路

大多数 APD 病例需要后柱显露和固定。作者建议采用 Kocher-Langenbeck 入路，患者处于侧卧位（图 10.6）。必须确保手术床和定位器是可透 X 线的，同时定位不会干扰对髋臼柱的 X 线评估。

如有必要，在某些情况下可以使用大转子滑移截骨或大转子延长截骨术来改善髋臼和后柱的显露。如果在直接外侧、前外侧或直接前方入路手术时发生 APD，作者建议转换为后方入路。C 臂机应无菌覆盖并位于外科医生的另一侧，所有必需的辅助设备（吸引器、电刀、细胞回收机）应位于外科医生的同一侧

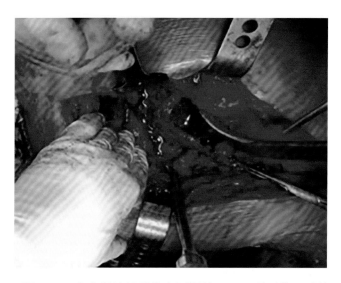

• 图 10.6　术中照片显示发生医源性 APD，通过基于后外侧的 Kocher-Langenbeck 入路对髋臼后柱进行广泛显露和钢板固定

（后侧）。如果患者在脊髓麻醉下发生术中 APD，建议改为全身麻醉，因为可能会延长手术时间。

### 术中 APD 的技术要点

最重要的是在发生术中 APD 时就成功识别，但情况并非总是如此。外科医生必须保持高度怀疑，因为尽管在翻修术中更常见，但初次 THA 期间也可能发生 APD。需要广泛显露髋臼并移除髋臼假体，以方便完整评估骨折并消除对髋臼柱的牵拉力。

在大多数 APD 病例中，可以将股骨柄的耳轴向前上方牵到外展肌深处的囊袋以实现显露。要实现这一过程，需要切除上方关节囊和瘢痕组织，用骨钩沿着股骨假体将股骨抬高，并用锋利的刀片松解前上方关节囊。然后用 Cobb 剥离子进一步探查出一个前上方的囊袋，使用前方的眼镜蛇牵开器或第一个牵开器将耳轴牵到该囊袋中。在一些使用非骨水泥压配柄的初次置换病例或使用抛光骨水泥柄的病例，建议暂时取出柄以方便显露。在一些需要移除固定良好股骨柄（在柄和骨水泥之间达到机械互锁的骨水泥复合梁设计柄）的病例，则可以采用截骨术（转子滑移截骨术、转子延长截骨术）。在单独 APD 病例中很少需要这些技术。

**应尽早识别并保护坐骨神经。**可以在臀大肌腱深处并向近端追踪到坐骨切迹来安全可靠地识别坐骨神经。臀大肌近端止点的松解有助于神经的显露并减少后部软组织的张力。可以通过保持髋关节伸展和膝关

节弯曲来保护神经免受医源性损伤。这在显露坐骨和在髋臼后柱安放钢板时尤其重要。不必切除后方关节囊来显露后柱，作者更愿意保留后方关节囊以提高骨折愈合潜力和术后稳定性。

在完成髋臼假体取出这一步骤后，应对骨折和骨量进行彻底的评估。骨盆不连续性可以通过移动的上半骨盆和下半骨盆来确认。使用 Cobb 剥离子可以对移动的节段进行评估。应注意包容性和非包容性缺损，以及其他骨折，例如髋臼后壁的节段性骨折。

下一个主要步骤是骨盆不连续的复位和钢板固定。**在我院，APD 的治疗方法是通过钢板固定恢复后柱的稳定性，结合植骨和超高多孔翻修臼杯进行髋臼重建，以获得长期生物固定**。有文献证实单独的后柱固定和非骨水泥翻修臼杯重建可获得良好结果 [9]。

标准的后外侧入路可以通过将切口向近端延伸至髂后上棘，向远端延伸至大转子远端变成 Kocher-Langenbeck 入路。如上所述，松解近端臀大肌腱有几个优点。梨状肌的深缘和闭孔内肌深处的滑膜层分别通向坐骨大切迹和坐骨小切迹。可以小心地将牵开器放置在任一切迹中，**但我们建议在任何时候仅将牵开器放置在其中一个切迹中，这样可以避免坐骨神经过度紧张**。在短外旋肌的深处，关节囊的表面，可以沿着髋臼后壁向后延伸，通向后柱。

直视髋臼内部是区分骨折类型最有效的方法。也可在直视下判断复位的情况。解剖复位应该是任何采用切开复位内固定治疗骨折的目标。已经设计了几种专用夹具来帮助骨折复位。后柱的斜行骨折可以通过点对点钳夹复位。然后可以用垂直于骨折平面的拉力螺钉对骨折加压并用后柱钢板固定。**横向骨折不能直接夹紧，需要使用直齿夹具或使用 Jungbluth 或 Farabeuf 夹具的螺钉进行临时复位**。

**沿着后柱的后缘，使用长度为 5~6 个孔的直板通常就足够了，不需要对钢板进行太多的预成形**（图 10.7）。当应用于横向骨折时，钢板应该在复位的骨折上产生加压作用。如果已经通过拉力螺钉实现了骨折的加压，则可以使用钢板对拉力螺钉进行保护。**如果骨质允许，可以沿着髋臼后壁添加第二块钢板。该钢板需要从坐骨结节开始，沿着髋臼后壁，一直到髂骨进行固定，钢板的长度通常为 8~10 个孔，并需要明显塑形以适应这种轮廓**（图 10.8）。通常，可以向远端插入 2~3 个螺钉，在坐骨使用长的远端螺钉提供坚固的支撑。在近端，随着钢板固定部位从较厚的髋臼周围移动到较薄的髂骨处，螺钉的尺寸将逐渐

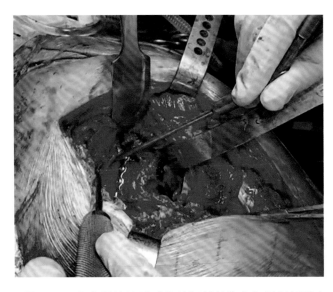

● 图 10.7 术中照片显示后柱的解剖复位和加压钢板以实现 APD 的稳定性

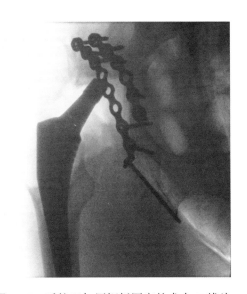

● 图 10.8 后柱双加压钢板固定的术中 X 线片

减小。对于节段性后壁骨折的情况，在放置髋臼假体或适当的替代物（髋臼磨锉、试模）之前不应使用钢板固定。节段骨折部分可以通过髋臼假体临时辅助复位，并用稍微预成形的髋臼壁钢板以提供加压固定。

**应使用多个角度的 X 线片确定假体位置**（图 10.9）。后柱的复位可以通过髂骨斜位 X 线片观察。闭孔斜位 X 线检查大致垂直于固定方向并可以展示螺钉的轨迹。Judet 位 X 线片可以调整旋转和倾斜，以证明螺钉未在髋臼内。只要没有假体遮挡视线，直接的侧位 X 线片也可以提供丰富的信息。

**在极少数情况下，当需要额外的髋臼前柱固**

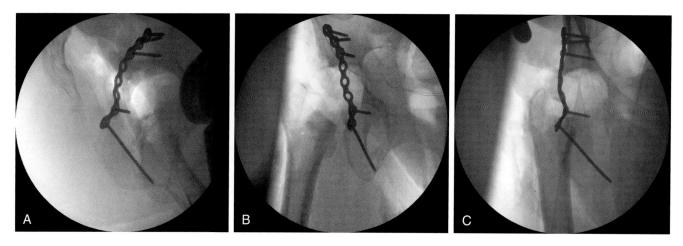

• 图 10.9　术中 X 线检查确认髋臼翻修前的钢板和螺钉位置。（A）侧位 X 线片。（B）髂骨斜位 Judet 位 X 线片。（C）闭孔斜位 Judet 位 X 线片

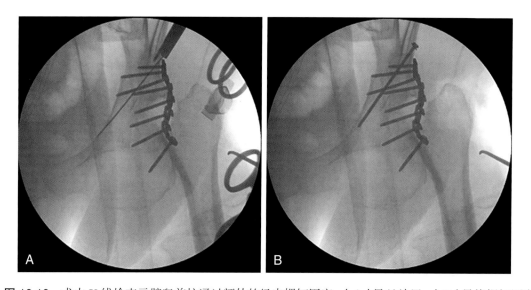

• 图 10.10　术中 X 线检查示髋臼前柱通过额外的经皮螺钉固定。（A）导丝放置。（B）最终螺钉固定

定时，我们更喜欢使用经皮顺行空心螺钉固定（图10.10）。髋臼骨折的经皮固定超出了本章的范围；然而，一些初始步骤有利于我们做好准备。应插入 Foley 导尿管以对膀胱进行减压，可以降低导丝离开骨通道时膀胱受伤的风险。清晰的骨盆入口、出口和闭孔出口位 X 线检查是必需的。通常需要可透 X 线的手术台，以及可透 X 线的或可策略性放置的定位装置（如钉板系统）。经皮髋臼柱固定应该先于臼杯翻修进行，以避免透视下影响髋臼柱的识别和螺钉的固定。

髋臼假体翻修从再次评估骨丢失和髋臼柱 / 四边体的支撑开始。在医源性 APD 中，通常已经存在良好的出血骨床，我们采用反向磨锉的方式磨锉髋臼以确定最终臼杯的尺寸，而不是通过正向磨锉去除额外的髋臼骨量。在 APD 中，髋臼壁可能内移并缺乏支撑，因此在磨锉时，我们要小心地在髋臼柱之间获得外围"挤压"和匹配，并避免在内突的方向进行磨锉。骨量通常可以提供良好的匹配，但至少必须实现前上柱和后下柱之间的紧密匹配。

一旦确定了臼杯合适的尺寸，应将臼杯试模（或最后使用的磨锉）轻轻地打入到计划的髋臼最终位置。应根据所需的外展和前倾角来判断是否匹配。至少应保证髋臼试模具有"两指"稳定性，并且必须注意不要为了实现稳定性而将髋部旋转中心内移。还应判断骨覆盖范围和潜在的螺钉位置。APD 中很少需要适合钢板固定的增强金属块。然而，外科医生应确定在重

要支撑结构（髋臼顶、后壁、髋臼柱）是否存在非包容性骨缺损，是否需要模块化超高多孔的金属增强块来实现臼杯的稳定性。在某些 APD 病例中，在髋臼底部大的内侧缺损使用双半月形金属加强块可以充当金属加强块稳定性的"基础"（图 10.11）。**金属加强块的使用只能在评估所有其他因素后才为髋臼提供补充支撑。例如，如果增加臼杯的尺寸可以获得稳定性，则应该使用大尺寸的臼杯，但不能以失去重要的支撑骨量作为代价。**

本书第 21 章详细介绍了骨盆不连续性使用金属加强块的情况。简而言之，应在适当的位置（根据骨缺损而变化）使用金属加强块，并使用臼杯试模来确定适当的臼杯尺寸和稳定性。最终的金属加强块应该通过螺钉固定到出血的骨骼上，并且再次使用臼杯试模进行尝试。在某些情况下，可以去除小面积的骨骼或金属加强块，以实现最佳的贴合性和稳定性。**我们更喜欢在打入臼杯后将金属加强块与臼杯通过骨水泥结合起来；这在将最终内衬通过骨水泥固定时是首选，并且已经证明具有良好的临床效果。在植入最终髋臼假体之前，我们建议对骨折和任何骨缺损（例如髋臼内壁）进行植骨**，在初次置换病例中使用股骨头或髋臼磨锉出来的自体移植物，或者在局部自体移植物不可用时使用颗粒状同种异体移植物。可以将颗粒状的移植物放入骨折部位、髋臼内侧以及任何包容性骨缺损中。可以使用小的打压器械。然而，我们更喜欢使用比最终髋臼锉小 2~4 mm 的髋臼锉进行反向磨

锉，为最终假体提供一个支撑的骨床。臼杯试模或髋臼锉可以测试骨床的稳定性和适当的骨量。我们清除骨移植物中所有宿主出血骨，以获得对臼杯的牢固固定和生物愈合。

然后选择先前确定好尺寸的超高多孔髋臼翻修杯。如果用于髋臼杯和螺钉固定的骨量良好，则首选模块化多孔翻修臼杯（图 10.12）。如果用于臼杯覆盖

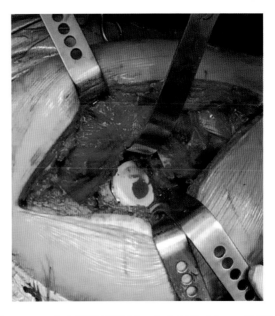

• 图 10.12 术中照片展示了一个内径为 36 mm 的模块化翻修臼杯以及末端延伸有偏心距的模块化内衬，可在 APD 重建过程中最大限度地提高术后稳定性

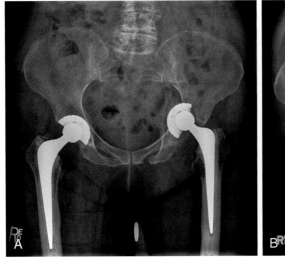
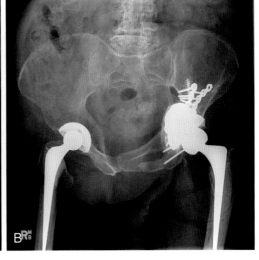

• 图 10.11 一位 88 岁女性的 X 线片，她患有类风湿关节炎和严重骨质疏松症，并伴有急性创伤性 APD，在髋臼重建过程中需要使用金属加强块。（A）术前前后位 X 线片显示 APD 伴有继发的髋臼内壁和顶部破坏。（B）重建 1 年后的 X 线片显示金属增强块和稳定的假体金属加强块结构

或固定的骨量较差，或者需要使用金属加强块，则选择非模块化翻修臼杯。非模块化翻修臼杯需要骨水泥固定内衬，这会限制股骨头的尺寸，在骨盆较小时容易导致术后脱位。然而，如果臼杯位置无法实现最佳的骨接触或螺钉孔固定（外展增加、前倾角减小），则将内衬通过骨水泥固定在合适的位置而无须考虑臼杯的位置就可以解决此问题。

最终将翻修假体在预定位置打入。应仔细注意是否发生骨折（后柱移位）和侧向偏移。尽管解剖结构可能会扭曲，但可以通过髋臼横韧带或完整的髋臼柱／壁等线索来指导解剖复位。透视对于具有挑战性的病例也很有帮助。如果最终的臼杯比预期更靠内侧或缺乏固定，则应重新评估骨盆不连续的位移情况。

一旦最终臼杯在适当的位置实现了足够固定，就应该使用多个螺钉进行固定。我们的目标是至少使用3~4个螺钉（或尽可能多），其中2~3个螺钉进入髂骨，1~2个螺钉进入坐骨。在最终臼杯的打入过程中，仔细注意螺丝孔的位置非常重要。下坐骨螺钉对于臼杯生物长入前防止臼杯外展移位松动非常重要[24]。此外，下位螺钉使臼杯跨越不连续性骨盆达到固定。在极少数情况下需要使用耻骨升支螺钉，此时需要松解前下关节囊并使用双分叉 Muller 牵开器来显露耻骨升支。应该使用交替的入口位和闭孔出口位 X 线检查辅助。应用 X 线检查也可以避免螺钉干扰髋臼柱的固定。如果预计骨量或螺钉固定具有挑战性，则使用金属切割钻在非模块化翻修臼杯的外围打孔可能有很大用处，特别是对于下方螺钉的固定。如果可能的话，我们更喜欢在手术支撑台上进行此操作，以避免金属碎屑进入关节。当用骨水泥固定最终内衬时，请务必在髋臼螺钉头涂上骨蜡，以便将来需要时可以轻松取出臼杯。

我们推荐使用内衬试模进行试验。在模块化臼杯中，抬高唇边内衬、带偏心距内衬、可变角度内衬和双动内衬对于获得稳定性具有重要价值。如果使用骨水泥内衬，可以不依赖于臼杯位置而确定内衬的最终位置以提高稳定性。大直径股骨头始终是首选，我们建议不要使用限制性内衬。在脱位风险较高的情况下，可以将双动臼杯通过骨水泥固定到大型翻修臼杯中。最后，我们建议在最终髋臼假体完成固定后重新测试股骨头的稳定性，并尽可能通过在大转子上钻孔进行后方关节囊的修复。

## APD 在创伤性假体周围髋臼骨折中的技术要点

绝大多数急性外伤性假体周围骨折导致的 APD 是横向骨折或 T 形骨折[7-9,13]。这些骨折（UCS B3 型）通常发生在严重骨质流失（无菌性松动、骨质溶解、感染）的情况下，可能会妨碍钢板固定（图 10.13）。然而，那些具有良好骨量和利于愈合生物学环境的相关患者（UCS B1 和 B2 型）适合使用加压钢板固定。与医源性术中 APD 不同，这类患者可能臼杯固定良好（UCS B1 型）或不稳定（UCS B2 型）[7-9,13]。

手术原理和技术与术中 APD 相似；然而，急性创伤性 APD 确实存在独特的技术考虑。骨折类型的识别决定了手术方法。大多数可以通过后入路（Kocher-Langenbeck）和后柱钢板固定来解决，但也可能需要使用前入路 [ 髂腹股沟或前方骨盆内（AIP）] 入路或组合入路。

臼杯的稳定性可以通过术前影像学进行评估，但最终必须在术中进行确认。在基于后入路的显露过程中，可以很容易评估臼杯的稳定性。如果稳定，通常可以将臼杯固定在半骨盆的髂上位置。如果医生在术中认为臼杯是稳定的，那么就可以采用上一节中概述的复位、骨折加压钢板和骨移植来进行处理。在这些情况下，臼杯可以充当节段骨折解剖复位的临时辅助

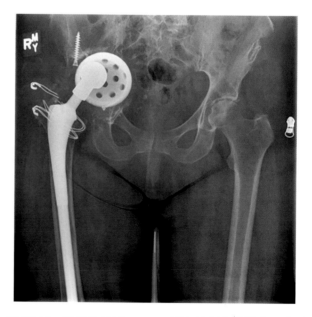

• 图 10.13　X 线片显示 UCS B3 型急性创伤性骨盆不连续，患者多次髋关节翻修术伴有严重髋臼骨丢失

复位装置。如果可能的话，可以在臼杯中放置额外的螺钉以增强固定，但不应通过安放更多螺钉来替代正确的钢板固定。

如果臼杯不稳定（UCS B2型），我们建议使用上一节中描述的相同技术，使用超高多孔的非骨水泥臼杯进行翻修和后柱加压钢板进行固定。

如果前柱发生明显移位，可能需要采用基于前路的手术方法来实现前柱的充分复位和稳定。如果对髋臼假体的评估提示不稳定，则需要随后进行后路手术以翻修髋臼并在需要时固定髋臼后柱。

前方骨盆内入路是我们显露和固定髋臼前柱的首选方法[25]。患者仰卧在可透X线的手术床上。插入Foley导尿管以对膀胱减压。我们强烈建议在定位后获取透视图像，以确保C臂有足够的间距，并且可以获得清晰的Judet位视图。同侧膝关节必须处于屈曲位以放松髂腰肌。医生站在骨折处的对侧，通过10 cm横向Pfannenstiels切口进行手术。皮下剥离到腹部筋膜，在中线处劈开腹直肌。当从骨盆边缘解剖髂耻筋膜时，使用可塑形的带状牵开器保护膀胱。可以继续沿骨盆边缘显露向后到达骶髂关节。需要注意耻骨上支外侧的corona mortis动脉（"死亡之冠"），即闭孔动脉与髂外动脉或腹壁下动脉之间的动脉吻合。在进一步向后操作之前，需要仔细结扎该血管。后柱可以通过来自坐骨的闭孔内肌起点处进行显露。如果前柱骨折位于髂骨高位，可能需要髂腹股沟入路的侧窗进行额外显露；然而，这种情况很少见，因为大多数假体周围髋臼骨折是横向或T形骨折，只延伸到前柱下部[8,9]。

从前方入路测试髋臼假体的稳定性更具挑战性，因为必须间接进行测试。Hickerson[8]描述了使用球钉推杆（ball-spike pusher）穿过骨折来评估假体稳定性。该操作需要借助透视评估。一旦建立稳定性，就可以结合使用拉力螺钉和（或）重建钢板来复位和固定前柱。可以使用多种夹具和复位装置来促进复位。必须特别注意保护膀胱、后方的髂内血管、下方的闭孔神经以及边缘的"死亡之冠"。在尝试固定之前，应通过Judet位X线片确定解剖复位。

我们首选的固定装置是带有四边形板支撑的预成形耻骨上板（Stryker PRO, Selzach, Switzerland）。该板可以固定前柱骨折，并在添加或不添加后柱螺钉的情况下支撑髋臼四边体。如果认为臼杯稳定并且不采用后方入路，则可以将后柱复位并固定到钢板的四边形支撑部分[26]。但是，如果计划通过单独的入路对

后柱进行处理，需要注意必须确保前柱固定的轨迹不会干扰后柱的复位和稳定。

在极少数情况下，由于骨折类型，需要采用组合入路，首先采用仰卧位前方入路进行骨折固定，然后通过后方入路进行臼杯翻修。如果需要，进一步固定骨盆。

## 常见误区及建议

未能识别医源性术中APD会产生严重后果。外科医生应了解危险因素，并在发现骨折时保持高度怀疑。如果疑似医源性术中APD，则必须取出臼杯，以便对骨折和髋臼柱的稳定性进行彻底评估。髋臼假体翻修应使用带有多个螺钉的超高多孔非骨水泥翻修臼杯。**我们认为，APD中应避免使用非生物性髋臼重建（重建加强环/笼），以实现髋臼重建的长期生物固定。**

坐骨神经损伤是后柱显露和固定的一种潜在的破坏性并发症。应在手术早期识别神经，并在整个手术过程中特别注意保护神经。在后柱显露和固定时，可以通过保持髋部伸展和膝关节弯曲来减轻神经张力。**必须小心使用放在坐骨大切迹和坐骨小切迹中的牵开器。**我们在任何时候都只使用一个牵开器，根据需要在两个切迹之间交替使用。应避免对牵开器施加过大和时间过长的作用力。

充分的显露对于后柱的固定至关重要，特别是在计划同时使用髋臼柱和髋臼壁钢板的情况下。在后壁粉碎性骨折的情况下，骨折复位的唯一标志可能位于柱的后缘，沿着坐骨切迹。制订一个不影响后柱钢板放置的复位和临时固定计划是关键。用手指感触坐骨大切迹的内侧可用于判断复位情况。**可以通过坐骨结节中的Schanz螺钉作为操纵杆来矫正旋转畸形。**当应用髋臼壁钢板时，插入第二个最远端螺钉会将钢板向下拉入坐骨结节和髋臼壁之间的凹陷处。放置在坐骨结节远端的手指将为最远端螺钉提供触觉反馈，以使螺钉长度达到最大。

治疗APD时，髋臼反向磨锉对于调整骨床尺寸至关重要。仅在骨硬化的情况下才建议小心地正向磨锉，以获得臼杯生物长入所需的出血骨面。颗粒化植骨和反向磨锉对于重建包容性骨缺损或存在四边体无支撑、内移的情况下提供支撑壁非常重要。只有存在一个非常具体的目的时才会使用到金属加强块，比如在非包容性骨缺损时为臼杯提供稳定性。与慢性骨盆

不连续情况相比，很少会需要使用金属加强块。为了实现即刻结构稳定性，必须将最终的臼杯 / 金属加强块结构通过骨水泥结合在一起。

在最终位置使用髋臼锉或臼杯试模进行预估对于确定假体尺寸、稳定性和螺钉位置至关重要。重要的是要避免臼杯尺寸过小和内移（内突）。如果骨质和稳定性允许，模块化多孔翻修臼杯比需要骨水泥内衬的相同尺寸非模块臼杯会提供更多的内衬选择和更大直径的股骨头。然而，在骨质 / 稳定性、金属加强块或螺钉选项有限的情况下，非模块化翻修臼杯可以通过金属切割钻定制螺钉孔。如果有必要，非模块化臼杯也可以放置在更适合坐骨固定的位置（稍微垂直和较小的前倾），并且可以将内衬通过骨水泥固定到与杯位置无关的适当位置（在限制范围内）以保持稳定性。最终假体应实现与预估相同深度的固定。如果假体匹配不良或内移，则应评估是否骨盆不连续的固定失败。

坐骨螺钉对于桥接骨盆不连续并避免臼杯外展移位失败很重要（图 10.14）。如果需要，应使用透视来帮助获得最佳的螺钉放置位置（钢板螺钉可能会互相干扰）。

应使用内衬试模试验以最大限度地提高稳定性。双动结构可用于模块化臼杯，如果尺寸允许，也可以通过骨水泥将双动臼杯固定到非模块化翻修臼杯中。然而，骨水泥双动臼杯应比翻修臼杯小至少 12~14 mm，以便将来发生反复脱位或深度感染时能够用骨刀移除。应使用大直径股骨头或双动结构来优化稳定性。如果反复发生脱位，可以稍后使用限制性衬垫，以保证在此期间进行生物固定和髋臼柱愈合。

在创伤性假体周围骨折 APD 中，原理是相同的，但臼杯可能保持牢固固定不需要重建这一情况需要除外。术中必须高度怀疑，彻底评估臼杯的稳定性。根据骨折类型，可能需要前入路或联合入路，但后柱牢固固定的后方入路仍然是主要入路。

最后，在骨愈合潜力差、骨质流失严重（UCS B3 型）或僵硬的慢性不连续的情况下，加压钢板可能会失败。这时最好采用本书中描述的其他技术（加强杯 / 笼、髋臼撑张术、定制三翼臼杯）来处理（见图 10.13）。

## 术后处理和常见并发症

患者应在术后 2 周时接受临床评估，然后在术后 6 周、12 周、6 个月和 1 年时接受临床和放射学评估。一般来说，患者在术后前 6~8 周需要足趾接触负重，根据 X 线评估，在随后 6 周达到 50% 体重负重，如果 X 线片显示骨愈合且假体位置没有变化，则在 3 个月后可以完全负重。在具有良好骨量和固定坚固的特定初次置换病例中，这一过程可能会加速。严格的髋关节后侧脱位预防措施需维持 6~12 周。尽早鼓励股四头肌和外展肌强化练习。术后继续口服药物预防深静脉血栓持续到术后 35 天。

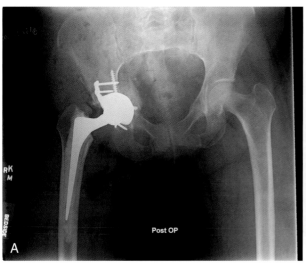
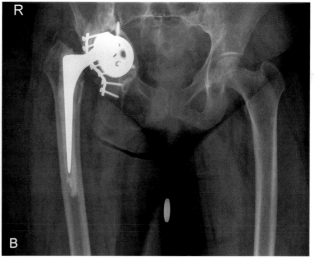

• 图 10.14　X 线片显示患有严重炎症性关节病的患者，因股骨头缺血性坏死行初次 THA 期间发生术中 APD，在未使用坐骨螺钉固定的情况下，采用钢板和翻修臼杯治疗，术后发生了髋臼假体外展移位失败。（A）术后前后位 X 线片。（B）臼杯的早期外展移位失败

APD 会导致一些主要并发症风险升高，包括脱位、感染、无菌性松动、骨折不愈合、神经血管损伤（坐骨神经最常见）以及与复杂翻修相关的其他并发症 [5, 9, 10, 13, 14, 27]。通过良好的假体定位、使用大直径股骨头或双动结构可以减少脱位的风险 [28, 29]。保留后方关节囊和仔细修复后部结构对于稳定性也很重要（图10.15）。如果骨量良好且断裂处具有愈合潜力，则可以使用钢板治疗 APD；因此，不愈合和无菌性松动并不像慢性骨盆不连续那样常见。然而，这些都是具有挑战性的病例，松动仍然是一个问题，在非生物髋臼固定（加强环、加强笼架）的病例中松动率高达30%[14]。超高多孔的骨小梁金属翻修臼杯已被证明可以大大降低无菌松动率 [9, 14]。具体到 APD，坐骨神经损伤与后柱/壁骨折和钢板固定以及髋臼不连续性重建相关。基于前路的入路可能会使主要血管和神经面临风险。APD 可能会发生大量失血，尤其是术后创伤，建议在这些情况下使用细胞回收器。

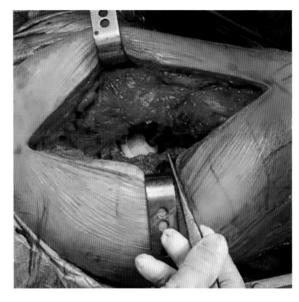

• 图 10.15　术中照片演示后外侧结构，包括关节囊，在闭合过程中保留并修复

## 临床研究结果

目前缺乏关于使用钢板和现代非骨水泥超高多孔臼杯治疗 APD 结果的文献 [8, 9, 13]。这些研究的总结见表 10.1。已经描述了使用钢板和非骨水泥固定治疗慢性骨盆分离，具有良好骨量和生物固定潜力的病例，但慢性分离通常使用其他重建方法（髋臼杯 - 加强环罩、髋臼撑张术、定制三翼臼杯）也可以更好地处

| 表10.1 | 钢板 +/- 非骨水泥杯治疗全髋关节置换（THA）中急性骨盆不连续临床结果的研究报告 | | | | |
| --- | --- | --- | --- | --- | --- |
| 系列 | 患者 | APD 类型 | 随访 | 治疗 | 结果 |
| Springer 等 2005[13] | 4 例（共 7 例，2 例没有移位采用非手术治疗，1 例使用金属笼架治疗） | 4 例在全髋关节置换术后平均 8 个月出现早期症状 | 截至最新随访时间 | 在骨折部位使用后柱板和同种异体移植，保留固定良好的超高多孔非骨水泥臼杯 | 臼杯存活率 100%（固定完好）<br>3/4 的 APD 愈合<br>1 例不愈合需要翻修 |
| Rogers 等 2012[9] | 8 例（第 9 例未使用钢板治疗） | 4 例术中医源性 /4 例术后早期创伤性 | 平均 34 个月 | 后柱钢板和超高多孔翻修臼杯（3 例需要金属加强块 /67% 需要骨移植） | 臼杯存活率 100%<br>没有翻修<br>7/8 APD 愈合<br>1 例影像学证据提示坐骨骨不连（无症状）<br>3 例有外展肌功能障碍和跛行的症状 |
| Hickerson 等 2019[8] | 2 例（5 例发生假体周围髋臼骨折，但只有 2 例为 APD） | 2 例创伤性术后假体周围骨折（1 例跌倒 /1 例机动车碰撞） | 13~134 个月 | 1 例经髂腹股沟入路固定钢板并植骨，保留固定良好的臼杯<br>1 例经 Kocher-Langenbeck 入路使用后柱钢板、骨移植替代物和超高多孔非骨水泥翻修臼杯 | 臼杯存活率 100%<br>没有翻修<br>2/2 APD 愈合 |

理[1, 5, 10]。一些小型研究已经报道了慢性骨盆不连续中对前柱、后柱或两者采用钢板固定以及使用非生物结构（骨水泥、加强环/笼架）翻修获得了成功，但这些病例也有较高的并发症发生率，包括骨不连、非生物结构的松动[5, 10, 30-33]。一项小的系列研究包括了因骨质量差而接受钢板和加强环治疗的 APD 患者（ UCS B3 型）[19]。尽管在 APD 病例中可以使用非生物加强环/笼架在短期内获得稳定的结构，但髋臼结构缺乏与宿主骨的生物固定，容易导致早期松动和翻修[14]。

## 典型病例（图 10.16 ）

一名 88 岁女性因骨关节炎在外部机构接受了初次非骨水泥型右侧全髋关节置换术。她能够独立行走，她的合并症仅限于高血压和甲状腺功能减退症。臼杯的初始压配性良好；然而，术中在尝试将股骨头复位时，医生注意到臼杯发生了轻微的移动。术中放置了 2 个螺钉，并保留了臼杯。术后 X 线片未显示明显骨折，患者在可耐受的情况下开始负重活动。

患者在住院期间由于腹股沟疼痛，活动有些困难，患者术后输注了 3 个单位的浓缩红细胞，最终在术后第 3 天出院。大约 1 周后，她下床时疼痛突然加剧，无法承受体重。她的血流动力学稳定。她的右腿明显缩短，但神经血管状态完好，伤口也没有感染迹象。X 线片显示出现 APD，具有良好的骨量和髋臼假体松动（ UCS B2 型）。她有横行骨折同时四边体内移。从她的病史来看，很可能是在初次手术期间发生了未被识别的非移位术中骨折。

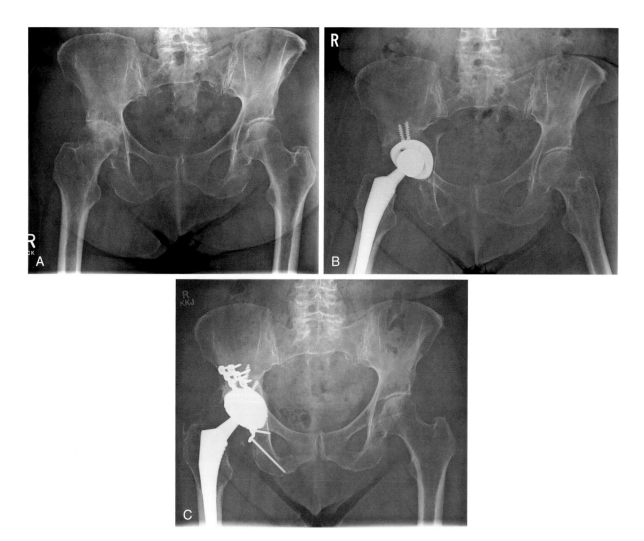

• 图 10.16 典型病例的 X 线片。（ A ）术前前后位 X 线片。（ B ）前后位 X 线片显示 APD。（ C ）髋臼翻修后 15 个月的前后位 X 线片显示骨盆不连续已愈合，髋臼重建具有牢固稳定性

她被紧急转移到我们中心进行创伤和关节置换术重建手术。通过使用上述技术，她接受了后柱加压钢板、髋臼底骨移植以及髋臼杯的翻修。通过后路 Kocher-Langenbeck 入路，我们对后柱进行了解剖复位，并用两块 3.5 mm 重建钢板进行牢固固定。使用同种异体骨移植物用于填充髋臼内壁，并使用具有多个螺钉和双动结构的超高多孔非骨水泥模块化翻修臼杯。我们保留了原来的股骨柄。

患者遵循上述术后方案，并通过稳定的髋臼重建使骨盆不连续达到愈合。

## 评述

因为ⅢB 型骨缺损失败率较高，特别是当仅使用加强笼来修复缺损时，医生在 20 世纪 90 年代中期开始认识到了骨盆不连续。使用带有骨水泥内衬的加强笼来治疗不伴有慢性骨盆不连续性的ⅢB 型骨缺损效果较好，且失败率不高。然而，在此之前，骨盆不连续性通常为急性发作需要进行钢板固定，这主要是由于初次 THA 期间的技术问题导致。

（MICHAEL E. NEUFELD, JEFFREY M. POTTER, CLIVE P. DUNCAN 著 孙长鲛 译）

## 参考文献

1. Berry D, Lewallen D, Hanssenm A, Cababela M. Pelvic discontinuity in revision total hip arthroplasty. *J Bone Joint Surg Am.* 1999;81:1692-1702. doi:10.2106/00004623-199912000-00006.

2. Taunton MJ, Fehring TK, Edwards P, Bernasek T, Holt G, Christie MJ. Pelvic discontinuity treated with custom triflange component: a reliable option. *Clin Orthop Relat Res.* 2012;470: 428-434. doi:10.1007/S11999-011-2126-1.

3. DeBoer D, Christie MJ, Brinson M, Morrison J. Revision total hip arthroplasty for pelvic discontinuity. *J Bone Joint Surg Am.* 2007;89:835-840. doi:10.2106/JBJS.F.00313.

4. Abdel MP, Trousdale RT, Berry DJ. Pelvic discontinuity associated with total hip arthroplasty: evaluation and management. *J Am Acad Orthop Surg.* 2017;25:330-338. doi:10.5435/JAAOS-D-15-00260.

5. Petrie J, Sassoon A, Haidukewych GJ. Pelvic discontinuity: current solutions. *Bone Joint J.* 2013;95-B:109-113. doi:10.1302/0301-620X.95B11.32764.

6. Chitre A, Jones HW, Shah N, Clayson A. Complications of total hip arthroplasty: periprosthetic fractures of the acetabulum. *Curr Rev Musculoskelet Med.* 2013;6:357. doi:10.1007/S12178-013-9188-5.

7. Patsiogiannis N, Kanakaris NK, Giannoudis P V. Periprosthetic hip fractures: an update into their management and clinical outcomes. *EFORT Open Rev.* 2021;6:75-92. doi:10.1302/2058-5241.6.200050.

8. Hickerson L, Zbeda R, Gadinsky N, Wellman D, Helfet D. Outcomes of surgical treatment of periprosthetic acetabular fractures. *J Orthop Trauma.* 2019;33(suppl 2):S49-S54. doi:10.1097/BOT.0000000000001400.

9. Rogers B, Whittingham-Jones P, Mitchell PA, Safir OA, Bircher M, Gross AE. The reconstruction of periprosthetic pelvic discontinuity. *J Arthroplasty.* 2012;27:1499-1506. doi:10.1016/J.ARTH.2011.12.017.

10. Abdelnasser M, Klenke FM, Whitlock P, et al. Management of pelvic discontinuity in revision total hip arthroplasty: a review of the literature. *Hip Int.* 2015;25:120-126. doi:10.5301/HIPINT.5000201.

11. Haidukewych G, Jacofsky D, Hanssen AD, Lewallen DG. Intra-operative fractures of the acetabulum during primary total hip arthroplasty. *J Bone Joint Surg Am.* 2006;88:1952-1956. doi:10.2106/JBJS.E.00890.

12. Reina N, Abdel MP, Berry DJ. Acute pelvic discontinuities. In: Abdel MP, Della Valle CJ, eds. *Complications after Primary Total Hip Arthroplasty: A Comprehensive Clinical Guide.* Switzerland: Springer International; 2017:119-126.

13. Springer BD, Berry DJ, Cabanela ME, Hanssen AD, Lewallen DG. Early post-operative transverse pelvic fracture: a new complication related to revision arthroplasty with an uncemented cup. *J Bone Joint Surg Am.* 2005;87:2626-2631. doi:10.2106/JBJS.E.00088.

14. Beckmann N, Weiss S, Klotz M, Gondan M, Jaeger S, Bitsch R. Loosening after acetabular revision: comparison of trabecular metal and reinforcement rings. A systematic review. *J Arthroplasty.* 2014;29:229-235. doi:10.1016/J.ARTH.2013.04.035.

15. Duncan CP, Haddad FS. The unified classification system (UCS): improving our understanding of periprosthetic fractures. *Bone Joint J.* 2014;96B:713-716. doi:10.1302/0301-620X.96B6.34040.

16. Unified Classification System for Periprosthetic Fractures (UCPF). *J Orthop Trauma.* 2018;32:S141-S144. doi:10.1097/BOT.0000000000001068.

17. Pascarella R, Sangiovanni P, Cerbasi S, et al. Periprosthetic acetabular fractures: a new classification proposal. *Injury.* 2018;49(suppl3):S65-S73.doi:10.1016/J.INJURY.2018.09.061.

18. Sporer SM, O'Rourke M, Paprosky WG. The treatment of pelvic discontinuity during acetabular revision. *J Arthroplasty.* 2005;20:79-84. doi:10.1016/J.ARTH.2005.03.006.

19. Desai G, Ries MD. Early post-operative acetabular discontinuity after total hip arthroplasty. *J Arthroplasty.* 2011;26:1570.e17-e19. doi:10.1016/J.ARTH.2010.12.021.

20. Peterson C, Lewallen DG. Periprosthetic fracture of the acetabulum after total hip arthroplasty. *J Bone Joint Surg Am.* 1996;78:1206-1213. doi:10.2106/00004623-199608000-00011.

21. Martin J, Barrett I, Sierra RJ, Lewallen DG, Berry DJ. Pre-operative radiographic evaluation of patients with pelvic discontinuity. *J Arthroplasty.* 2016;31:1053-1056. doi:10.1016/J.ARTH.2015.11.024.

22. Fehring KA, Howe B, Martin J, Taunton MJ, Berry DJ. Pre-operative evaluation for pelvic discontinuity using a new reformatted computed tomography scan protocol. *J Arthroplasty.* 2016;31:2247-2251. doi:10.1016/J.ARTH.2016.02.028.

23. Wellenberg R, Hakvoort E, Slump C, Boomsma M, Maas M, Streekstra G. Metal artifact reduction techniques in musculoskeletal CT-imaging. *Eur J Radiol.* 2018;107:60-69. doi:10.1016/J.EJRAD.2018.08.010.

24. Meneghini MR, Stultz A, Watson J, Ziemba-Davis M, Buckley

C. Does ischial screw fixation improve mechanical stability in revision total hip arthroplasty? *J Arthroplasty.* 2010;25:1157-1161. doi:10.1016/J.ARTH.2009.06.025.

25. Archdeacon M, Kazemi N, Guy P, Sagi H. The modified Stoppa approach for acetabular fracture. *J Am Acad Orthop Surg.* 2011;19:170-175. doi:10.5435/00124635-201103000-00006.

26. Kistler B, Sagi H. Reduction of the posterior column in displaced acetabulum fractures through the anterior intrapelvic approach. *J Orthop Trauma.* 2015;29(suppl 2):S14-S19. doi:10.1097/BOT.0000000000000267.

27. Kenanidis E, Tsiridis E, Nogler M, et al. Acute and chronic pelvic dissociation. In: Tsiridis E, ed. *Adult Hip - Master Case Series Tech.* Cham, Switzerland: Springer; 2018:623-657.

28. Garbuz DS, Masri BA, Duncan CP, et al. The Frank Stinchfield award: dislocation in revision THA: do large heads (36 and 40 mm) result in reduced dislocation rates in a randomized clinical trial?

*Clin Orthop Relat Res.* 2012;470:351-356.

29. Abdel MP. Dual-mobility constructs in revision total hip arthroplasties. *J Arthroplasty.* 2018;33:1328-1330.

30. Eggli S, Muller C, Ganz R. Revision surgery in pelvic discontinuity: an analysis of seven patients. *Clin Orthop Relat Res.* 2002;398: 136-145.

31. Goodman S, Saastamoinen H, Shasha N, Gross AE. Complications of ilioischial reconstruction rings in revision total hip arthroplasty. *J Arthroplasty.* 2004;19:436-446. doi:10.1016/J.ARTH.2003.11.015.

32. Stiehl J, Saluja R, Diener T. Reconstruction of major column defects and pelvic discontinuity in revision total hip arthroplasty. *J Arthroplasty.* 2000;15:849-857. doi:10.1054/ARTH.2000.9320.

33. Paprosky WG, Sporer S, Murphy B. Addressing severe bone deficiency: what a cage will not do. *J Arthroplasty.* 2007;22:111-115. doi:10.1016/J.ARTH.2007.01.018.

# 第11章

# 慢性骨盆不连续的术中判断技巧与骨移植治疗

## 背景

骨盆不连续是全髋关节翻修术中会碰到的棘手问题之一，其治疗十分复杂。这个临床问题通常继发于慢性骨溶解引起的大量髋臼骨缺损，也可见于急性髋臼骨折（大多见于老年人，以及 THA 术中医源性骨折）[1]。骨盆不连续指的是上方的髂骨部分与下方的耻骨坐骨部分的分离[2]。多种手术技术可用于治疗骨盆不连续，包括杯 - 笼植入技术，半球形髋臼假体联合后柱钢板技术，骨盆牵引技术，以及定制的三翼臼杯技术[2]。相应的手术技术和治疗结果在之前的章节都有描述，本章将重点讨论如何判断骨盆不连续，如何应用植骨填充不同大小的腔隙性缺损，以及如何正确地重建髋关节旋转中心。

## 术中判断

尽管大多数骨盆不连续在术前可通过一系列 X 线检查和 CT 扫描明确诊断，但是术者必须具有术中判断并发现骨盆不连续的能力，以防术中出现医源性骨折导致的骨盆不连续。没有发现骨盆不连续将肯定会导致（术后）髋臼重建的失败（图 11.1）。

引起急性骨盆不连续的医源性骨折发生的危险因素包括：骨质疏松、髋臼磨锉严重不足、暴力打压臼杯以及向半圆形髋臼骨床打入椭圆形生物假体[1]。如果听到爆裂声，或臼杯无法稳定打入，术者就应该考虑医源性骨折并取下臼杯。直视下检查骨折线，并在术中使用平片透视有助于评估骨折线的延伸范围。取下假体后，挤压坐骨下部，髋臼上下部分之间的活动意味着骨盆不连续[2]。关于急性骨盆不连续的其他治疗细节详见第 10 章。

慢性骨盆不连续不易被发现，需要医生仔细检查和判断。通常，慢性骨盆不连续是从髋臼前下方向后上方延伸至坐骨大切迹。本文作者喜欢的治疗方案包括髋臼牵引，用或者不用模块化的多孔金属垫块进行髋臼重建。

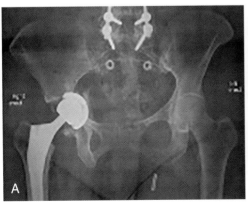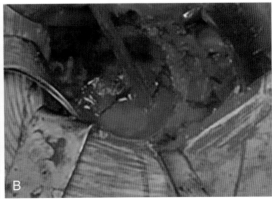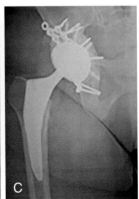

• 图 11.1　72 岁女性行初次全髋关节置换术后即刻 X 线检查发现急性骨盆不连续（A）。患者重返手术室，移除髋臼杯（B）。用 2 块髋臼后柱钢板固定骨折，重新打入新的多孔半球形髋臼杯。术后 2 年，患者骨盆不连续愈合良好（C）

第一步是用骨膜剥离子判断骨盆不连续。用骨膜剥离子分离时要认真仔细，因为大多数慢性骨盆不连续的内壁都有缺损。用骨膜剥离子过度、激进地分离软组织会导致灾难性的并发症，包括血管神经损伤——这个应当避免。骨盆不连续应当在其表面进行清理，以避免破坏其稳定性。骨盆不连续治疗的目标不是获得解剖复位和坚强固定，而是要用多孔杯连接骨盆不连续的部分，同时用或者不用多孔金属垫块来重建缺损的前后柱。这个杯会被充当内固定钢板来稳定不连续的骨盆。所有的技术要点在第22章中有描述。

我们喜欢用椎板撑开器来判断骨盆不连续。将椎板撑开器放置在髋臼内部，撑开后下和前上柱（图11.2）。如果腔隙性骨缺损过大，如Paprosky ⅢA和ⅢB型骨缺损，可放置多孔金属垫块起主要支撑作用，并用垫块撑开髋臼。另一种方法是，在坐骨和髂骨分别置入1枚骨圆针，再用改良的椎板撑开器撑开髋臼（图11.3）。一旦撑开髋臼，术者接下来就可以磨锉髋臼，直至磨锉到前上柱和后下柱。

## 植骨选择

### 自体骨移植

如果可能，用患者自己的骨组织意味着可获得最高质量的骨移植，因为自体骨具有骨传导性、骨诱导性和成骨性[3]。另外，用自体骨可避免疾病传播、免疫反应等风险。尽管自体骨移植的使用遍布骨科翻修案例，但它很少用于髋关节翻修[3]。较大范围的骨缺损，和需要维持髂嵴的强度以保证结构支撑，是髂嵴来源的自体骨移植遇到的两大困难。另外，髂骨缺损还只是一个原因，出血量的增多和供体部位的并发症也限制了自体骨移植的使用[3]。如果可行，从髋臼或股骨侧磨锉下来的骨组织可被填充在大的腔隙性缺损内。

### 结构性异体骨移植

由于自体骨移植的缺点和使用上的限制，结构性异体骨移植在髋臼重建中使用更加广泛[3]。这种移植物具有骨传导性，它能为血管再生、骨吸收及新骨爬行替代沉积提供支架[3]。**结构性异体骨移植可用于大的髋臼缺损以重建骨量，并为髋臼假体提供柱形支撑[4]**。这些移植物大多来源于股骨头、股骨远端或者胫骨近端[3, 4]。结构性自体骨移植的使用依赖于假体与宿主骨的成功接触。如果接触面＜50%，则存在失败的风险[4]。**髋臼杯的支撑，越多的依靠移植骨，失败的风险就越高[3, 5]**。结构性异体骨移植的缺点包括疾病传播和潜在的供体受限风险[3]。不幸的是，结构性异体骨移植在中期随访中有较高的概率出现骨吸收，因此很多情况下，被替换为使用多孔金属垫块。

### 颗粒骨移植

颗粒骨移植，区别于骨条，可用于小的腔隙性骨缺损。将移植物填充到小缺损中，然后用压配型的半球形髋臼杯压实，这是不伴大量骨缺损的骨盆不连续病例的最可靠的治疗方案。

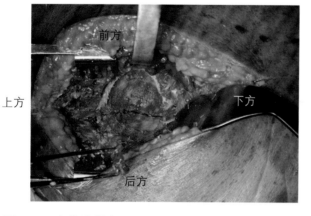

• 图11.2　患者诊断为Paprosky ⅢB型的髋臼骨缺损，同时伴有慢性骨盆不连续。骨盆不连续从髋臼前下缘向后上方延伸至坐骨大切迹

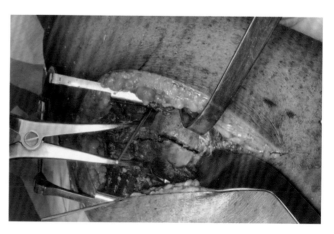

• 图11.3　在髋臼前上方和后下方打入1枚骨圆针，用改良的撑开器撑开行髋臼牵引。具体细节详见第22章的髋臼撑张技术

## 异体骨的处理

当决定使用某种特定的异体骨时，首先需要了解它的处理方法。**新鲜冰冻的异体骨是颗粒植骨和结构植骨的最佳选择** [3]。冷冻干燥的异体骨会增加它的保质时间，这对生产制造异体骨的公司有好处，且减少移植物免疫原性，但与新鲜冰冻的异体骨相比，它会延迟骨重塑和血管再生的时间 [3，4]。另外，冷冻干燥处理技术减小了移植物的机械特性，从而降低了它的结构支撑能力 [4]。

## 手术技术

### 必要的设备

- 30 ml 或 60 ml 碾碎的松质骨
- 带有髋部稳定装置的常规手术床
- 用于牵引髋臼的椎板撑开器
- 骨膜剥离子，用于判断骨盆不连续，并清理其表面软组织
- 多孔金属髋臼杯和垫块
- 骨水泥，用于连接垫块与臼杯、内衬里的骨水泥

### 患者体位及手术入路

我们喜欢并推荐使用后方入路进行手术，后方入路容易看清髋臼后壁和后柱。尽管大多数翻修术可以使用直接外侧或改良的 Hardinge 入路，但如果需要使用钢板固定或支撑垫块时，这些入路很难显露骨盆后半部分。考虑这种重建手术的困难，推荐使用 Foley 导管。患者取侧卧位，并用棉垫保护好骨性凸起部位。

脱位髋关节，取掉股骨头后，用两个长弯的 90° 的尖拉钩向前上方牵引股骨柄的颈部以越过髋臼前壁。然后取下髋臼假体。尽管在骨盆不连续时，假体是松动的且很容易被牵引，但移除假体时应按照标准的操作流程，以避免医源性的骨丢失。拉钩应放置在髋臼的后下方，闭孔位置和前上方。**用骨膜剥离子清除髋臼上的软组织，以看清骨盆的骨性标志**。一旦看到骨缺损，术者就可以判断是否存在骨盆不连续。如果不确定，可以在前上柱和后下柱之间置入椎板撑开器，以明确是否存在骨盆不连续。对于急性骨盆不连续的治疗，我们倾向于使用后柱钢板和多孔金属臼杯，用或者不用垫块均可。对于慢性骨盆不连续的治疗，我们倾向于使用髋臼牵引技术。

我们喜欢用碾碎的异体松质骨来重建髋臼，因为

异体松质骨容易获得，花费少，并发症少，且使用方便。明确骨盆不连续后，我们喜欢用 30 ml 或 60 ml 的碾碎的异体松质骨填充骨缺损区，然后在骨盆不连续的部位用髋臼反锉压实异体骨。最后打入多孔半球形髋臼杯，并用髋臼螺钉固定。

## 常见误区及共识

- 无法识别并牵开不连续的骨盆
- 重建的髋臼旋转中心偏高
- 假体位置偏外，同时过度植骨
- 为追求最大的骨覆盖，髋臼假体位置不良（通常是垂直的和后倾的）

## 术后处理

严重髋臼骨缺损伴有慢性骨盆不连续的患者，术后 2 周、6 周、10 周、6 个月及 1 年时应门诊复诊并拍摄影像片。6~12 周内，患肢可以轻轻接触地面，但不能踩地，同时要预防髋关节后脱位。术后 6 周内使用阿司匹林预防血栓。患者如果有高危血栓风险，可以使用更激进的药物预防方案。

## 常见并发症

- 感染
- 不稳定
- 髋臼假体固定失败

## 急性骨盆不连续病例

55 岁男性，31 年前因青少年类风湿关节炎行左侧全髋关节置换术，13 年前行左侧髋关节翻修术，更换了股骨头和内衬。此次，患者主诉 1 年来左侧大腿疼痛逐渐加重，1 周前疼痛明显加重，不得不坐轮椅。体格检查发现，左下肢明显短缩，左髋活动时疼痛明显。实验室检查结果显示 ESR、CRP 均正常。X 线片显示髋臼骨缺损（Paprosky ⅢB 型），合并骨盆不连续，髋臼后柱大量骨缺损，坐骨骨缺损（图 11.4）。

术中，移除松动的髋臼假体即可发现急性的骨盆不连续（图 11.5），然后用后柱钢板固定。在坐骨上植入 Schanz 钉以辅助复位（图 11.6）。用细碎的异体松质骨填充骨缺损，打压植入直径 62 mm 的髋臼杯，

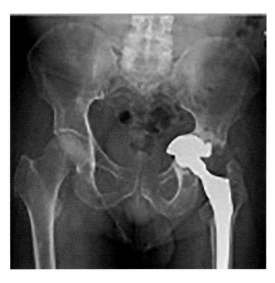

• 图 11.4　骨盆的前后位 X 线片显示 Paprosky ⅢB 型髋臼骨缺损，合并慢性骨盆不连续

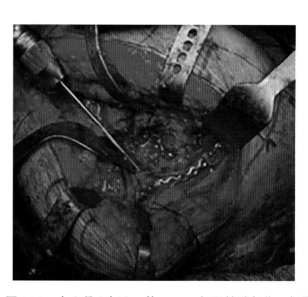

• 图 11.6　在坐骨上打入 1 枚 Schanz 钉以辅助复位。复位后用后柱钢板连接骨盆不连续

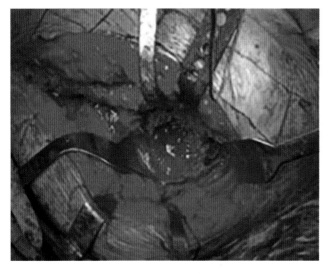

• 图 11.5　取出明显松动的髋臼假体后可见髋臼骨缺损及骨盆不连续。用椎板撑开器来判断骨盆不连续，同时清理表面的软组织

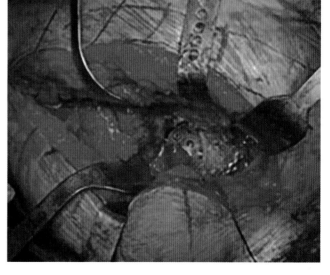

• 图 11.7　在髋臼内磨锉至 62 mm 以获得良好的髋臼骨床。在骨缺损区域植入 30 ml 的异体松质骨碎骨块，并用反锉压实。植入直径 62 mm 的髋臼杯，并用跨越髋臼前后柱的 6 枚髋臼螺钉固定骨盆不连续的部位

并用髋臼螺钉固定（图 11.7）。术后 6 个月随访，患者恢复良好（图 11.8）。

## 慢性骨盆不连续病例

　　65 岁男性，因右大腿疼痛加重及上下楼行走困难，进行了多次右侧全髋关节翻修术。最近的一次翻修手术是 15 年前因感染做的二期翻修。此次就诊的实验室检查和关节穿刺结果支持不考虑感染。右髋关节影像学检查显示髋臼侧假体移位，髋臼侧骨缺损（Paprosky ⅢB 型）及慢性骨盆不连续可能（图 11.9）。

　　术中，我们进一步确认了慢性骨盆不连续。清理不连续区域表面的软组织，用多孔金属垫块重建前上柱以获得初期稳定。用椎板撑开器牵开不连续的部位，采用 Dome 技术用异体松质骨和腔隙内的垫块重建髋臼（图 11.10）[7]。术后 12 周内，患肢可以轻轻点地，并注意预防髋关节后脱位。1 年随访时，患者

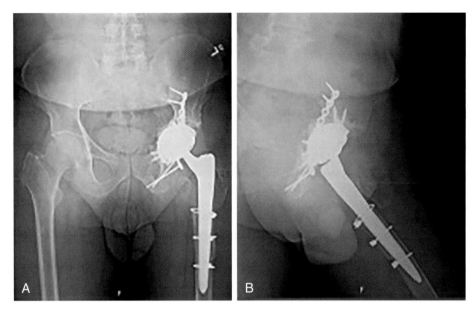

• 图 11.8　左髋关节急性骨盆不连续翻修术后 6 个月的前后位（A）和侧位（B）X 线片

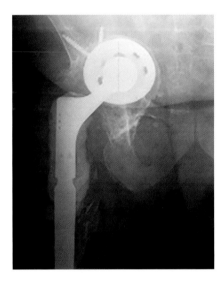

• 图 11.9　慢性骨盆不连续伴有 Paprosky Ⅲ B 型髋臼骨缺损的右髋关节的前后位 X 线片

恢复良好，且影像学检查显示翻修的髋关节假体固定稳定（图 11.11）。

## 评述

　　术中对慢性骨盆不连续的评估需仔细认真且全面。由于以前见识过单独使用髋臼支架（cage）来治疗 Paprosky ⅢB 型骨缺损的失败病例，因此，我们在术中有更高的警惕性去判断是否存在骨盆不连续。

　　在治疗慢性骨盆不连续时，髋臼牵引技术的出现导致骨移植技术的使用呈下降趋势。这是因为异体松质骨可能会影响不连续部位的愈合——特别是外周牵引可导致不连续的骨盆获得中心加压。

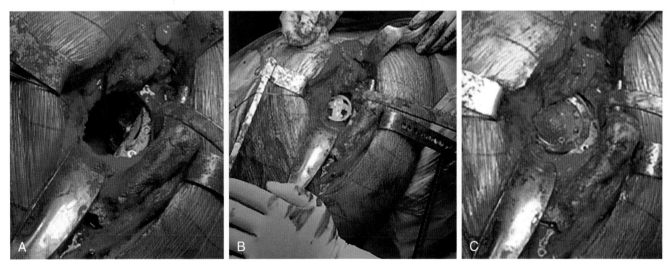

• 图 11.10　应用 Dome 技术重建髋臼的术中照片

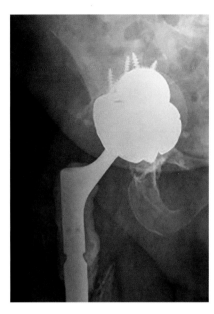

• 图 11.11　Dome 技术重建 Paprosky ⅢB 型髋臼骨缺损合并慢性骨盆不连续术后 1 年的右髋关节前后位 X 线片

（ TAYLOR D'AMORE, MD, P. MAXWELL CORTNEY, MD 著　潘利平　译 ）

## 参考文献

1. Petrie J, Sassoon A, Haidukewych GJ. Pelvic discontinuity: current solutions. *Bone Joint J*. 2013;95-b(11 suppl A):109-113. doi:10.1302/0301-620x.95b11.32764.
2. Abdel MP, Trousdale RT, Berry DJ. Pelvic discontinuity associated with total hip arthroplasty: evaluation and management. *J Am Acad Orthop Surg*. 2017;25(5):330-338. doi:10.5435/jaaos-d-15-00260.
3. Pierannunzii L, Zagra L. Bone grafts, bone graft extenders, substitutes and enhancers for acetabular reconstruction in revision total hip arthroplasty. *EFORT Open Rev*. 2016;1(12):431-439. doi:10.1302/2058-5241.160025.
4. Issack PS, Nousiainen M, Beksac B, Helfet DL, Sculco TP, Buly RL. Acetabular component revision in total hip arthroplasty. Part II: management of major bone loss and pelvic discontinuity. *Am J Orthop*. 2009;38(11):550-556.
5. Paprosky WG, Martin EL. Structural acetabular allograft in revision total hip arthroplasty. *Am J Orthop*. 2002;31(8):481-484.
6. Paprosky WG, Sporer SS, Murphy BP. Addressing severe bone deficiency: what a cage will not do. *J Arthroplasty*. 2007;22(4 suppl 1):111-115. doi:10.1016/j.arth.2007.01.018.
7. Melnic CM, Knedel M, Courtney PM, Sheth NP, Paprosky WG. The dome technique, an option for massive anterosuperior medial acetabular bone loss: a retrospective case series. *Hss J*. 2020;16(suppl 2):521-526. doi:10.1007/s11420-019-09730-x.

# 第 12 章
# 慢性骨盆不连续治疗方案导论

　　本书首先讲述了髋臼骨缺损的分型、诊断的影像学标准以及不伴慢性骨盆不连续的髋臼侧骨缺损的生物型和骨水泥型的治疗方案。接着，我们总结了急性骨盆不连续的内固定钢板治疗技术，慢性骨盆不连续的判断方法及骨移植治疗技术。最后，我们将综述与慢性骨盆不连续相关的髋臼骨缺损的治疗方案。我们

致力于携手该领域的知名学者，撰写治疗慢性骨盆不连续手术技术的指南。

（NEIL P. SHETH, MD, FACS, WAYNE G. PAPROSKY, MD, FACS 著　潘利平 译）

# 第13章

## 应用髋臼加强环罩（Cage）/重建环（Burch-Schneider/Ganz）治疗慢性骨盆不连续

## 背景

在髋关节翻修手术中，慢性骨盆不连续是一种罕见且困难的情况。它通常与髋臼 Paprosky ⅢA、ⅢB、ⅡC 型缺损同时出现，且在女性和类风湿患者中更为常见[1]。治疗目标包括实现骨盆连续、恢复骨量、植入稳定的机械结构，以实现长期的生物固定。

慢性骨盆不连续的治疗方式包括重建环重建，加强环带或不带辅助连接和大块同种异体骨，使用多孔钽加强块和臼杯的骨盆牵张技术，重建环结构和定制三翼臼杯。髂骨坐骨重建环（Burch-Schneider 笼）的经典适应证包括髋臼前上柱、后下柱显著缺损，残留不足 50% 的骨量不足以支撑生物型半球臼杯[2-7]。通常需要使用大块同种异体骨来重建髋臼，以便将来翻修。中期随访报道，机械性失败率为 0%~15%，影像学松动率为 0%~24%[8-13]，但大多数研究没有纳入环罩结构用于重建最严重骨缺损的临床结果。使用髂骨坐骨连接装置治疗慢性骨盆不连续的不良结果（50%~60% 的失败率）也有报道[13-17]。

在亚洲人群中，存在原臼发育小、无法使用常规重建环结构的情况（最小髋臼尺寸为 60 mm，以容纳最小 44 mm 的环）。此外，在发展中国家，患者需要购买假体，因此成本限制使得常规使用多孔臼杯带或不带多孔加强块或定制三翼臼杯极其困难。我们描述了打压植骨和重建环治疗严重的髋臼骨缺损和慢性骨盆不连续。

**说明：对于髋臼严重缺损的患者，髂骨坐骨连接装置联合髋臼打压植骨技术是一种相对经济有效的方法，有可能为将来的翻修恢复骨量。**

## 手术技术

### 所需设备

采用重建环（Zimmer Biomet；Warsaw, IN）作为髂骨坐骨连接装置，连同骨水泥型聚乙烯衬垫或骨水泥型双动臼杯，重建髋臼。新鲜冰冻同种异体骨通常来自机构骨库。**作者建议在透视指导下完成这项技术，以验证坐骨翼位置。**

### 患者体位和手术入路

我们采用侧卧位进行后侧入路手术。粗隆延长截骨有利于髋臼显露。所有辅助设备（例如电刀、吸引器）均与外科医生在同一侧（后方），以允许 C 臂在手术床对面进行无障碍移动。C 臂机器上挂着一个 C 臂和一个梅奥托盘，放置在床尾，方便使用，无须重新铺单。后侧入路可以直视髋臼后壁、上壁和下壁，这使得医生可以最好地定位髋臼后壁和安放重建环的坐骨翼。

### 技术要点

在显露髋臼四周和确认慢性骨盆不连续后，用 Cobb 工具剥离不连续区域，**直至发现点状出血**，这提高了生物固定的可能性。通过臀中肌和髂骨面最小凹陷之间的缝隙来完成髋臼上方和前方显露，以方便髂骨翼的放置。**必须注意，避免过度向前牵拉外展肌而损伤臀上神经。**评估髋臼缺损，在这一阶段使用 7 形同种异体骨重建骨缺损（图 13.1）。使用**标准髋臼磨锉进行反向磨锉**。如果存在内侧缺损，则保留内侧纤维膜/骨（如果有的话），以避免对盆腔内结构的意外损伤；金属网结合打压植骨可以在需要的时候使用，以解决内侧缺损问题。

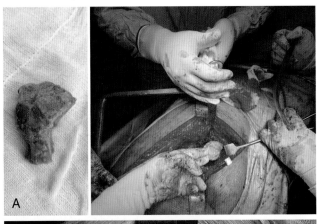

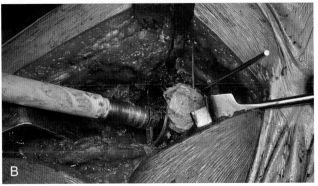

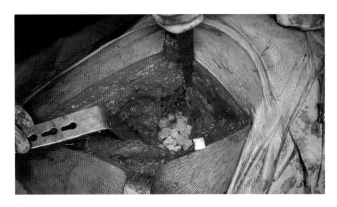

• 图 13.2　移植骨颗粒用于填充腔隙性缺损

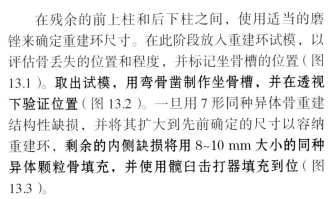

• 图 13.1　（A）7 形同种异体骨用于重建髋臼骨缺损的后上柱。（B）用克氏针临时固定并磨锉以塑形骨缺损

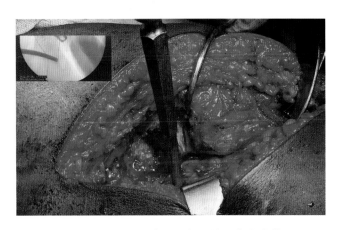

• 图 13.3　在 C 臂下，在坐骨上凿出沟槽

在残余的前上柱和后下柱之间，使用适当的磨锉来确定重建环尺寸。在此阶段放入重建环试模，以评估骨丢失的位置和程度，并标记坐骨槽的位置（图 13.1）。取出试模，用弯骨凿制作坐骨槽，并在透视下验证位置（图 13.2）。一旦用 7 形同种异体骨重建结构性缺损，并将其扩大到先前确定的尺寸以容纳重建环，剩余的内侧缺损将用 8~10 mm 大小的同种异体颗粒骨填充，并使用髋臼击打器填充到位（图 13.3）。

使用试模作为参考，折弯真实重建环以优化与骨缺损解剖形态的匹配度。**将重建环由下向上放入，坐骨翼插入先前准备好的骨槽中。**重建环后缘与宿主髋臼剩余的后壁或同种异体骨重建的后壁相匹配，并将其偏上偏内放置。**在慢性骨盆不连续中，可以通过重建环上螺钉孔在坐骨和耻骨上支植入螺钉，进行额外下方固定，以避免翻转失败。**螺钉在骶髂关节穹隆中穿过，髂骨翼则通过从外到内水平植入的螺钉进一步固定在宿主髂骨或同种异体骨上。在一些患者中，慢性骨盆不连续在使用重建环之前，可以使用后柱钢板，以提高愈合概率。**重要的是，要认识到相比于实现髋关节稳定的理想前倾外展角度，重建环位置通常更垂直和后倾。**作者们目前更倾向于用骨水泥粘一个双动内衬，以固定在外展 45°、前倾 20°。骨水泥粘聚乙烯内衬也可以作为一种替代方法。**但是，翻修手术中尽可能使用大直径股骨头来降低脱位风险尤其重要。**小心地取出溢出的骨水泥，复位髋关节并评估联合前倾及其稳定性。

## 常见误区及建议

这种技术早期可能出现的"陷阱"，就是对不连续区域的过度清创和继发的不稳定。这可能会降低骨盆不连续愈合的可能性。

选择正确的髋臼重建环尺寸对恢复髋关节旋转中心，优化坐骨翼安放位置十分重要。过大的重建环会破坏残留的宿主骨，抬高旋转中心。使重建环与髋臼轮廓适宜匹配也十分重要。

Burch–Schneider 重建环常常在植入时相对更垂直和后倾，因此，必须小心地将内衬置于适当的外展角和前倾角上，以确保髋关节的稳定性。我们更倾向于使用骨水泥粘双动内衬来降低脱位风险。不建议在重建环中使用限制性内衬，因为它增加了在假体 - 骨界面的应力，并可能导致早期结构失败。

## 术后处理及常见并发症

重建环用于治疗严重髋臼骨缺损和慢性骨盆不连续的患者，需术后 2 周、6 周、10 周、6 个月、1 年进行临床及影像学评估。6 周内，仅能足尖点地负重，严格预防髋关节后脱位；如果影像学上假体位置没有变化，再过 4 周增至 50% 负重。术后 10 周内，鼓励患者使用助行器活动和佩戴外展支具，允许髋关节外展 20°，屈曲 70°。术后 12 周时，如果 X 线片依然无变化，患者可以按照忍耐程度负重，拆除支具。规范的门诊功能锻炼从使用拐杖开始。一旦患者达到 1 年时 X 线片仍无变化，每年进行临床和影像学随访即可。

与任何翻修手术一样，全髋关节置换术后脱位、早期松动和伤口并发症是术后主要关注的问题。

## 临床研究结果总结

见表 13.1~ 表 13.3。

## 典型病例

56 岁男性，右髋关节有 4 次手术史，右腹股沟疼痛进行性加重 2 年，右下肢短缩，行动困难。22 年前，他接受了一次人工髋关节置换术，随后经历 2 次翻修。ESR 和 CRP 水平在正常范围内（19 mm/h 和 4.7 mg/L）。最初的 X 线片显示为 Paprosky ⅢB 型髋臼骨缺损和慢性骨盆不连续，股骨近端严重骨缺损使用肿瘤型假体固定良好（图 13.4）。术前计划安全取出假体，打压植骨，使用 Burch-Schneider 重建环进行髋臼重建，骨水泥臼杯，股骨假体保留。

术中，遵循上述手术技术。患者按上述要求进行术后随访，术后大约 4 年不靠辅具可进行负重行走（图 13.5）。

| 表 13.1 | 短期随访结果（5 年以内） | | | | | | |
|---|---|---|---|---|---|---|---|
| 研究 | 作者 / 时间 | 患者数量 / 骨盆不连续数量 | 平均随访时间（年） | 骨盆不连续愈合率 | 平均 HHS 评分 | 并发症发生率 | 生存率 |
| 1 | Berry D[1]/1992 | 36 人（42 髋） | 5（2~11） | 未提及 | 未提及 | 10/42（24%） | 5 年时 75% |
| 2 | Paprosky[15]/2006 | 15 人（16 髋）/16 个 PD | 5（2~8） | 66% | 未提及 | 6/16（37.5%） | 未提及 |
| 3 | Buttaro[18]/2012 | 24 人（24 髋）/14 个 PD | 2.8（2~6） | 64% | 未提及 | 5/14（37%） | 3 年时 62% |
| 4 | Rogers et al.[19]/2012 | 20 人（20 髋）/20 个 PD | 2.9（2~7.7） | 15/20（75%） | 未提及 | 7/20（35%） | 8 年时 86.3% |
| 5 | Vigdorchik et al.[20]/2017 | 24 人（24 髋）/24 个 PD | 3.5（0.25~9） | 0/24（0%） | 未提及 | 24/24（100%） | 未提及 |
| 6 | Mäkinen[21]/2017 | 19 人（22 髋）/7 个 PD | 3.25（2.25~4.83） | 36.40% | 未提及 | 8/22（36.3%） | 3 年时 90.9%，55 个月时 75.7% |
| 7 | Baecker et al.[22]/2020 | 20 人（20 髋）/20 个 PD | 2.8（2~5.8） | 13/20（65%） | 35.3/77.3 | 4/20（20%） | 5 年时 90% |

HHS：髋关节 Harris 评分；PD，骨盆不连续

**表13.2　中期随访结果（5~10 年）**

| 研究 | 作者 / 时间 | 患者数量 / 骨盆不连续数量 | 平均随访时间（年） | 骨盆不连续愈合率 | 平均 HHS 评分 | 并发症发生率 | 生存率 |
|---|---|---|---|---|---|---|---|
| 1 | Gill[23]/1998 | 58 人（63 髋） | 8.5（5~18） | 未提及 | 未提及 | 11/58（19%） | 未提及 |
| 2 | Kerboull[24]/2000 | 53 人（60 髋）/ 12 个 PD | 10（7~13） | 100% | 未提及 | 4/60（6.6%） | 13 年时 92.1% |
| 3 | Duffy[25]/2007 | 17 人（17 髋） | 6.5（5~8） | 未提及 | 38/91 | 7/12（58.3%） | 5 年时 59.3% |
| 4 | Abolghasemian M et al.[26]/ 2014 | 44 人（50 髋）/ 10 个 PD | 5.8（0.5~12.1） | 28/50（56%） | 35/72 | 10/50（20%） | 5 年时 75%，10 年时 56% |
| 5 | Abolghasemian M et al.[27]/2014 | 19 人（19 髋）/ 19 个 PD | 5.7（0.08~14.1） | 6/19（32%） | -/76.3 | 9/19（47%） | 7 年时 49.9% |
| 6 | Wegrzyn[28]/2014 | 61 人（61 髋）/ 7 个 PD | 7.4（5~11.5） | 98% | 53/79 | 4/61（6.5%） | 7.5 年时 98% |
| 7 | Hsu et al.[29]/ 2015 | 29 人（31 髋）/ 2 个 PD | 5.5（1.5~10.5） | 27/31（87.1%） | 30/67 | 15/31（48.4%） | 5 年时 76%，10 年时 57% |
| 8 | Martin et al.[30]/ 2017 | 113 人（113 髋）/ 26 个 PD | 7.2（1.6~9.7） | 23/26（88%） | -/71 | 8/26（31%） | 5 年时 95% |
| 9 | Hourscht et al.[31]/ 2017 | 20 人（20 髋）/ 20 个 PD | 6.1（2~13.4） | 19/20（95%） | -/74.8 | 9/20（45%） | 5 年时 55% |

HHS：髋关节 Harris 评分；PD，骨盆不连续

**表13.3　长期随访结果（10 年以上）**

| 研究 | 作者 / 时间 | 患者数量 / 骨盆不连续数量 | 平均随访时间（年） | 骨盆不连续愈合率 | 平均 HHS 评分 | 并发症发生率 | 生存率 |
|---|---|---|---|---|---|---|---|
| 1 | Regis et al.[32]/ 2012 | 18 人（18 髋）/ 18 个 PD | 13.5（10.5~16.5） | 16/18（89%） | 31.9/77 | 5/18（28%） | 16.6 年时 72.2% |
| 2 | Makita[33]/ 2017 | 59 人（65 髋）/ 7 个 PD | 11.2（2~15） | 83% | 未提及 | 4/65（6.1%） | 15.2 年时 85.1% |

PD，骨盆不连续

## 评述

如之前所述，在 Paprosky ⅢB 型髋臼骨缺损和慢性骨盆不连续的情况下，重建环和骨水泥内衬显示了高失败率。在一些欧洲国家，同种异体骨被用于恢复髋臼解剖，并在植骨过程中使用重建环保护同种异体骨。其中一些技术引发了多孔金属加强块的未来设计。在发展中国家，患者无法负担生物型 / 多孔金属技术的费用，重建环和骨水泥内衬在治疗慢性骨盆不连续时，仍可能发挥关键作用。

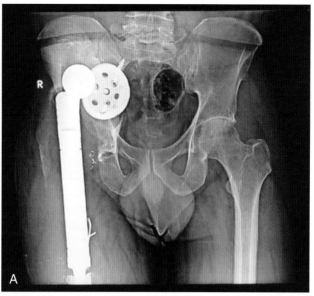

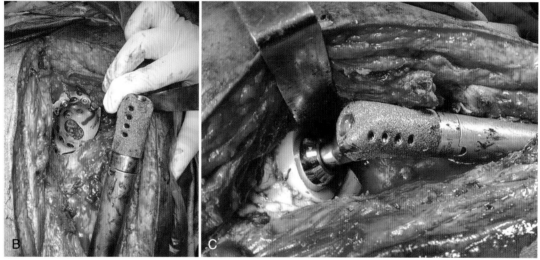

• 图 13.4 （A）术前骨盆前后位 X 线片显示慢性骨盆不连续，伴有 Paprosky ⅢB 型髋臼骨缺损。（B，C）使用颗粒骨、重建环、骨水泥臼杯重建后的术中照片

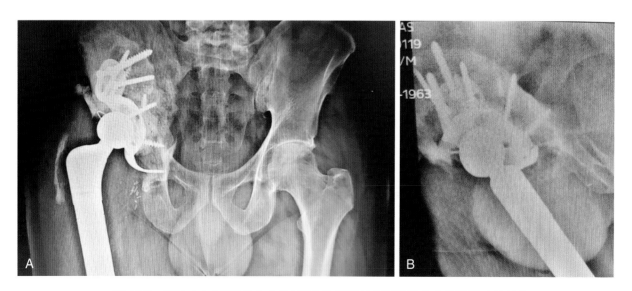

• 图 13.5 随访（A）前后位和（B）侧位片显示骨盆不连续愈合且植骨已经长入

（RAJESH MALHOTRA, KRISHNA KIRAN EACHEMPATI 著　孔祥朋 译）

# 参考文献

1. Berry DJ, Müller ME. Revision arthroplasty using an anti-protrusio cage for massive acetabular bone deficiency. *J Bone Joint Surg Br.* 1992;74(5):711-715. doi:10.1302/0301-620X.74B5.1527119.

2. Garbuz D, Morsi E, Mohamed N, Gross AE. Classification and reconstruction in revision acetabular arthroplasty with bone stock deficiency. *Clin Orthop Relat Res.* 1996;323:98-107. doi:10.1097/00003086-199603000-00012.

3. Schatzker J, Wong MK. Acetabular revision: the role of rings and cages. *Clin Orthop Relat Res.* 1999;369:187-197.

4. Nelson CL. Management of severe acetabular bone loss during revision total hip arthroplasty: role of acetabular reconstruction cages. *Sem Arthroplasty.* 2001;12(1):60-169.

5. Berry DJ. Antiprotrusio cages for acetabular revision. *Clin Orthop Relat Res.* 2004;420:106-112. doi:10.1097/00003086-200403000-00015.

6. Gross AE, Goodman S. The current role of structural grafts and cages in revision arthroplasty of the hip. *Clin Orthop Relat Res.* 2004;429:193-200. doi:10.1097/01.blo.0000149822.49890.5e.

7. O'Rourke MR, Paprosky WG, Rosenberg AG. Use of structural allografts in acetabular revision surgery. *Clin Orthop Relat Res.* 2004;420:113-121. doi:10.1097/00003086-200403000-00016.

8. Saleh KJ, Jaroszynski G, Woodgate I, Saleh L, Gross AE. Revision total hip arthroplasty with the use of structural acetabular allograft and reconstruction ring: a case series with a 10-year average follow-up. *J Arthroplasty.* 2000;15(8):951-958. doi:10.1054/arth.2000.9055.

9. Wachtl SW, Jung M, Jakob RP, Gautier E. The Burch-Schneider antiprotrusio cage in acetabular revision surgery: a mean follow-up of 12 years. *J Arthroplasty.* 2000;15(8):959-963. doi:10.1054/arth.2000.17942.

10. Winter E, Piert M, Volkmann R, et al. Allogeneic cancellous bone graft and a Burch-Schneider ring for acetabular reconstruction in revision hip arthroplasty. *J Bone Joint Surg A.* 2001;83(6):862-867. doi:10.2106/00004623-200106000-00007.

11. Gross AE. Revision arthroplasty of the acetabulum with restoration of bone stock. *Clin Orthop Relat Res.* 1999;369:198-207. doi:10.1097/00003086-199912000-00021.

12. Berry DJ, Müller ME. Revision arthroplasty using an anti-protrusio cage for massive acetabular bone deficiency. *J Bone Joint Surg B.* 1992;74(5):711-715. doi:10.1302/0301-620X.74B5.1527119.

13. Perka C, Ludwig R. Reconstruction of segmental defects during revision procedures of the acetabulum with the Burch-Schneider anti-protrusio cage. *J Arthroplasty.* 2001;16(5):568-574. doi:10.1054/arth.2001.23919.

14. Goodman S, Saastamoinen H, Shasha N, Gross A. Complications of ilioischial reconstruction rings in revision total hip arthroplasty. *J Arthroplasty.* 2004;19:436-446. doi:10.1016/j.arth.2003.11.015.

15. Paprosky W, Sporer S, O'Rourke MR. The treatment of pelvic discontinuity with acetabular cages. *Clin Orthop Relat Res.* 2006;453:183-187. doi:10.1097/01.blo.0000246530.52253.7b.

16. Paprosky WG, O'Rourke M, Sporer SM. The treatment of acetabular bone defects with an associated pelvic discontinuity. *Clin Orthop Relat Res.* 2005;441:216-220. doi:10.1097/01.blo.0000194311.20901.f9.

17. Sembrano JN, Cheng EY. Acetabular cage survival and analysis of factors related to failure. *Clin Orthop Relat Res.* 2008;466:1657-1665. doi:10.1007/s11999-008-0183-x.

18. Buttaro MA, de la Rosa DM, Comba F, Piccaluga F. High failure rate with the gap II ring and impacted allograft bone in severe acetabular defects. *Clin Orthop.* 2012;470(11):3148-3155. doi:10.1007/s11999-012-2402-8.

19. Rogers BA, Whittingham-Jones PM, Mitchell PA, Safir OA, Bircher MD, Gross AE. The reconstruction of periprosthetic pelvic discontinuity. *J Arthroplasty.* 2012;27(8):1499-1506.e1. doi:10.1016/j.arth.2011.12.017.

20. Vigdorchik JM, Yoon RS, Gilbert SL, Lipman JD, Bostrom MP. Retrieval and radiographic analysis of the contour antiprotrusio cage. *Hip Int J Clin Exp Res Hip Pathol Ther.* 2017;27(4):378-381. doi:10.5301/hipint.5000473.

21. Mäkinen TJ, Abolghasemian M, Watts E, et al. Management of massive acetabular bone defects in revision arthroplasty of the hip using a reconstruction cage and porous metal augment. *Bone Jt J.* 2017;99-B(5):607-613. doi:10.1302/0301-620X.99B5.BJJ-2014-0264.R3.

22. Baecker H, Hardt S, Abdel MP, Perka C. Tantalum augments combined with antiprotrusio cages for massive acetabular defects in revision arthroplasty. *Arthroplasty Today.* 2020;6(4):704-709. doi:10.1016/j.artd.2020.07.039.

23. Gill TJ, Sledge JB, Müller ME. The Burch-Schneider anti-protrusio cage in revision total hip arthroplasty: indications, principles and long-term results. *J Bone Joint Surg Br.* 1998;80(6):946-953. doi:10.1302/0301-620x.80b6.8658.

24. Kerboull M, Hamadouche M, Kerboull L. The Kerboull acetabular reinforcement device in major acetabular reconstructions. *Clin Orthop.* 2000;(378):155-168. doi:10.1097/00003086-200009000-00025.

25. Duffy GP, O'Connor MI, Brodersen MP. Fatigue failure of the gap ring. *J Arthroplasty.* 2007;22(5):711-714. doi:10.1016/j.arth.2006.12.108.

26. Abolghasemian M, Sadeghi Naini M, Tangsataporn S, et al. Reconstruction of massive uncontained acetabular defects using allograft with cage or ring reinforcement: an assessment of the graft's ability to restore bone stock and its impact on the outcome of re-revision. *Bone Jt J.* 2014;96-B(3):319-324. doi:10.1302/0301-620X.96B3.32850.

27. Abolghasemian M, Tangsaraporn S, Drexler M, et al. The challenge of pelvic discontinuity: cup-cage reconstruction does better than conventional cages in mid-term. *Bone Jt J.* 2014;96-B(2):195-200. doi:10.1302/0301-620X.96B2.31907.

28. Wegrzyn J, Pibarot V, Jacquel A, Carret JP, Béjui-Hugues J, Guyen O. Acetabular reconstruction using a Kerboull cross-plate, structural allograft and cemented dual-mobility cup in revision THA at a minimum 5-year follow-up. *J Arthroplasty.* 2014;29(2):432-437. doi:10.1016/j.arth.2013.05.030.

29. Hsu CC, Hsu CH, Yen SH, Wang JW. Use of the Burch-Schneider cage and structural allografts in complex acetabular deficiency: 3- to 10-year follow up. *Kaohsiung J Med Sci.* 2015;31(10):540-547. doi:10.1016/j.kjms.2015.08.001.

30. Martin JR, Barrett I, Sierra RJ, Lewallen DG, Berry DJ. Construct rigidity: keystone for treating pelvic discontinuity. *J Bone Joint Surg Am.* 2017;99(9):e43. doi:10.2106/JBJS.16.00601.

31. Hourscht C, Abdelnasser MK, Ahmad SS, et al. Reconstruction of AAOS type III and IV acetabular defects with the Ganz reinforcement ring: high failure in pelvic discontinuity. *Arch Orthop Trauma Surg.* 2017;137(8):1139-1148. doi:10.1007/s00402-017-2731-x.

32. Regis D, Sandri A, Bonetti I, Bortolami O, Bartolozzi P. A minimum of 10-year follow-up of the Burch-Schneider cage and bulk allografts for the revision of pelvic discontinuity. *J Arthroplasty.* 2012;27(6):1057-1063.e1. doi:10.1016/j.arth.2011.11.019.

33. Makita H, Kerboull M, Inaba Y, Tezuka T, Saito T, Kerboull L. Revision total hip arthroplasty using the kerboull acetabular reinforcement device and structural allograft for severe defects of the acetabulum. *J Arthroplasty.* 2017;32(11):3502-3509. doi:10.1016/j.arth.2017.06.029.

# 第 14 章

# 应用 Kerboull 髋臼环结合同种异体骨治疗慢性骨盆不连续

## 背景

髋膝关节置换的手术需求在快速增长。既往研究[1,2]和预测调查[3-5]的数据表明：未来 25 年内，美国全髋关节翻修术的数量将增加 137%，在英国和澳大利亚也将有类似趋势。在全髋关节翻修手术中，Bozic 等[8]发现，髋臼假体翻修是继股骨假体翻修（13.2%）和全假体翻修（41.1%）之后的第三大原因（12.7%）。在工程和制造领域中，摩擦界面取得了重大进展。其中，陶瓷和第一代、第二代高交联聚乙烯（XLPE）现在可用于初次髋关节置换术，显著减轻磨损和骨溶解。然而，尽管已显著减少，但骨溶解仍占所有翻修手术原因的 11%[8,13]。

DeLee 和 Charnley 将髋臼区域划分为 3 个不同的区域，以确定骨溶解区域，这种分类沿用至今。Chiang 等[15]的研究表明，髋臼杯的不同髋臼固定方式会导致不同的骨溶解。对于骨水泥型臼杯，骨溶解主要发生在 DeLee Ⅲ区和Ⅰ区，而对于生物型臼杯，骨溶解主要发生在 DeLee Ⅱ区和Ⅲ区。由此造成的骨溶解和骨缺损可以通过不同的分型进行分类[15-21]（骨缺损分型详见第 2 章）。

缺损髋臼的重建技术取决于缺损的严重程度。研究表明，当有活性的出血宿主骨与多孔涂层髋臼杯之间的接触大于 50%，在初始机械稳定性良好的前提下，即会有满意的骨整合[16-20]。研究表明，当宿主骨与髋臼杯之间不能获得 50% 接触时，需要使用髋臼加强环[21-23]。在本章中，我们将讨论使用 Kerboull 髋臼环（Kerboull Acetabular Reconstruction Device，KARD）和同种异体骨重建慢性骨盆不连续。

**说明：该技术是基于髋臼环（Kerboull 装置）、同种异体骨和骨水泥型臼杯的结合，以治疗髋关节翻修手术中严重的髋臼骨缺损（包括骨盆不连续）。**

## Kerboull 髋臼环及其演变

20 世纪 70 年代早期，作者所在的医院，在一些金对金（MoM）全髋关节置换手术失败的病例中遇到了与髋臼缺损相关的慢性骨盆不连续。1974 年，Marcel Kerboull 设计了一种特殊的半十字形髋臼环，有 4 个爪、下方 1 个钩和上方 1 个钢板，用于固定骨折，并同期植入一个新的髋臼杯。最初用于上述情况，随后在几乎所有髋臼重建手术中，该装置被用作大块冷冻异体股骨头的引导和加强。该装置也可用于骨质差或髋臼骨折或骨盆截骨术后髋臼骨重构的初次置换。据报道，法国对原始 KARD 进行了一系列重建，而日本的 Chiaki Tanaka[24] 对其设计和材料进行了改良，并取得了良好的效果。应该强调的是，该技术的大多数早期失败与手术技术不足有关。

## 机械原理

KARD 的机械设计原理为半刚性和开放式组件，可防止在初始骨整合过程中破骨细胞吸收、移植骨过载。此外，由于其特殊的设计，当位置角度合适，其可准确重建髋臼骨缺损并安放髋臼杯。为了达到这一目标，选择合适的 KARD 尺寸和保持其形状至关重要，否则会改变其机械性能并影响长期临床结果。

## KARD 演变

最初的 KARD（图 14.1A）是一个由 316 L 不锈钢制成的四爪半球十字结构。它的形状源于两个半球

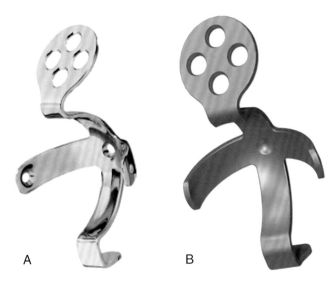

• 图 14.1 原始 Kerboulll 髋臼环（A）。改良 Kerboulll 髋臼环（B）。注意下方钩更宽以助于更加贴附髋臼下缘

KARD（近端和内侧）移位的高风险。**下方钩保证了 KARD 的基本稳定性，对长期生存至关重要**。出于这个原因，我们最近改良了 KARD（KerboulⅡ 髋臼环，Medacta International SA, Castel San Pietro, Switzerland）。总体设计和型号数量没有改变，如图 14.1B 所示。尽管如此，根据 Tanaka 等[24] 报道，改良版 KARD 由 4 级钛（ASTM F67）制成，其厚度从 2 mm 略微增加到 2.5 mm，并去除交叉处的孔，以增加抗疲劳性，同时保持相同的刚性。有限元分析表明，这些改良并没有改变装置的总体刚度（图 14.2）。我们还在体外试验证明了新设计装置的抗疲劳性能优于原始设计。实际上，原始设计在最大荷载为 800 N/57 万时出现了断裂，而新设计装置在 1500 N 的 800 万次循环后没有失败（表 14.1）。

此外，该装置的外表面具有喷砂光洁度，以促进与宿主骨的骨整合。其下方钩的设计更宽，以增加稳定性，特别是骨溶解导致"泪滴"较薄或部分缺损时。

钢板的交叉。竖向钢板远端有一个钩，必须插入"泪滴"下，近端有 1 个圆形钢板，有 4 个孔，用于髂骨螺钉固定。横向钢板不对称。**前爪比后爪短，因此开口平面有 10° 前倾**。单侧组件结构有不同（6种）尺寸，外径从 40 mm 到 60 mm 不等，可以用于骨水泥固定。横向钢板的两端各有一个孔，钢板交叉处有一个孔，可通过 3.5 mm 螺钉将同种异体骨直接固定在宿主骨上。

在涉及髋臼下缘的 Paprosky Ⅲ 型髋臼缺损中，重建需要将髋臼放置在解剖位置；否则会导致

## 手术技术

本节将不讨论安装该装置的最佳入路，但如果之前是水泥型臼杯，则需要广泛显露髋臼以完全去除松动的髋臼部件和骨水泥碎片。最重要的是，完全切除附着在髋臼上的纤维膜和缺损处的肉芽组织。此外，泪滴周围残留的骨赘和纤维组织应完全去除，以清晰地显露该区域。然后用脉冲冲洗髋臼。**通常不再磨锉，因为残留的髋臼柱因骨溶解已经很脆弱**。

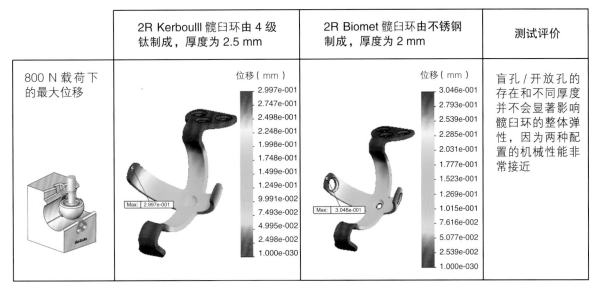

| 800 N 载荷下的最大位移 | 2R Kerboulll 髋臼环由 4 级钛制成，厚度为 2.5 mm | 2R Biomet 髋臼环由不锈钢制成，厚度为 2 mm | 测试评价 |
|---|---|---|---|
| | 位移（mm）<br>2.997e-001<br>2.747e-001<br>2.498e-001<br>2.248e-001<br>1.998e-001<br>1.748e-001<br>1.499e-001<br>1.249e-001<br>9.991e-002<br>7.493e-002<br>4.995e-002<br>2.498e-002<br>1.000e-030<br>Max: 2.997e-001 | 位移（mm）<br>3.046e-001<br>2.793e-001<br>2.539e-001<br>2.285e-001<br>2.031e-001<br>1.777e-001<br>1.523e-001<br>1.269e-001<br>1.015e-001<br>7.616e-002<br>5.077e-002<br>2.539e-002<br>1.000e-030<br>Max: 3.046e-001 | 盲孔/开放孔的存在和不同厚度并不会显著影响髋臼环的整体弹性，因为两种配置的机械性能非常接近 |

• 图 14.2 原始 Kerboulll 装置（右）与新加强版设计（左）的抗疲劳对比试验

**表14.1** 原始 Kerboull 髋臼环（Biomet）及新型髋臼环（Medacta）的抗疲劳试验结果

| MedactaKerboull 笼架 | | | | Biomet CMK 加强环 | | | |
|---|---|---|---|---|---|---|---|
| 样品 | 载荷（N） | 循环总数 | 结果 | 样品 | 载荷（N） | 循环总数 | 结果 |
| 1.1 | 3400 | 5140 | 断裂 | 1.1（步骤1） | 3400 | 574 | 变形 |
| 1.2（步骤1） | 3400 | 3478 | 断裂 | 1.2（步骤3） | 800 | 158万次 | 断裂 |
| 1.3（步骤2） | 2300 | 21406 | 断裂 | 1.3（步骤3） | 800 | 52万次 | 断裂 |
| 1.4（步骤3）+检测 | 800 | 500万次 | 未断裂 | | | | |
| | 900 | 550万次 | | | | | |
| | 1000 | 600万次 | | | | | |
| | 1100 | 650万次 | | | | | |
| | 1200 | 700万次 | | 1.4（步骤3） | 800 | 57万次 | 断裂 |
| | 1300 | 750万次 | | | | | |
| | 1400 | 800万次 | | | | | |
| | 1500 | 800万次 | 断裂 | | | | |
| 1.5（步骤3）+检测 | 800 | 500万次 | 未断裂 | | | | |
| | 900 | 550万次 | | | | | |
| | 1000 | 600万次 | | | | | |
| | 1100 | 650万次 | | | | | |
| | 1200 | 700万次 | | 1.5（步骤3） | 800 | 63万次 | 断裂 |
| | 1300 | 750万次 | | | | | |
| | 1400 | 800万次 | | | | | |
| | 1500 | 800万次 | 断裂 | | | | |
| 1.6（步骤3）+检测 | 800 | 500万次 | 未断裂 | | | | |
| | 900 | 550万次 | | | | | |
| | 1000 | 600万次 | | | | | |
| | 1100 | 650万次 | | | | | |
| | 1200 | 700万次 | | | | | |
| | 1300 | 730万次 | 断裂 | | | | |

(Courtesy of Medacta)

装置尺寸应根据术前 X 线片和模板测量。如果对侧髋关节是正常的，则应利用其以获得更准确预测。否则，装置尺寸应根据术中髋臼下半部分的骨性解剖结构来确定。

**KARD 下方钩必须小心地放在后方"泪滴"下，靠近坐骨，外展 40°~45°**（图 14.3）。一旦放置在正确的位置，就可以评估骨缺损的程度和位置，并确定所需的异体移植骨形态。钢板绝不能伸展或弯曲以适应骨缺损。骨缺损重建通常从髋臼顶部开始。在可能的情况下，其上方骨缺损通过一个大块的同种异体新鲜冷冻股骨头重建（图 14.4）。

之后，从股骨头（同种异体骨）上切下足够的薄骨片以重建内侧壁。然后用 5 mm 螺钉将钢板固定在髂骨上（图 14.5）。**为了获得足够稳定，至少需要 2 颗螺钉，总是从偏下方的螺钉开始。**一旦所有螺钉都已固定，后打的螺钉必须重新紧固。然后使用楔形同种异体骨植入残余宿主骨和 KARD 横向爪之间的缝隙，以重建髋臼前上柱和后下柱（图 14.6）。最后，将松质骨片填充于耻骨和坐骨之间的腔隙性骨缺损、不同同种异体骨块之间的间隙中，以避免骨水泥外溢。

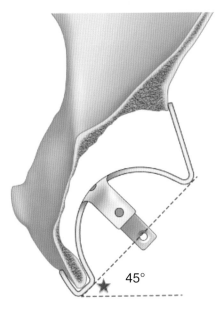

• 图 14.3　KARD 于外展 45°安放（五角星）

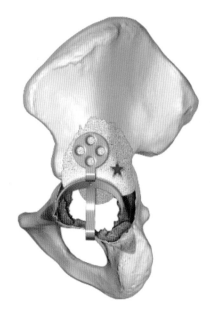

• 图 14.4　使用新鲜冷冻的同种异体股骨头（五角星）重建髋臼上方骨缺损

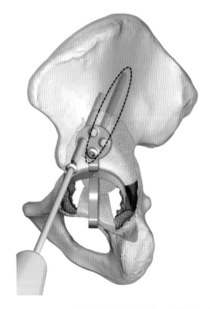

• 图 14.5　使用 5 mm 螺钉将钢板固定于髂骨。至少使用 2 颗螺钉以获得足够稳定性，总是从偏下方的螺钉（虚线圈）开始

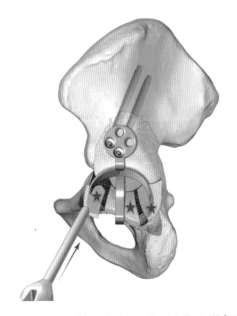

• 图 14.6　将同种异体骨碎片（五角星）楔入剩余髋臼外壁和装置横向爪之间，以重建髋臼前后壁

## 临床研究结果

　　尽管使用 KARD 治疗骨盆不连续的临床研究很少，但在长期随访中其显示出良好的效果。使用原始版 KARD 的研究主要来自法国。随后，日本 Tanaka 公司对设计进行了改良，并报道了良好的结果[24]。应该强调的是，大多数早期失败与手术技术不足有关。表 14.2 显示了 KARD 用于重建髋臼大型骨缺损的临床数据对比。

**表14.2**　KerboulII 髋臼环重建严重髋臼骨缺损的对比数据

| 作者 | 年份 | 骨缺损（髋关节数） | 平均随访时间（年） | 重建装置 | 生存率/随访终点* |
|---|---|---|---|---|---|
| Gibon 等[25] | 2018 | Paprosky Ⅲ（37髋） | 8.2 | Kerboull 环 | 95.3%/无菌性松动 |
| Makita 等[26] | 2017 | Paprosky ⅢA 和ⅢB（65髋） | 11.2 | Kerboull 环+大块异体骨移植 | 90.7%/任何原因翻修 |
| Kim 等[27] | 2017 | AAOS Ⅱ和Ⅲ（40髋） | 12.8 | Kerboull 类型环+异体大块骨移植+羟基磷灰石 | 94.9%/因松动翻修（Ⅲ型） |
| Hori 等[28] | 2012 | AAOS Ⅲ和Ⅳ（32髋） | 7.5 | Kerboull 类型环+异体大块或颗粒骨移植 | 92.3%/因松动或影像学松动翻修 |
| Akiyama 等[29] | 2011 | AAOS Ⅱ和Ⅲ（40髋） | 6.7 | Kerboull 类型环+异体大块或颗粒骨移植 | 87%/因松动或影像学松动翻修 |
| Okano 等[30] | 2010 | AAOS Ⅲ和Ⅳ（31髋） | 6.3 | Kerboull 类型环+异体大块或颗粒骨移植 | 未提及 |
| Kawanabe 等[31] | 2007 | AAOS Ⅱ、Ⅲ和Ⅳ（42髋） | 8.7 | Kerboull 类型环+异体大块或颗粒骨移植 | 53%/臼杯失败（颗粒骨）82%/臼杯失败（大块骨） |
| Tanaka 等[24] | 2003 | AAOS Ⅱ和Ⅲ（21髋） | 5.3 | Kerboull 类型环+羟基磷灰石+异体颗粒骨移植 | 未提及 |
| Kerboull 等[32] | 2000 | AAOS Ⅲ和Ⅳ（60髋） | 8 | Kerboul 环+异体大块骨移植 | 92.1%/臼杯松动 |

\* 病例平均随访时间的假体在位率
AAOS，美国骨科医师协会

## 总结

　　KARD 是重建慢性骨盆不连续的可靠选择。在严重骨溶解的病例中，"泪滴"结构被破坏时，应注意髋臼下缘重建，以最大限度地提高结构的初始稳定性。**尤为关键的是，要明白处理类似复杂情况的临床成功依赖于对解剖结构的适当重建。**如果不能做到这一点，外科医生应该选择使用其他技术和装置。

## 典型病例

　　63 岁女性，主诉为左腹股沟疼痛加重，严重行走困难，转诊来我院。17 年前在另一家医院接受了左侧 THA。患者行走距离不足一个街区，只能使用助行器。她否认有任何其他症状（发热、发冷和盗汗）。包括 C 反应蛋白和红细胞沉降率在内的感染检查也正常。患者最初的 X 线片显示臼杯松动，伴

Paprosky ⅢB 型髋臼缺损的慢性骨盆不连续。准备使用 Kerboull 髋臼环和同种异体骨对该患者进行左髋关节翻修术。

　　采用转子间入路，采用如上技术进行髋臼重建。简而言之，在去除松动的髋臼杯、骨水泥和下面的纤维组织后，采用大块同种异体骨（股骨头）处理髋臼上方缺损。2 个螺钉分别用来将异体骨牢固固定在宿主的髂骨上。其他的小块同种异体骨植入在前上和后下的缺损中。将高交联聚乙烯用水泥粘在 Kerboull 髋臼环中（图 14.7B）。术后即可被动运动进行锻炼，直到髋关节可以主动活动。术后 6 周内，患者使用拐杖进行部分负重训练，然后再进行负重训练。负重训练的进程取决于影像学评估（装置没有移动、转子间截骨愈合）。术后 6 周、3 个月、6 个月、1 年、每 2 年进行复查评估。在每次随访中，手术医生对患者进行了临床查体，并且通过骨盆前后位 X 线片进行影像学评估。

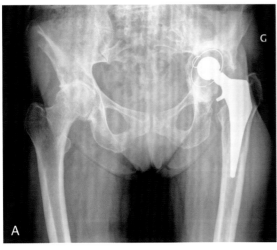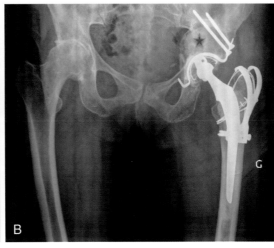

• 图 14.7　典型病例。术前骨盆前后位 X 线片示臼杯松动，Paprosky ⅢB 型髋臼骨缺损伴骨盆不连续（ A ）。术后骨盆前后位 X 线片示使用 Kerboull 髋臼环和同种异体骨重建髋臼（五角星）（ B ）

## 述评

自 20 世纪 80 年代以来，Kerboull 钢板就一直存在。它已经有了一个伟大的医疗记录，但它依然有一些迭代改良。该髋臼环类似于从耻骨上支（下钩）到髂骨（螺钉固定）的重建环。该装置目前在法国、中国、日本常规使用。在其他国家，它也应被视为一种经济的治疗选择。

（ EMMANUEL GIBON, LUC KERBOULL, MOUSSA HAMADOUCHE 著　孔祥朋 译）

## 参考文献

1. Kurtz SM, Ong KL, Schmier J, Zhao K, Mowat F, Lau E. Primary and revision arthroplasty surgery caseloads in the United States from 1990 to 2004. *J Arthroplasty.* 2009;24(2):195-203.
2. Kurtz S, Mowat F, Ong K, Chan N, Lau E, Halpern M. Prevalence of primary and revision total hip and knee arthroplasty in the United States from 1990 through 2002. *J Bone Joint Surg Am.* 2005;87:1487-1497.
3. Kurtz SM, Ong KL, Lau E, Bozic KJ. Impact of the economic downturn on total joint replacement demand in the United States: updated projections to 2021. *J Bone Joint Surg Am.* 2014;96(8):624-630.
4. Kurtz S, Ong K, Lau E, Mowat F, Halpern M. Projections of primary and revision hip and knee arthroplasty in the United States from 2005 to 2030. *J Bone Joint Surg Am.* 2007;89(4):780-785.
5. Sloan M, Premkumar A, Sheth NP. Projected volume of primary total joint arthroplasty in the U.S., 2014 to 2030. *J Bone Joint Surg Am.* 2018;100(17):1455-1460.
6. Inacio MCS, Graves SE, Pratt NL, Roughead EE, Nemes S. In-crease in total joint arthroplasty projected from 2014 to 2046 in Australia: a conservative local model with international implications. *Clin Orthop Relat Res.* 2017;475(8):2130-2137.
7. Patel A, Pavlou G, Mújica-Mota RE, Toms AD. The epidemiology of revision total knee and hip arthroplasty in England and Wales: a comparative analysis with projections for the United States. A study using the national joint registry dataset. *Bone Joint J.* 2015;97-B(8):1076-1081.
8. Bozic KJ, Kurtz SM, Lau E, Ong K, Vail TP, Berry DJ. The epidemiology of revision total hip arthroplasty in the United States. *J Bone Joint Surg.* 2009;91(1):128-133.
9. Hanna SA, Somerville L, McCalden RW, Naudie DD, MacDonald SJ. Highly cross-linked polyethylene decreases the rate of revision of total hip arthroplasty compared with conventional polyethylene at 13 years' follow-up. *Bone Joint J.* 2016;98-B(1):28-32.
10. Shen C, Tang ZH, Hu JZ, Zou GY, Xiao RC, Yan DX. Does cross-linked polyethylene decrease the revision rate of total hip arthroplasty compared with conventional polyethylene? A meta-analysis. *Orthop Traumatol Surg Res.* 2014;100(7):745-750.
11. Bitsch RG, Loidolt T, Heisel C, Ball S, Schmalzried TP. Reduction of osteolysis with use of marathon cross-linked polyethylene. A concise follow-up, at a minimum of five years, of a previous report. *J Bone Joint Surg Am.* 2008;90(7):1487-1491.
12. Epinette JA, Jolles-Haeberli BM. Comparative results from a national joint registry hip data set of a new cross-linked annealed polyethylene vs both conventional polyethylene and ceramic bearings. *J Arthroplasty.* 2016;31(7):1483-1491.
13. Delaunay C, Hamadouche M, Girard J, Duhamel A, So FG. What are the causes for failures of primary hip arthroplasties in France? *Clin Orthop Relat Res.* 2013;471(12):3863-3869.
14. DeLee JG, Charnley J. Radiological demarcation of cemented sockets in total hip replacement. *Clin Orthop Relat Res.* 1976;(121):20-32.
15. Chiang PP, Burke DW, Freiberg AA, Rubash HE. Osteolysis of the pelvis: evaluation and treatment. *Clin Orthop Relat Res.* 2003;(417):164-174.
16. Della Valle CJ, Berger RA, Rosenberg AG, Galante JO. Cementless acetabular reconstruction in revision total hip arthroplasty. *Clin Orthop Relat Res.* 2004;(420):96-100.

17. Hallstrom BR, Golladay GJ, Vittetoe DA, Harris WH. Cementless acetabular revision with the harris-galante porous prosthesis. Results after a minimum of ten years of follow-up. *J Bone Joint Surg Am.* 2004;86(5):1007-1011.

18. Park DK, Della Valle CJ, Quigley L, Moric M, Rosenberg AG, Galante JO. Revision of the acetabular component without cement. A concise follow-up, at twenty to twenty-four years, of a previous report. *J Bone Joint Surg Am.* 2009;91(2):350-355.

19. Templeton JE, Callaghan JJ, Goetz DD, Sullivan PM, Johnston RC. Revision of a cemented acetabular component to a cementless acetabular component. A ten to fourteen-year follow-up study. *J Bone Joint Surg Am.* 2001;83(11):1706-1711.

20. Trumm BN, Callaghan JJ, Liu SS, Goetz DD, Johnston RC. Revision with cementless acetabular components: a concise follow-up, at a minimum of twenty years, of previous reports. *J Bone Joint Surg Am.* 2012;94(21):2001-2004.

21. Boscainos PJ, Kellett CF, Maury AC, Backstein D, Gross AE. Management of periacetabular bone loss in revision hip arthroplasty. *Clin Orthop Relat Res.* 2007;465:159-165.

22. Garcia-Cimbrelo E. Porous-coated cementless acetabular cups in revision surgery: a 6- to 11-year follow-up study. *J Arthroplasty.* 1999;14(4):397-406.

23. Goodman S, Saastamoinen H, Shasha N, Gross A. Complications of ilioischial reconstruction rings in revision total hip arthroplasty. *J Arthroplasty.* 2004;19(4):436-446.

24. Tanaka C, Shikata J, Ikenaga M, Takahashi M. Acetabular reconstruction using a kerboull-type acetabular reinforcement device and hydroxyapatite granules: a 3- to 8-year follow-up study. *J Arthroplasty.* 2003;18(6):719-725.

25. Gibon E, Barut N, Courpied JP, Hamadouche M. Revision total hip arthroplasty using the kerboull acetabular reinforcement device for paprosky type III defects involving the inferior margin of the acetabulum. *Bone Joint J.* 2018;100-B(6):725-732.

26. Makita H, Kerboull M, Inaba Y, Tezuka T, Saito T, Kerboull L. Revision total hip arthroplasty using the kerboull acetabular reinforcement device and structural allograft for severe defects of the acetabulum. *J Arthroplasty.* 2017;32(11):3502-3509.

27. Kim Y, Tanaka C, Kanoe H. Long-term outcome of acetabular reconstruction using a kerboull-type acetabular reinforcement device with hydroxyapatite granule and structural autograft for AAOS type II and III acetabular defects. *J Arthroplasty.* 2015;30(10):1810-1814.

28. Hori J, Yasunaga Y, Yamasaki T, et al. Mid-term results of acetabular reconstruction using a kerboull-type acetabular reinforcement device. *Int Orthop.* 2012;36(1):23-26.

29. Akiyama H, Yamamoto K, Tsukanaka M, et al. Revision total hip arthroplasty using a kerboull-type acetabular reinforcement device with bone allograft: minimum 4.5-year follow-up results and mechanical analysis. *J Bone Joint Surg Br.* 2011;93(9):1194-1200.

30. Okano K, Miyata N, Enomoto H, Osaki M, Shindo H. Revision with impacted bone allografts and the kerboull cross plate for massive bone defect of the acetabulum. *J Arthroplasty.* 2010;25(4):594-599.

31. Kawanabe K, Akiyama H, Onishi E, Nakamura T. Revision total hip replacement using the kerboull acetabular reinforcement device with morsellised or bulk graft: results at a mean follow-up of 8.7 years. *J Bone Joint Surg Br.* 2007;89(1):26-31.

32. Kerboull M, Hamadouche M, Kerboull L. The kerboull acetabular reinforcement device in major acetabular reconstructions. *Clin Orthop Relat Res.* 2000;378:155-168.

33. Baba T, Shitoto K. Revision of total hip arthroplasty using the kerboull and KT plates. *Int Orthop.* 2010;34(3):341-347.

# 第15章

# 髋臼打压植骨治疗慢性骨盆不连续

## 背景

髋臼打压植骨在髋关节翻修手术中是一种有吸引力的技术。这项技术联合使用骨水泥型臼杯已经有超过40年的临床经验[1, 2]。最近的研究也发表了关于在非骨水泥臼杯上成功应用这种技术的结果[3, 4]。打压植骨是仅有的真正恢复骨量丢失的技术。多项研究已经证明这些同种异体骨可以整合到正常骨中[5, 6]。

已经明确打压植骨在腔隙性骨缺损中非常成功。在更广泛的骨缺损中，打压植骨技术具备更高的要求，临床结局并不总是可重复的[7]。其他研究指出在Paprosky ⅢB型骨缺损中使用这项技术显示出较好的结果[4, 8]。我们工作组报道使用这项技术在较大的骨缺损，主要是在Paprosky ⅢA和ⅢB型骨缺损中，显示出令人满意的结果——以任何原因进行翻修为终点的10年生存率为88%[9]。

髋关节翻修医生仍然面临较大的未解决的问题是对年轻患者进行翻修手术。骨科医生每年在55岁以下患者中实施的全髋关节置换术（THA）的数量持续增加；然而，缺乏在年轻患者中进行髋关节翻修结果的文献支持[10]。在年轻患者中使用非骨水泥假体的翻修结果数据有限，令人失望[11, 12]。对于较年轻患者的初次重建手术，髋臼打压植骨技术是非常吸引人的选择，也可以应用在较广泛的骨缺损中[13]。外上侧较大缺损的情况通常需要将这种技术与网片结合，如果需要，网片可以用钢板进行加强。在特殊病例，这些补片可以与额外的结构性大块移植物结合，通常是同种异体股骨头移植物。由于恢复了骨量，打压植骨后进行的成功的髋臼重建可以在10年内获得良好的假体生存率[14, 15]。

**说明：在髋臼较大缺损合并慢性骨盆不连续的病**例，使用打压植骨的生物解决方案仍然是可能的；然而，与骨盆不连续相关的机械问题的认识也至关重要。骨盆不连续必须通过钢板去桥接，仅仅使用网片重建并不充分。钢板可以放在髋臼内壁或者应用在外缘。一旦骨盆不连续变得稳定，再进行打压植骨操作。在本章中，我们将详细介绍打压植骨技术在伴有慢性骨盆不连续的巨大髋臼缺损中的应用。

## 手术技术

### 手术准备

高度怀疑慢性骨盆不连续至关重要。合适的平片和CT三维重建可以帮助确定诊断（见第3章）。

### 所需设备

如果考虑固定慢性骨盆不连续的话，需要准备重建钢板，包括软钻。内壁和外缘网片应该都可利用，应该包括最大尺寸网片。在有难度的病例，确保一个平的网片作为备份是有帮助的。作者推荐有3块或者更多块同种异体股骨头可用——用钳子或特殊的骨磨机对移植骨进行预削。骨片尺寸应该在8~12 mm之间。在一些病例需要准备处理好的骨片，检查是否有足够大的骨片（同种异体骨，8~12 mm）可以使用。

**使用部分股骨头作为结构性移植是可能的，特别是在较大的外上侧骨缺损。**此外，还需要一组不同尺寸的金属髋臼取出器（附有滑锤）。骨水泥和（高交联的）聚乙烯臼杯应该放在网架上。在这些病例，合适的情况下也可以选择在双动臼杯中使用骨水泥。

### 患者体位和手术入路

我们推荐在侧卧位使用骨盆前后支撑的情况下，

通过后侧入路进行手术显露。**虽然髋臼打压植骨技术可以通过其他手术入路进行，我们认为后方入路是显露髋臼后壁和后柱的最佳途径。**

## 技术要点

采用延长的后外侧入路，坐骨神经通过触诊定位。有必要获得髋臼周围的显露——保留股骨假体时，这可能更困难，因为需要使股骨前移。一旦髋臼显露好后，把板钩和阻挡钉放在恰当的位置，取出失效的髋臼杯。**检查髋臼，确认慢性骨盆不连续的存在和位置。清除跨越不连续区域的多余纤维组织。重要的是不要移除骨块间的所有软组织以避免不连续区域的不稳定。**用手去按压有助于发现这些骨折线。为了稳定慢性骨盆不连续的钢板形态需要在这一步确定。在这一阶段，应该对骨缺损的形态进行分类。**如果有内壁缺损，计划怎么去修复这种缺损。评价是否单独的网笼就可以满足修复缺损还是需要额外的内壁钢板（这是与稳定骨盆不连续的钢板不同的一款钢板）。**

髋臼横韧带可以作为髋臼旋转中心的解剖标志。目标是恢复髋臼原有的解剖旋转中心。髋臼试模可以放在髋臼横韧带下缘水平来评估是否存在外上方的阶段性骨缺损。在大多数病例，上外侧网片可应用于髋臼外侧。这种网片必须总是使用小的螺钉固定，至少需要 5 个螺钉。

补片的最前角部分和最后角部分的固定至关重要。对于较大的外上侧节段骨缺损，有时可以用大块的移植物支撑进行重建。在这些病例，同种异体股骨头的实体部分必须经过修剪来适应外上侧阶段性骨缺损的位置——结构性骨块必须使用螺钉固定。髋关节表面置换用的股骨头铰刀可用于制备同种异体股骨头。

接下来，应确定慢性骨盆不连续的钢板固定方法。有时，跨越慢性骨盆不连续固定可以通过从髋臼内侧放置钢板进行操作。如果髋臼内侧的接骨板产生轻微的髋臼牵拉，则是有帮助的，因为这种额外的压力可以后期来稳定骨盆不连续。一旦植入钢板，检查是否仍需要内壁的网片。如果内壁存在阶段性骨缺损，则必须要考虑网片。在大的内壁缺损，内侧壁网片可由穿过内侧壁缺损的小钢板支撑。

如果把钢板放置在外侧，后柱可以进行固定，钢板将从坐骨结节延伸到上外侧缘到前柱。在这些病例，存在慢性骨盆不连续合并外上侧大缺损，应该首选使用网片来重建骨缺损。一旦应用螺钉固定完网片，把后柱钢板放置在网片上，可以通过网片上的孔拧入螺钉，或者新的钻孔可以穿过金属网片。钢板用适当数量的螺钉固定。

一旦阶段性骨缺损和慢性骨盆不连续稳定后，就可以开始进行打压植骨。我们推荐首先使用冰冻的同种异体股骨头。如前所述，在手术室有多种选择来处理骨碎片。第一种选择是直接从股骨头部生产骨碎片。把股骨头劈开四部分，使用咬骨钳从松质骨上制作骨碎片。重要的是这些骨碎片的直径应该在 8~12 mm，所以需要使用大点的钳子。

第二种选择是使用特殊的钳夹并使用铰刀从股骨头部移除所有的软骨。在这项技术中没有必要去除皮质下骨；有必要移除所有的软组织。接下来，股骨头被分成两半，然后在骨磨削机器上制作成 6~8 mm 的碎片。所有骨磨削机不制作大的骨碎片，所以必须严格评估骨碎片的大小。第三种选择是从同样由骨磨削机器制作的骨样本库中获取骨碎片。

使用更大的骨碎片再怎么强调也不为过，我们已经证明，在骨水泥臼杯重建中使用较小的骨碎片会妨碍重建的稳定性[15]。在更广泛的缺损中，使用大小合适的骨碎片是非常关键的。

如果髋臼内钢板重建合并内侧壁缺损，首先在钢板周围应用一些植骨材料，并用小型打器进行打压植骨。内侧网片不应与钢板直接接触。在一层薄薄的骨头的后面，将内侧壁网片放置到位。如果髋臼内没有使用钢板重建，可以直接插入补片来修复缺损。

可以用螺钉固定内侧壁网片，但在大多数情况下这不是必须的。包含性骨缺损可以用骨碎屑填充，打压每一层的骨碎片。首先使用最小的打压器进行打压植骨，最常见的是 42 mm 的打器，然后打压器逐次增加 2 mm，直到达到最大直径（匹配髋臼尺寸）。然后，再次打压另一层骨碎片，重复上述步骤。最后使用的（因此是最大的）打压器的外径应该比计划臼杯外径大 2~4 mm。

接下来，准备骨水泥（通常是两包）并将骨水泥植入到缺损处。骨水泥可直接注射到重建的移植物上。使用髋臼密封加压骨水泥进行重建；加压至少 90 秒。去掉密封，再加一点骨水泥。现在，将臼杯调整至正确的前倾和外展角度。在骨水泥完全固化之前去除臼杯周围溢出的骨水泥。

在翻修时，我们更倾向使用可容纳 32 mm 股骨头的臼杯。虽然我们没有使用容纳 36 mm 球头臼杯的经验，但在这些复杂的翻修案例中，容纳 36 mm 球头臼杯也很有吸引力。另一种选择是结合双动骨水泥杯重建。一些数据表明，使用双动杯进行重建是可以接受的，并且没有负面的影响。然而，我们不建议对骨水泥限制性衬垫的假体进行打压植骨。限制性衬垫可能会表现出过大的拔出力，从而导致早期失败和部件松动。

我们已经在之前进行打压植骨重建并使用 32 mm 球头臼杯并出现慢性不稳的病例中使用限制性衬垫。在这些情况下，我们建议将聚乙烯臼杯扩孔，但保持骨水泥套管完好无损。骨水泥 - 骨水泥型假体的翻修可以使用骨水泥限制性衬垫；如果用于先前重建的移植物已经被并入，则限制性衬垫并不是问题。

在骨水泥固化后，可以尝试进行复位。检查股骨假体组件与髋臼衬垫是否存在撞击是十分重要的。

## 常见误区及建议

这种外科技术在技术上要求很高；然而，这与本书中提出的其他技术类似。**对打压植骨的经验是至关重要的；所有步骤都应该仔细按照顺序进行。**

**在对慢性骨盆不连续部位进行钢板固定后，应该手动测试重建部位，确保其稳定。如果存在微动，失败的可能性较高。**使用合适尺寸的骨碎片是这个过程成功的关键。我们在这个课题上做了广泛的研究，并证明了更大尺寸的骨碎片（直径在 8~12 mm）能对臼杯提供更高的稳定性[16]。**在广泛的骨缺损中，使用合适大小的骨碎片更为重要。要知道，大多数骨磨机只能制作出 2~5 mm 的小骨碎片。在这样的情况下，可从骨库中订购更大的骨片，或者用咬骨钳手工制作骨片。**

打压植骨应该自始至终使用金属锤和金属打压器。**使用反向磨锉技术进行打压植骨将不能达到重建的足够稳定性。**

## 术后处理及常见并发症

以往对慢性骨盆不连续患者，采用钢板和植骨重建后，需要卧床休息 6 周。在过去的 15 年里，我们做到了术后第 1 天让患者下地负重活动。患者在手术后 6 周、12 周、6 个月和 1 年在门诊接受影像学评估。术后 6 周，患者的负重达到 50%，3 个月达到完全负重。我们不使用髋关节外展支架。随访 1 年后，每年或每 2 年对他们进行临床和影像学随访。

对于伤口愈合问题要保持警惕。在手术伤口持续存在渗液的情况下，早期进行清创、使用抗生素，并保留植入物可能是有帮助的。

## 临床研究结果

见表 15.1。

## 典型病例

一位女性患者在 1995 年 33 岁时因类风湿关节炎进行了初次全髋关节置换术（THA）。两侧髋关节均使用了非骨水泥假体。右侧髋关节在 2002 年失败，因为非骨水泥型臼杯无菌性松动。在荷兰的另一个骨科中心采用打压植骨技术进行翻修手术。遗憾的是，慢性骨盆不连续当时未被发现，1 年内翻修失败（图 15.1）。她在 41 岁时来到我们的科室，当时已经需要坐轮椅行动。在左侧髋关节中存在一个髋臼杯。X 线片显示有一个保留的非骨水泥柄；然而，已进行了一次臼杯翻修手术，采用了打压植骨技术（图 15.1）。

经过广泛的检查，排除了感染造成的假体松动，她于 2003 年 7 月接受了右髋关节手术。在手术过程中，几乎所有先前翻修重建的部分都被清除，只保

**表 15.1**

| 病例系列 | 患者数 / 慢性骨盆不连续数 | 平均随访时间 | 生存率 / 愈合的慢性骨盆不连续数 | 失败数 | 失败原因 | 并发症 |
|---|---|---|---|---|---|---|
| Garcia-Cimbrelo 2010[17] | 165 例患者，181 髋<br>98 例 Paprosky ⅢA<br>83 例 Paprosky ⅢB | 7.5 年 | 84% ⅢA<br>82% ⅢB | 12 例再次翻修：<br>11 例松动，1 例感染 | 无菌性松动 | 1 例感染，4 例脱位 |
| Van Egmond 2011[9] | 25 例患者，27 髋<br>4 例 Paprosky ⅡB<br>14 例 Paprosky ⅢA<br>9 例 Paprosky ⅢB | 9 年 | 95% 终点是无菌性松动髋翻修<br>88% 终点是任何原因的髋翻修 | 3 例再次翻修<br>2 例影像学松动 | 无菌性松动感染 | 3 例假体周围骨折<br>1 例腓总神经麻痹<br>2 例脱位<br>2 例感染 |

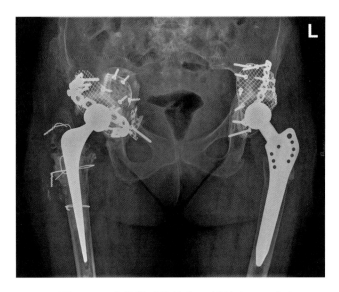

• 图 15.1　术前前后位骨盆 X 线片（2003 年）

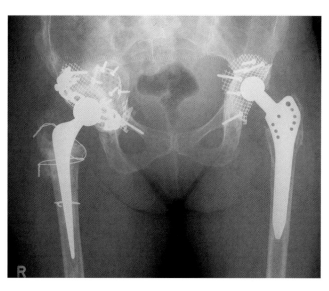

• 图 15.2　右髋关节翻修术后 1 个月 X 线片（2003 年 8 月）

留了耻骨处带有螺钉的一小部分网状补片。对关节腔内积液进行细菌培养，并且观察到前方慢性骨盆不连续，伴有广泛的骨丢失。内侧壁可见一个大的骨缺损（5 cm × 8 cm），外上侧和后侧壁一个小的骨缺损。首先，用 11 孔重建板从髋臼内侧固定骨缺损处；接下来，将股骨头的一部分切割成大块同种异体移植物，放置到内壁缺损中，并固定到重建板上。在支撑作用的移植物的顶部放置一个网格补片。补片也被用来修复较小的上外侧和后壁缺损。3 个股骨头被磨成大小为 8~12 mm 的骨碎块，并且打压在缺损处。然后将一个 32 mm 直径的聚乙烯臼杯用骨水泥黏合到适当的位置。为了便于髋臼显露，将保留的抛光 Exeter 柄从骨水泥套中取出。手术结束时，同样的柄再次插入骨水泥套管中。没有使用额外的骨水泥。

图 15.2 显示 2003 年 7 月重建后 1 个月的 X 线片。可见大块移植物、内侧壁补片、上外侧和后外侧补片及重建钢板。旋转中心充分恢复。

图 15.3 为术后 1 年的 X 线片。重建显示稳定，患者可耐受负重，无症状。此时，明显可见左侧髋臼杯正在逐渐迁移，患者仅有轻微不适。

图 15.4 为右髋关节翻修术后 2 年；重建的情况仍然很稳定。然而，左髋臼杯已逐渐移位。患者决定继续进行左侧全髋关节翻修术。

图 15.5 展示了左髋臼使用打压植骨和网格补片进行重建术后 6 周的 X 线片。在重建板的支持下，放

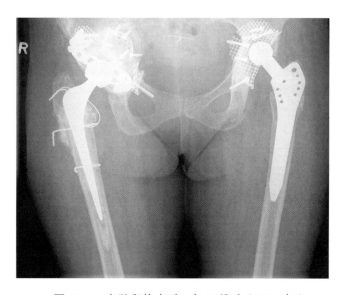

• 图 15.3　右髋翻修术后 1 年 X 线片（2004 年）

置了一个大的边缘网格补片。旋转中心已经恢复。无骨水泥柄牢固而保留。

图 15.6 显示当前的 X 线片（2021 年 12 月）——术后 18 年。没有右髋臼组件松动的迹象。骨移植的基础是标准 X 线片。在右侧柄周围的 1 区和 7 区存在骨溶解。

左侧全髋关节置换重建术已经超过 15 年。临床结果非常良好——患者行走时无需拐杖，也没有髋部疼痛不适。

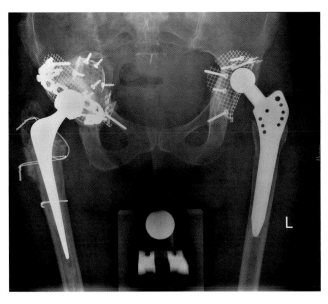

• 图 15.4　在 2005 年，骨盆前后位 X 线片显示左侧髋臼杯移位

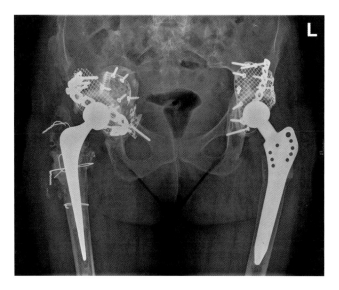

• 图 15.6　末次随访时（2021 年 12 月）—右 THA 翻修术后 18 年和左 THA 翻修术后 15 年

（WIM H. C. RIJNEN，B. WILLEM SCHREURS 著

马金辉 译）

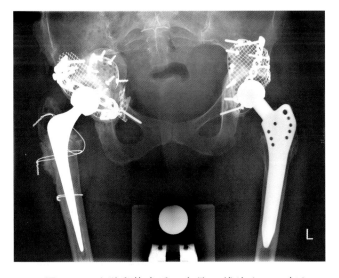

• 图 15.5　左髋翻修术后 1 个月 X 线片（2006 年）

## 评述

对于伴有慢性骨盆不连续的巨大髋臼壁缺损的治疗，采用骨水泥打压植骨是一种复杂且技术要求较高的手术。随着多孔模块金属植入物和增强体的出现，以及它们具有实现生物学固定的能力，采用骨水泥打压植骨治疗这类缺损的情况已减少。文献中有关于非骨水泥假体联合使用打压植骨的报道（见第 9 章）。但打压植骨和骨水泥重建对我们治疗伴有慢性骨盆不连续的髋臼缺损发挥了重要作用。特别是对于年轻患者存在不连续的情况，由于骨库的建立，这项技术仍然是未来翻修的一个选择。

## 参考文献

1. Slooff TJ, Huiskes R, van Horn J, Lemmens AJ. Bone grafting in total hip replacement for acetabular protrusion. *Acta Orthop Scand.* 1984;55:593-596. doi:10.3109/17453678408992402.

2. Te Stroet MA, Keurentjes JC, Rijnen WH, et al. Acetabular revision with impaction bone grafting and a cemented polyethylene acetabular component: comparison of the Kaplan-Meier analysis to the competing risk analysis in 62 revisions with 25 to 30 years follow-up. *Bone Joint J.* 2015;97-B(10):1338-1344. doi:10.1302/0301-620X.97B10.34984.

3. Waddell BS, Della Valle AG. Reconstruction of non-contained acetabular defects with impaction grafting, a reinforcement mesh and a cemented polyethylene acetabular component. *Bone Joint J.* 2017;99-B(1 suppl A):25-30. doi:10.1302/0301-620X.99B1.BJJ-2016-0322.R1.

4. Perlbach R, Palm L, Mohaddes M, Ivarsson I, Schilcher J. Good implant survival after acetabular revision with extensive impaction bone grafting and uncemented components. *Bone Joint J.* 2020;102-B(2):198-204. doi:10.1302/0301-620X.102B2.BJJ-2019-0584.R2.

5. van der Donk S, Buma P, Slooff TJ, Gardeniers JW, Schreurs BW. Incorporation of morselized bone grafts: a study of 24 acetabular biopsy specimens. *Clin Orthop Relat Res.* 2002;396:131-141. doi:10.1097/00003086-200203000-00022.

6. Ling RS, Timperley AJ, Linder L. Histology of cancellous impaction grafting in the femur. A case report. *J Bone Joint Surg Br.* 1993;75(5):693-696. doi:10.1302/0301-620X.75B5.8376422.

7. Malahias MA, Mancino F, Gu A, et al. Acetabular impaction grafting with mesh for acetabular bone defects: a systematic review. *Hip Int.* 2020;32:185-196. doi:10.1177/1120700020971851.

8. Waddell BS, Boettner F, Gonzalez Della Valle A. Favorable early results of impaction bone grafting with reinforcement mesh for the treatment of paprosky 3B acetabular defects. *J Arthroplasty.* 2017;32(3):919-923. doi:10.1016/j.arth.2016.09.037.

9. van Egmond N, De Kam DC, Gardeniers JW, Schreurs BW. Revisions of extensive acetabular defects with impaction grafting and a cement cup. *Clin Orthop Relat Res.* 2011;469(2):562-573. doi:10.1007/s11999-010-1618-8.

10. Schreurs BW, Hannink G. Total joint arthroplasty in younger patients: heading for trouble? *Lancet.* 2017;389:1374-1375. doi:10.1016/S0140-6736(17)30190-3.

11. Lee PT, Lakstein DL, Lozano B, Safir O, Backstein J, Gross AE. Mid-to long-term results of revision total hip replacement in patients aged 50 years or younger. *Bone Joint J.* 2014;96-B(8):1047-1051. doi:10.1302/0301-620X.96B8.31587.

12. Girard J, Glorion C, Bonnomet F, Fron D, Migaud H. Mid-to long-term results of revision total hip replacement in patients aged 50 years or younger. *Clin Orthop Relat Res.* 2011;469(4):1141-1147. doi:10.1007/s11999-010-1669-x.

13. Kuijpers MFL, Colo E, Schmitz MWJL, Hannink G, Rijnen WHC, Schreurs BW. The outcome of subsequent revisions after primary total hip arthroplasty in 1049 patients aged under 50 years. *Bone Joint J.* 2022;104-B(3):368-375.

14. Schreurs BW, Te Stroet MA, Rijnen WH, Gardeniers JW. Acetabular re-revision with impaction bone grafting and a cemented polyethylene cup; a biological option for successive reconstructions. *Hip Int.* 2015;25(1):44-49. doi:10.5301/hipint.5000193.

15. Garcia-Rey E, Saldaña L, Garcia-Cimbrelo E. Impaction bone grafting in hip re-revision surgery. *Bone Joint J.* 2021;103-B(3):492-499. doi:10.1302/0301-620X.103B3.BJJ-2020-1228.R1.

16. Bolder SB, Schreurs BW, Verdonschot N, van Unen JM, Gardeniers JW, Slooff TJ. Particle size of bone graft and method of impaction affect initial stability of cemented cups: human cadaveric and synthetic pelvic specimen studies. *Acta Orthop Scand.* 2003;74(6):652-657. doi:10.1080/00016470310018144.

17. Garcia-Cimbrelo E, Cruz-Pardos A, Garcia-Rey E, Ortega-Chamarro J. The survival and fate of acetabular reconstruction with impaction grafting for large defects. *Clin Orthop Relat Res.* 2010;468(12):3304-3313. doi:10.1007/s11999-010-1395-4.

# 第16章

# 髋臼骨缺损伴慢性骨盆不连续：髋臼杯－加强环罩（Cup-Cage）*vs.* 加强环罩（Cage）－加强块重建技术

## 背景

骨盆不连续被定义为髋臼近端和远端的分离，伴有不同数量的骨丢失。这种分离给全髋关节翻修术带来多重挑战。骨盆不连续可为急性或慢性。通常会在手术中发生，在这种情况下，通常采用钢板进行开放式复位内固定，然后采用传统的髋臼假体进行全髋关节置换术（见第 10 章）。然而，更常见的情况是由于髋臼假体骨溶解和松动导致的慢性骨丢失，这需要重建骨床，并在植入髋臼假体前确保足够的髋臼覆盖。

用于治疗这种临床疾病的常用技术包括颗粒状或结构性同种异体骨移植加钢板或髂坐骨抗前突加强环罩的内固定。Petrie 等 [1] 提出慢性骨盆不连续的治疗需要遵循以下四个原则：通过重建髂骨和坐骨恢复髋臼的连续性，骨缺损的植骨，优化保留血运的宿主骨与具有长入潜力的组件表面的接触，获得机械稳定的重建。并发症和失败率历来被报道高达 50%，主要归因于加强环罩的非生物固定和仅依靠螺钉固定 [2]。

由于使用颗粒性或结构性同种异体骨移植加上髂坐骨防突加强环罩的高并发症发生率，使用小梁金属髋臼杯 - 加强环罩重建慢性骨盆不连续的技术已被采用，并显示出改善的结果。该技术的基本原理是将高孔隙外壳与有血运的宿主骨和颗粒性同种异体骨移植物的混合物相接触。钛加强环罩与髋臼杯结合放置，在髋臼组件长入和稳定的同时，可减轻其负荷。小梁金属壳被用作结构移植，笼状结构允许在正确的解剖位置使用骨水泥固定聚乙烯衬垫。

近年来，由于技术困难、同种异体骨移植相关并发症和不确切的长期疗效，结构性同种异体骨移植的使用有所减少 [3, 4]。用高度多孔的金属增强物重建后的中期效果被一致认为是有前景的；因此，人

们对它们的使用有了更多的热情。在髋臼严重非包含性缺损且宿主骨血运极少去单独支撑半球形假体的骨整合的情况下，髋臼杯结合高孔隙金属增强体可以使用。通常，在没有足够血运的宿主骨来稳定高度多孔的髋臼壳的情况下可以使用杯状增强结构，这种增强结构提供了臼杯的稳定性，并为骨长入提供了植入物。

与同种异体骨移植相比，金属增强体的优点是提高骨长入的性能，消除骨吸收的风险，避免疾病传播，以及方便使用。增强体可以使用骨水泥固定在髋臼加强环罩上，理论上，当骨长入到增强体中时，一些应力会从髋臼笼中释放出来。金属增强体的缺点是，它们不能恢复骨储备，而且由于金属增强体与松动的加强环罩或杯之间的摩擦产生的碎屑，有可能导致第三体磨损。

**说明：** 在本章中，我们比较了髋臼杯 - 加强环罩重建与模块化多孔金属增强体联合髂坐骨加强环罩治疗慢性骨盆不连续的疗效。

## 手术技术

### 所需设备

在慢性骨盆不连续的情况下，髋臼重建，无论是髋臼杯 - 加强环罩还是加强环罩（cage）-加强块结构，都是用现成的高度多孔的半球形髋臼壳、模块化多孔金属增强物和钛重建加强环罩进行的（图 16.1）。

### 患者体位和手术入路

**患者置于侧卧位**，使用 Stulberg 髋关节体位架（Innomed）。采用改良粗隆滑移 [5] 或改良延长粗隆截骨术 [6] 进行直接皮肤切口，以增加髋臼显露，同时

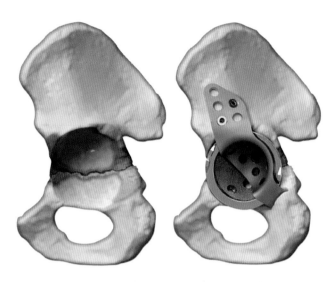

• 图 16.1　骨盆不连续和髋臼杯 - 加强环罩治疗骨盆不连续。图示骨盆不连续性和使用髋臼杯 - 加强环罩重建。髋臼壳用于连接骨盆的不连续处，加强环罩提供髋臼结构的机械稳定性。髋臼加强环罩的坐骨固定翼被嵌塞到坐骨支中。髂骨固定翼至少用 2 颗螺钉固定

可能需要股骨翻修。这些改良的截骨术与最初的描述不同，因为髋关节的后方软组织袖套保持完整，并且髋关节向前脱位。也可采用后路或经臀入路，但在我们医院，**我们更倾向于采用粗隆截骨术来进行复杂的髋臼重建**。

　　一旦之前的髋臼组件被移除，仔细显露髋臼并评

估骨缺损情况。对于任何骨盆不连续，骨膜剥离器通常可以用于充分的清创和最佳的显露。在正确的解剖水平进行轻微磨锉，并进一步评估髋臼骨丢失情况。

　　在慢性骨盆不连续伴随非包含性骨缺损的情况下（Gross V）[7]，有两种可能的手术技术可以用于重建。加强环罩用于提供髋臼结构的机械稳定性，通过将负荷经加强环罩传递到骨盆来降低负荷，进而保护金属臼杯（见图 16.1）和（或）增强体。这种加强环罩还可以使骨水泥杯处于正确的解剖水平。

## 髋臼杯 - 加强环罩重建

　　在慢性骨盆不连续被确定后，轻轻地磨锉髋臼使宿主骨尽可能多地渗血。**在磨锉过程中不建议过度用力，因为它会进一步破坏半骨盆的稳定性。作者建议向内侧钻孔以评估骨存量，然后将其磨锉至髋臼内侧皮质约 2 mm 处。**

　　在慢性骨盆不连续处和髋臼缺损处，采用颗粒状自体移植物和同种异体移植物填塞桥接。**作者建议反向磨锉尽可能多地将颗粒骨压实，而不会无意中破坏骨盆。**髋臼缺损的大小由髋臼试模和适当的高度多孔金属髋臼组件确定，该组件尺寸略大 2 mm，以使骨盆不连续处的应力最小，并固定在出血的宿主骨上。**髋臼杯应该用多颗螺钉固定在髋臼上，以桥接慢性骨盆不连续。半球形臼杯通常更垂直并且偏后放置，以放入坐骨和髂骨重建的位置**（图 16.2）。

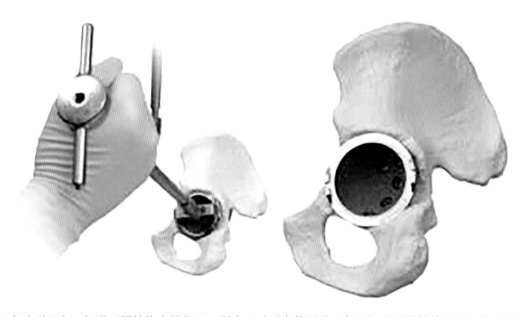

• 图 16.2　髋臼杯在髋臼杯 - 加强环罩结构中的位置。图中显示了在使用髋臼杯 - 加强环罩结构治疗骨盆不连续时髋臼壳的正确定位。半球形杯的位置更垂直和向后，以进入坐骨和髂骨重建加强环罩

为了引入加强环罩，髂骨在骨膜下显露，以保护臀中肌的臀上神经。充分显露后，在坐骨上钻一个小洞，用深度计来确定其骨内位置。深度测量仪应以骨性终点向后下方向推进 2.5~3 cm。然后用骨凿在坐骨中制作一个狭槽，用于适配加强环罩的下翼[8]。如果有广泛的坐骨骨溶解，可以使用刮匙，用颗粒骨移植物填充骨丢失，或者切除坐骨翼（见第 17 章）。通过试模，可以在原位确定加强环罩的正确尺寸和凸缘轮廓度。通常，坐骨固定翼需要稍微向上弯曲以适应坐骨的弯曲，髂骨固定翼向髂骨弯曲以最大限度地扩大接触面积。用塑形金属板将固定翼弯曲塑形。固定翼过度弯曲会削弱固定效果，但为了达到最佳的适配，可能需要多次弯曲塑形。先打压固定坐骨固定翼，然后放入加强环罩（ZCA 重建加强环罩；Zimmer，Warsaw，Indiana）。螺钉通常不用于坐骨稳定，以避免损伤坐骨神经[9]。然后用至少 3 个螺钉固定髂骨固定翼，以将加强环罩固定到骨盆上。放置髂骨螺钉时必须小心，避免损伤骨盆外（臀上神经和动脉）和骨盆内（髂内血管和闭孔血管）结构。如果坐骨太小而无法安放固定翼，或者由于慢性骨盆不连续旋转而无法进入，则切除坐骨固定翼。我们在大约 30% 的病例中这样做（见第 17 章）。

聚乙烯髋臼组件的外展和前倾通常与加强环罩不对称。组件的放置不受加强环罩位置的影响，需要在更加水平和前倾的位置进行压配（图 16.3）。对于外展肌功能差或静态关节囊约束完全丧失的患者，可以使用限制性衬垫；然而，它增加了加强环罩 – 宿主骨界面的扭转应力。

## 加强环罩 - 加强块重建技术

移除髋臼组件后，清理髋臼骨面并轻轻磨锉。在确定慢性骨盆不连续后，如果在准备加强环罩结构时，多孔杯不能在不连续处稳定下来，则使用试验加强块来桥接骨不连续处。如果试验加强组件能够桥接不连续处，且有足够血运的宿主骨允许在不连续处增加固定和长入，则可以采用加强环罩 – 加强块结构。最好在不连续处的每侧使用 2 个螺钉固定加强组件，然后如髋臼杯 – 加强环罩技术中所述植入加强环罩和聚乙烯衬垫。

一种多孔金属增强组件（金属小梁；Zimmer，Warsaw，Indiana）用于填补非包含的节段性骨缺损（图 16.4）。该增强组件是基于骨丢失的几何形状来选择的，并且用至少 2 颗螺钉对出血的宿主骨进行固定。一旦将增强体放置并固定在宿主骨上以填补必要的缺损，就会引入钛加强环罩，并按照前面所述的方法确定尺寸。骨水泥被用来填充加强环罩和加强块之间的界面，这增加了结构的整体稳定性。

# 术后处理及并发症

术后 2 周、6 周、3 个月、6 个月、12 个月和每年 1 次，对因慢性骨盆不连续而采用髋臼杯 - 加强环罩或加强环罩 - 加强块结构进行髋关节翻修的患者进行临床和放射学评估。患者被指导遵循标准的术后预

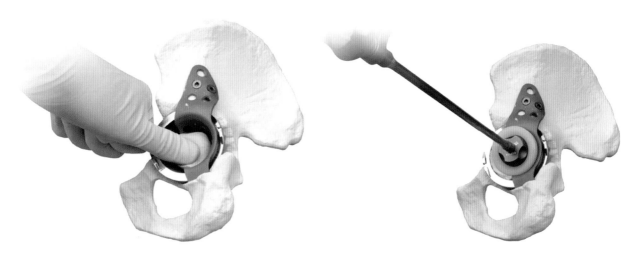

• 图 16.3 髋臼衬垫在髋臼杯 – 加强环罩结构中的骨水泥固定。一旦髋臼杯 - 加强环罩结构固定在骨盆上，聚乙烯衬垫就被黏合到髋臼杯加强环罩中。聚乙烯髋臼组件的外展和前倾通常与加强环罩不对称。组件的放置不受加强环罩位置的影响，需要在更加水平和前倾的位置进行压配

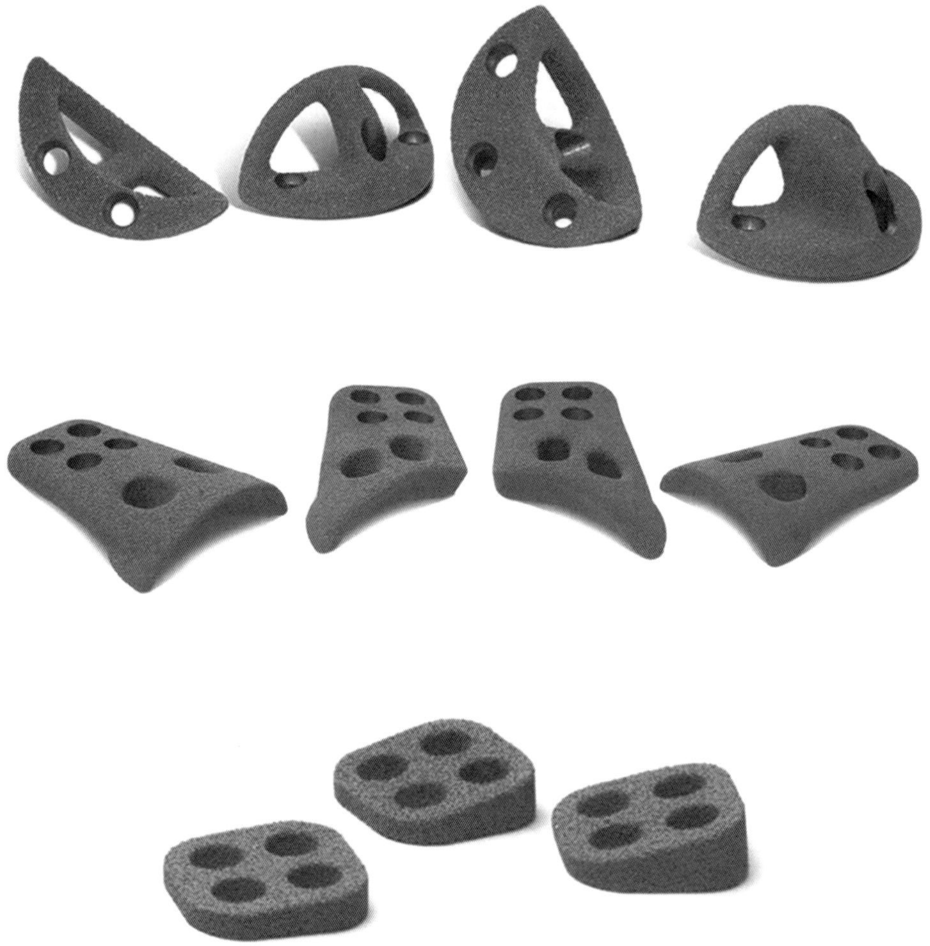

• 图 16.4　Zimmer 金属小梁加强块用于髋臼重建翻修。常规增强件、柱支撑增强件和垫片增强件的照片

防措施，并保持足趾接触负重 6 周。术后患者接受标准的深静脉血栓预防和静脉注射抗生素 5 天，随后 5 天口服抗生素。

　　与任何全髋关节翻修术一样，伤口并发症、感染和神经血管损伤是术后早期的主要问题。髋臼杯-加强环罩或加强环罩-加强块重建的特殊并发症包括无菌性松动、复发性脱位、伤口愈合问题和（或）感染。

## 临床研究结果

### 髋臼杯-加强环罩重建

　　髋臼杯-加强环罩重建的中期结果是很可观的，在 26 个骨盆不连续的髋关节中，7 年生存率为 87.2%[10]。如果试验髋臼组件的部分稳定性定义为髋臼的稳定性可以维持试模稳定于原位，作者建议使用髋臼杯-加强环罩结构。如果没有初始稳定性，骨长

入是不可能的，带或不带加强块的加强环罩成为了一种选择。请参考第 17 章关于髋臼杯-加强环罩重建治疗慢性骨盆不连续的其他研究总结。

### 加强环罩-加强块重建

　　25 例全髋关节置换翻修术治疗严重髋臼骨丢失并伴有慢性骨盆不连续的 8 例患者使用加强环罩-加强块结构的 4.6 年生存率为 75.7%[2]。在本研究中，8 例慢性骨盆不连续患者中有 2 例（25%）失败[2]。这组失败患者均有肿瘤髋臼切除术史，失败的原因可能与放疗或骨丢失的严重程度有关。放疗后的骨床支持骨长入的生物学潜力较差，在这些病例使用加强块并不理想。我们最近的数据显示，在连续的 54 例患者中，平均随访 6.5 年，生存率为 80%。最常见的并发症是无菌性松动（6 例需要加强环罩翻修）和脱位（5 例需要限制性衬垫修补但保留加强环罩-加强块结构）。8

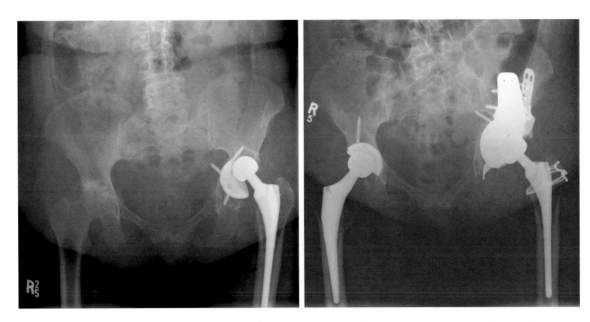

- **典型案例 16.1** 在全髋关节翻修术中使用髋臼杯 - 加强环罩重建和加强块组件处理骨盆不连续

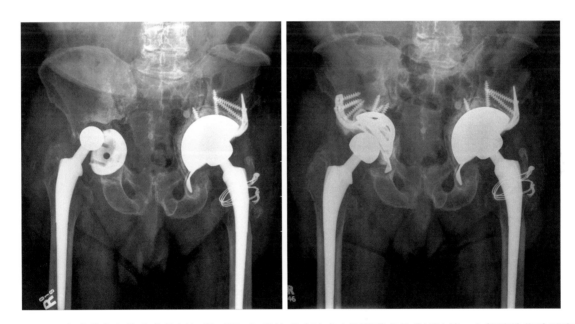

- **典型病例 16.2** 全髋关节翻修术中使用加强环罩 - 加强块重建治疗右侧髋关节骨盆不连续。左侧髋关节采用髋臼杯 - 加强环罩结构

例患者有骨盆不连续，其中 2 例需要用髋臼加强环罩 - 加强块进行翻修。

（ALLAN E. GROSS, RYAN PERLUS 著
马金辉 译）

# 参考文献

1. Petrie J, Sassoon A, Haidukewych GJ. Pelvic discontinuity: current solutions. *Bone Joint J.* 2013;95-B(11)(suppl A):109-113. doi:10.1302/0301-620X.95B11.32764.

2. Makinen TJ, Abolghasemian M, Watts E, et al. Management of massive acetabular bone defects in revision arthroplasty of the hip using a reconstruction cage and porous metal augment. *Bone Joint J.* 2017;99-B(5):607-613. doi:10.1302/0301-620X.99B5.BJJ-2014-0264.R3.

3. Garbuz D, Morsi E, Gross AE. Revision of the acetabular component of a total hip arthroplasty with a massive structural allograft. Study with a minimum five-year follow up. *J Bone Joint Surg Am.* 1996;78(5):693-697. doi:10.2106/00004623-199605000-00008.

4. Saleh KJ, Jaroszynski G, Woodgae I, Saleh L, Gross AE. Revision total hip arthroplasty with the use of structural acetabular allograft and reconstruction ring: a case series with a 10 year average follow up. *J Arthroplasty.* 2000;15(8):951-958. doi:10.1054/arth.2000.9055.

5. Lakstein D, Backstein DJ, Safir O, Kosashvili Y, Gross AE. Modified trochanteric slide for complex hip arthroplasty: clinical outcomes and complication rates. *J Arthroplasty.* 2010;25:363-368. doi:10.1016/j.arth.2009.02.017.

6. Meek RM, Greidanus NV, Garbuz DS, Masri BA, Duncan CP. Extended trochanteric osteotomy: planning, surgical technique, and pitfalls. *Intr Course Lect.* 2004;53:119-130.

7. Saleh KJ, Holtzman J, Gafni A, et al. Development, test reliability and validation of a classification for revision hip arthroplasty. *J Orthop Res.* 2001;19:50-56. doi:10.1016/S0736-0266(00)00021-8.

8. Makinen TJ, Kuzyk P, Safir OA, Backstein D, Gross AE. Roles of cages in revision arthroplasty of the acetabulum. *J Bone Surg Am.* 2016;98:233-242. doi:10.2106/JBJS.O.00143.

9. Goodman S, Saastamoinen H, Shasha N, Gross AE. Complications of ilioischial reconstruction rings in revision total hip arthroplasty. *J Arthroplasty.* 2004;19:436-446. doi:10.1016/j.arth.2003.11.015.

10. Abolghasemian M, Tangsaraporn S, Drexler M, et al. The challenge of pelvic discontinuity: cup-cage reconstruction does better than conventional cages in mid-term. *Bone Joint J.* 2014;96-B(2):195-200. doi:10.1302/0301-620X.96B2.31907.

# 第 17 章

# 髋臼杯 – 加强环罩（Cup-Cage）/ 半加强环罩治疗慢性骨盆不连续

## 引言

慢性骨盆不连续及髋臼严重骨丢失时，半球形生物臼杯难以获得稳定的固定界面，影响骨长入及实现生物固定，最终导致臼杯失败和移位。使用半球形臼杯并辅助螺钉固定时，其松动与慢性骨盆不连续明显相关。即便联合使用后柱钢板或垫块，也有相当高的失败率。

髋臼杯 - 加强环罩（cup-cage）技术是植入多孔金属臼杯与宿主骨接触，再用防内突加强环罩进行辅助固定。防内突加强环罩的下翼插入在坐骨开的槽中，或贴在坐骨表面并用螺钉固定。贴于坐骨表面时与坐骨神经邻近，需注意保护。

髋臼杯 - 半加强环罩与之类似，用螺旋锉或高速金属钻头切掉防内突加强环罩的坐骨固定支，仅将其固定于髂骨，此方法更容易。此技术也可与牵张技术结合使用。另外，因为不需要显露太多坐骨，坐骨神经损伤风险小。

**说明：无论采用何种重建技术，Charnley 3 区的固定对于慢性骨盆不连续至关重要，以保证残余的后柱、坐骨与多孔金属臼杯愈合，防止臼杯失败。**

## 历史

防内突加强环罩问世于 20 世纪 90 年代，用于治疗慢性骨盆不连续、大量骨丢失或病理性骨缺损。防内突加强环罩没有骨长入表面，直接应用于宿主骨或移植骨，臼杯用骨水泥固定于加强环罩中。此技术在一些病例表现出良好的初始稳定性，但由于缺乏骨整合，通常中长期会出现机械失败。

髋臼杯 - 加强环罩技术首次报道于 2005 年。它

采用带螺钉的翻修钽杯与残余宿主骨进行骨整合，实现生物固定，在臼杯外应用防内突加强环罩增加初始稳定性。**在完整的髋臼杯 – 加强环罩结构中，下翼固定到坐骨，上翼固定至髂骨。髋臼杯 – 半加强环罩仅有上翼通过螺钉固定到髂骨。加强环罩可以分担载荷，保护髋臼杯稳定及骨整合，以及植骨的重塑。**

加强环罩仅在早期骨整合阶段起作用，分担臼杯的机械负荷。当臼杯与宿主骨整合后，臼杯便承担了更多的机械负荷，从而减少加强环罩的机械失败。**我们建议在 Paprosky ⅢA 和 ⅢB 骨缺损时不能单纯使用半球臼杯，而是要用髋臼杯 – 加强环罩结构。对于髋臼周围转移性肿瘤、髋臼骨折和有既往骨盆放疗史的患者，作者也倾向于此重建技术。因为是组配式安装，术中可以在评估髋臼骨缺损的程度后，再决定是否应用该技术。**

## 适应证、禁忌证和其他方案

髋臼杯 - 加强环罩重建的适应证为：半球臼杯（或加垫块）无法获得稳定的初始固定，并最终获得骨长入的病例。当宿主骨不能为半球臼杯提供支撑，例如慢性骨盆不连续、大量骨丢失、经历过放疗、原发性或继发性肿瘤引起的病理性骨缺损，这种重建方法是理想的。当预期半球臼杯失败率高时，应采用该技术。

髋臼杯 - 加强环罩技术的禁忌证为罕见的严重髂骨、坐骨骨缺损。这些情况需要其他方法（如定制的三翼杯技术）来桥接缺损。此外，在骨丢失不太严重，臼杯接触宿主骨能达到 50% 或以上时，髋臼杯 - 加强环罩重建是不必要的，可以用更简单的方法。

其他常用的重建方法包括定制三翼杯、组配多孔

涂层大杯及多孔垫块、带后柱板的多孔涂层髋臼杯、髋臼牵张技术或防内突加强环罩（无法骨整合）。后者的早中期结果满意，但晚期机械失效率较高，在极端情况下仍可能是最好的选择（见第 13 章）。定制三翼杯与髋臼杯 - 加强环罩结构的理念类似，目的是实现骨整合，但前者是非组配式，刚性桥接髋臼周围骨缺损，实现髂骨、坐骨和耻骨的联合（见第 19 章）。

## 手术设备和假体

手术设备包括标准髋关节牵开器，以及带金属切割附件的高速磨头。该金属切割磨头用于在多孔钽杯中钻出额外的钉孔，或者用髋臼杯 - 半加强环罩时切掉坐骨固定翼。应准备好各种型号的钽杯翻修工具、试模和假体。

防内突加强环罩有多种型号的试模，具有延展性，易于折弯获得最佳适配。用真假体时，要最大限度地减少其弯曲疲劳。多家公司提供了防内突加强环罩，理想情况下，这些假体有相应的可塑形试模，匹配髋臼杯和残余宿主骨的形态。**防内突加强环罩假体可以用老虎钳或折弯器塑形，以匹配试模形状。**

## 手术入路和加强环罩植入

充分显露对复杂髋臼重建至关重要，观察残余的髂骨、坐骨和耻骨，了解骨缺损的形态以便重建。选择何种入路依赖于医生接受的培训、经验、股骨假体状态、骨缺损的位置和既往手术入路。后方入路和外侧经臀肌入路均可以提供足够的显露。须注意经臀肌入路的近端范围，以免损伤臀上神经。必要时行股骨截骨扩大显露，可选择 Wagner 式、转子滑移、转子翻转或延长转子截骨术。

作者倾向于用髋臼杯 - 加强环罩技术，包括多孔翻修钽杯，和延伸到髂骨、坐骨的加强环罩。充分显露后，**取出髋臼假体、其他内植物、坏死碎屑、纤维组织等，显露出健康的渗血的髂骨、坐骨和耻骨。**因为骨质量差，需反向磨锉剩余的髋臼、髂坐骨。逐渐增加磨锉型号，直至磨锉能填充骨缺损，桥接髂坐骨。髋臼杯最终型号受限于前后径。如果髋臼缺损呈明显的椭圆形，半球形髋臼杯无法桥接髂坐骨，可以用楔形垫块补充重建。

磨锉完成，选择合适大小的臼杯，包容性骨缺损

可用自体或同种异体颗粒骨填充，并反向磨锉，也可以用组配式多孔金属垫块。然后打入臼杯。臼杯需紧贴在残余的宿主骨表面，必须确保植骨或金属垫块不会妨碍臼杯打入、与宿主骨接触及整合。翻修钽杯具有半椭圆体形状，其周缘较骨床大 2 mm，在同号磨锉时，能产生 2 mm 的压配。考虑到这一点，如果术中臼杯无法完全坐入，则需要用比臼杯大 1 mm 的髋臼锉再磨一下，以保证臼杯能打击到位。

使用多个螺钉将臼杯固定于髂骨、坐骨和耻骨。作者倾向于在宿主骨最好的位置，使用金属切割钻头钻出额外的螺钉孔。

臼杯固定到位后，安放髋臼杯 - 加强环罩或髋臼杯 - 半加强环罩。使用完整髋臼杯 - 加强环罩时，应充分显露坐骨，注意保护坐骨神经。髂骨也需充分显露，需剥离残余的关节囊、臀小肌和髂骨外板附着的臀中肌下段。用骨凿或铅笔头钻头在坐骨开一个槽，以安放髋臼杯 - 加强环罩下翼，将髋臼杯 - 加强环罩试模下翼插入该槽，然后原位塑形试模，沿着臼杯的后缘，直至与髂骨贴服。打开同型号的髋臼杯 - 加强环罩假体，按照试模形状进行塑形，注意尽量减少反复折弯以避免金属疲劳。将髋臼杯 - 加强环罩假体下翼插入槽中，向上覆盖臼杯及髂骨，用多根螺钉固定，螺钉双皮质固定效果更佳。

选择内衬类型并用骨水泥固定，注意保持合适的外展角和前倾角。可以使用传统的聚乙烯内衬，我们倾向于使用骨水泥型双动内衬，增大了股骨头直径及头颈比，最大限度减少了术后不稳定。骨水泥可以透过加强环罩上的孔，将内衬、髋臼杯 - 加强环罩、翻修髋臼杯交锁固定，组成一个整体。骨水泥于面团期应用，注意保持固定界面干燥，并在安装内衬时加压。骨水泥内衬的优点在于可以微调前倾角和外展角，以保证关节稳定。骨水泥固化后，去除多余的骨水泥，然后按照医生习惯关闭切口。

## 术后处理

为了保护骨整合，建议术后足趾触地或部分负重至少 6 周。6 周后根据摄片情况逐渐增加负重，术后 12 周尽量做到完全负重。作者通常使用现成的髋关节外展支具，以在早期康复时最大限度地减少髋关节"危险姿势"。

## 并发症预防

　　髋关节翻修术后最常见的并发症是不稳定和感染。在髋臼髋臼杯 - 加强环罩重建时，有些明确的措施可降低这两种并发症的风险。双动内衬不仅能通过骨水泥与髋臼杯 - 加强环罩结构固定为一体，还能最优化前倾角和外展角。此外，双动内衬使用了大直径股骨头，增大了跳出距离，增加了关节稳定性。一些文献报道髋臼杯 - 加强环罩重建的脱位率高达 14%[1,2]。

　　除了改善髋臼侧稳定性外，必要时还可以翻修股骨假体，通过增加下肢长度、偏心距及增大前倾角来提高稳定性。限制型内衬也可用于髋臼髋臼杯 - 加强环罩重建，是外展肌缺损的最佳选择。但限制型内衬使用需谨慎，因为其会增加骨长入界面的应力，影响骨整合。骨水泥中混入抗生素可以降低感染风险。此外，术后延长应用预防性口服抗生素时间可能对翻修患者有益。

　　其他潜在的并发症包括神经损伤和骨整合失败。使用全髋臼杯 - 加强环罩时需显露坐骨，此时坐骨神经损伤风险最大。**在坐骨上开槽时，要朝向远离坐骨神经的方向。使用半加强环罩减少坐骨显露也可减少神经损伤风险。**安放髂骨翼支有损伤臀上神经血管束的风险。这一神经血管束位于臀中肌转子附着点近端约 3~4 cm 处，在劈开臀中肌的入路（直接外侧或前外侧）中，须注意避免臀中肌向近端劈开过长。**后入路显露坐骨切迹时，臀上神经血管束也有损伤危险。**臀上神经距离后入路转子尖约 7 cm，但因假体失败、股骨向近端移位，其距离发生变化。**当臀上神经发生此水平的损伤时，整个臀中肌将失神经支配，与之对应的，臀中肌劈开入路中只有前部纤维可能失神经。转子翻转、转子滑移或延长转子截骨术可使臀上神经血管束松弛，减少其损伤风险。**

　　**多孔半球外杯需充分接触有血运的宿主骨，以减少骨整合失败。辅助螺钉固定非常重要，用多枚螺钉将其固定至残余的髂骨、坐骨和耻骨。使用同种异体骨时，要注意确保其不妨碍臼杯与宿主骨的压配和接触。**

## 临床研究结果

　　髋臼杯 - 加强环罩的临床结果见表 17.1。虽然缺乏长期随访，但早、中期结果是很好的。中期随访显示，治疗慢性骨盆不连续，髋臼杯 - 加强环罩优于传统的钛加强环罩。

**表 17.1　已发表的髋臼杯 - 加强环罩重建结果**

| 作者（年份） | 髋臼杯 - 加强环罩重建（例数） | 平均年龄（范围） | 平均随访月数（范围） | 适应证 | 成功率（%） | 结果 |
|---|---|---|---|---|---|---|
| Kosashvili et al.（2009）[3] | 26 | 64.9（44~84） | 44.6（24~68） | 骨盆不连续 | 100 | 23 例未见松动迹象，3 例结果未知 |
| Chana-Rodriguez et al.（2012）[4] | 6 | 77（70~85） | 25（24~26） | 高龄患者髋臼骨折 | 100 | 骨折均愈合 |
| Joglekar et al.（2012）[5] | 3 | 71（57~89） | 最少 60 | 骨盆恶性肿瘤放疗史 | 100 | 无松动畸形 |
| Khan et al.（2012）[6] | 7 | 60（22~80） | 56（26~85） | 骨盆周围转移性肿瘤 | 100 | 假体无移位及松动 |
| Rogers et al.（2012）[1] | 42 | 67.5（27~88） | 35（24~93） | 慢性骨盆不连续 | 90.5 | 4 例翻修：2 例重建失败，2 例不稳定，8 年生存率 86.3% |
| Tangsataporn et al.（2013）[7] | 7 | 61（27~80） | 57（24~209） | 防内突加强环罩及加强环失败 | 71 | 2 例松动失败 |
| Abolghasemian et al.（2014）[8] | 26 | 65（44~84） | 82（12~113） | 骨盆不连续 | 85 | 4 例松动失败，7 年生存率 87.2% |

（续表）

| 作者（年份） | 髋臼杯-加强环罩重建（例数） | 平均年龄（范围） | 平均随访月数（范围） | 适应证 | 成功率（%） | 结果 |
|---|---|---|---|---|---|---|
| Amenabar et al.（2016）[9] | 67 | 66（30~86） | 74（24~135） | 骨盆不连续及髋臼严重骨缺损 | 93 | 5 年生存率93%，10 年生存率85% |
| Sculco et al.（2017）[10] | 57 | 66.5（31~95） | 55.2（16.8~127.2）临床随访，44.4（1.2~127.2）放射学随访 | 骨盆不连续及髋臼严重骨缺损 | 89 | 5 例髋臼杯-加强环罩翻修，1 例髋臼杯-半加强环罩翻修 |
| Konan et al.（2017）[11] | 24 | 72（37~90） | 72（24~120） | 骨盆不连续 | 96 | 23 例无松动迹象 |
| Hipfl et al.（2018）[12] | 35 | 70（42~85） | 47（25~84） | 骨盆不连续及髋臼严重骨缺损 | 89 | 无松动翻修，翻修原因为神经激惹、不稳定、感染 |
| Malhotra et al.（2019）[13] | 8 | 61.4（35~73） | 50.5（24~72） | 髋臼骨折 | 100 | 无放射学松动迹象，1 例患者脱位，闭合复位 |
| Arvinte et al.（2020）[14] | 7 | 76（73~81） | 72（63~140） | 髋臼严重骨缺损 | 100 | 无翻修 |

## 典型病例

71 岁男性，左髋关节翻修术失败，髋臼假体无菌性松动，慢性骨盆不连续。图 17.1A~C 为骨盆正位片，示骨盆不连续和髋臼假体松动。图 17.1D 为髋臼杯-半加强环罩重建术中照片。图 17.1E、F 为术后即刻 X 线片，分别为髋关节正位、穿桌侧位，示髋臼杯-加强环罩重建。图 17.1G、H 为术后 3 个月 X 线片，骨整合良好。

## 评述

髋臼杯-加强环罩结构采用加强环罩保护多孔金属臼杯，同时实现生物固定，目前正逐渐流行。由于存在下翼在坐骨骨溶解时难以安放、下翼断裂、髋臼杯-加强环罩失败，该技术已演变出髋臼杯-半加强环罩结构。

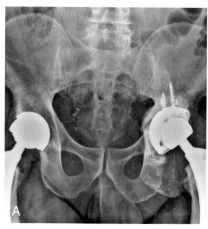
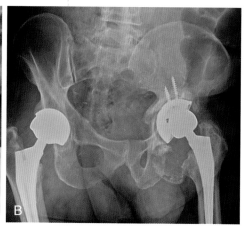

• **图 17.1** （A）骨盆正位片显示左侧髋臼假体松动，疑似骨盆不连续。（B）髂骨斜位片示后柱骨折

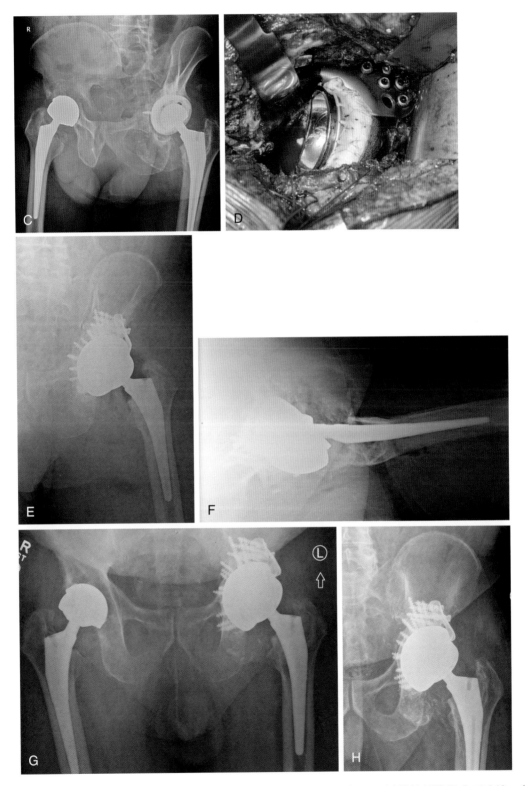

• 图17.1 （续）（C）闭孔斜位片示前柱骨折。（D）术中照片示髋臼杯 - 半加强环罩结构桥接骨盆不连续，使用骨水泥型双动内衬。（E）髋臼杯 - 半加强环罩重建，术后即刻髋关节正位片。（F）术后即刻穿桌侧位片。（G）术后 3 个月，骨盆正位片。（H）术后 3 个月，髋关节正位片

（CORY G. COUCH, DAVID G. LEWALLEN 著

任　鹏译）

## 参考文献

1. Rogers BA, Whittingham-Jones PM, Mitchell PA, Safir OA, Bircher MD, Gross AE. The reconstruction of periprosthetic pelvic discontinuity. *J Arthroplasty.* 2012;27(8):1499-1506.e1. doi:10.1016/j.arth.2011.12.017.

2. Wang CX, Huang ZD, Wu BJ, Li WB, Fang XY, Zhang WM. Cup-cage solution for massive acetabular defects: a systematic review and meta-analysis. *Orthop Surg.* 2020;12(3):701-707. doi:10.1111/os.12710.

3. Kosashvili Y, Backstein D, Safir O, Lakstein D, Gross AE. Acetabular revision using an anti-protrusion (ilio-ischial) cage and trabecular metal acetabular component for severe acetabular bone loss associated with pelvic discontinuity. *J Bone Joint Surg Br.* 2009;91(7):870-876. doi:10.1302/0301-620X.91B7.22181.

4. Chana-Rodríguez F, Villanueva-Martínez M, Rojo-Manaute J, Sanz-Ruíz P, Vaquero-Martín J. Cup-cage construct for acute fractures of the acetabulum, re-defining indications. *Injury.* 2012; 43(suppl 2):S28-S32. doi:10.1016/S0020-1383(13)70176-1.

5. Joglekar SB, Rose PS, Lewallen DG, Sim FH. Tantalum acetabular cups provide secure fixation in THA after pelvic irradiation at minimum 5-year followup. *Clin Orthop Relat Res.* 2012;470(11):3041-3047. doi:10.1007/s11999-012-2382-8.

6. Khan FA, Rose PS, Yanagisawa M, Lewallen DG, Sim FH. Surgical technique: porous tantalum reconstruction for destructive nonprimary periacetabular tumors. *Clin Orthop Relat Res.* 2012;470(2):594-601. doi:10.1007/s11999-011-2117-2.

7. Tangsataporn S, Abolghasemian M, Kuzyk PR, Backstein DJ, Safir OA, Gross AE. Salvaged failed roof rings and antiprotrusion cages: surgical options and implant survival. *Hip Int.* 2013;23(2):166-172. doi:10.5301/hipint.5000009.

8. Abolghasemian M, Tangsaraporn S, Drexler M, et al. The challenge of pelvic discontinuity: cup-cage reconstruction does better than conventional cages in mid-term. *Bone Joint J.* 2014;96-B(2):195-200. doi:10.1302/0301-620X.96B2.31907.

9. Amenabar T, Rahman WA, Hetaimish BM, Kuzyk PR, Safir OA, Gross AE. Promising mid-term results with a cup-cage construct for large acetabular defects and pelvic discontinuity. *Clin Orthop Relat Res.* 2016;474(2):408-414. doi:10.1007/s11999-015-4210-4.

10. Sculco PK, Ledford CK, Hanssen AD, Abdel MP, Lewallen DG. The evolution of the cup-cage technique for major acetabular defects: full and half cup-cage reconstruction. *J Bone Joint Surg Am.* 2017;99(13):1104-1110. doi:10.2106/JBJS.16.00821.

11. Konan S, Duncan CP, Masri BA, Garbuz DS. The cup-cage reconstruction for pelvic discontinuity has encouraging patient satisfaction and functional outcome at median 6-year follow-up. *Hip Int.* 2017;27(5):509-513. doi:10.5301/hipint.5000480.

12. Hipfl C, Janz V, Löchel J, Perka C, Wassilew GI. Cup-cage reconstruction for severe acetabular bone loss and pelvic discontinuity: mid-term results of a consecutive series of 35 cases. *Bone Joint J.* 2018;100-B(11):1442-1448. doi:10.1302/0301-620X.100B11.BJJ-2018-0481.R1.

13. Malhotra R, Gautam D. Cup-cage construct using porous cup with burch-schneider cage in the management of complex acetabular fractures. *Hip Pelvis.* 2019;31(2):87-94. doi:10.5371/hp.2019.31.2.87.

14. Arvinte D, Kiran M, Sood M. Cup-cage construct for massive acetabular defect in revision hip arthroplasty- a case series with medium to long-term follow-up. *J Clin Orthop Trauma.* 2020;11(1):62-66. doi:10.1016/j.jcot.2019.04.021.

# 第 18 章

# "冰淇淋基座" 型假体治疗慢性骨盆不连续

## 背景

慢性骨盆不连续（chronic pelvic discontinuity, CPD）是髋关节翻修最具挑战的情况之一，占所有髋臼翻修的 1%~5%[1, 2]。慢性骨盆不连续定义为上、下骨盆因骨折、骨溶解或骨不连而分离。CPD 的危险因素是女性、严重的骨盆骨丢失、既往骨盆放疗史和类风湿关节炎[3]。治疗方案包括传统的钛加强环罩重建、髋臼杯 - 加强环罩结构、定制三翼髋臼杯、大杯加金属垫块组合，以及使用多孔翻修臼杯的牵张技术（或加金属垫块组合）[1, 4-8]。对 CPD 治疗是否成功影响最大的因素是残余的骨量、生物骨长入的潜能以及骨盆不连续的愈合潜力[3]。

一般而言，所有治疗髋臼严重骨缺损伴 CPD 的重建技术，均依赖于髋臼植入物与骨盆的牢固固定，从而稳定半骨盆，这种稳定要么通过不连续部位的骨愈合获得，要么通过假体桥接骨盆上下部分获得[9]。

当存在前上和后下的髋臼柱大量骨丢失、下缘缺失时，桥接骨缺损在技术上几乎不可能，更复杂的重建对于患者来说创伤太大，使用基座杯或所谓的"冰淇淋杯"（ice cream cup）是一种可行且安全的方案。此类型的植入物，其柄端锚定在髂骨内，通常用于髋臼肿瘤（Ⅱ型）切除后的重建[10-12]，但对于一些特殊患者，它也可以作为髋关节翻修的挽救手术[13]。

说明：

1. 基座臼杯的锚定位置在髂骨的后上方，此处必须有足够的骨量确保固定牢靠以防早期松动，特别在非骨水泥固定时。因此，经受过灭活、辐照或严重骨质疏松是基座臼杯生物固定的禁忌证。

2. 基座固定部位的骨质应有足够的硬度，因为假体圆柱形到锥形部分连接处有足够的支撑，对于臼杯的初始稳定性非常重要。上方支撑不足是假体移位、松动的风险因素。

## 手术计划

### X 线评估

作者建议骨盆正位片和患髋关节正侧位片要用校准标记，以准确进行数字模板测量。对于 CPD 或疑似 CPD，作者常规进行金属抑制薄层计算机断层扫描（CT），以评估残余骨量。

如果髋臼假体内移严重，则需行 CT 血管造影，以评估假体与骨盆内血管的位置关系。当可能存在金属沉着引起局部软组织反应时，应进行减少金属伪影序列的磁共振成像检查。

### 所需设备

目前有少量现成的基座杯系统可用[11, 14, 15]，其中一种提供了生物固定（羟基磷灰石涂层）和骨水泥固定（钴铬钼）两种方式，其他的仅允许生物固定[15]或生物固定的基础上附加骨水泥支撑。髂骨严重骨缺损时，可能需要垫块或异体结构性植骨保证假体稳定性。

## 手术技术

### 患者体位和手术入路

我们建议采用侧卧位，后外侧入路，以更好地显露后柱和后壁。也可以采用仰卧位，前外侧或直接外侧入路。对于后路手术，我们推荐在透 X 线手术台上进行，该手术台允许多角度的 X 线透视。当采用仰卧位前外侧入路时，使用常规手术台，允许手术肢体屈曲，仅患侧肢体铺单，健侧小腿抬高并放在支架上，这样能使手术肢体内收。**腿的伸展使大腿产生伸展力矩，便于股骨显露和骨干准备**（图 18.1 和图 18.2 ）。

无论采用哪种入路，作者建议切口向远端要足够长，以避免软组织影响基座假体植入的角度，该角度通常比较刁钻。建议铺单后重复皮肤准备，并使用抗菌贴膜。C 臂在医生的对侧，应罩起保持无菌，这样在切换透视角度时无须再铺单。

## 技术要点

显露切开关节后，将股骨头脱位，检查股骨假体。首先观察锥部是否严重磨损，其次要评估股骨假体前倾角。如果必须翻修股骨柄，应在此时将其取出。根据假体类型和固定方式，可采用股骨内技术或延长转子截骨术将其取出。

如果股骨柄能保留，则须用塑料套保护锥部。然后小心地牵开股骨。当采用后路手术时，股骨柄应在臀小肌下向髋臼前方牵开。当采用外侧或前外侧入路时，股骨应向后牵开。有时需松解部分髂腰肌和（或）

臀中肌，以获得股骨的充分牵开，从而显露髋臼并避免股骨骨折。

取出髋臼假体，切除髋臼周围的纤维组织、碎屑、炎性滑膜和骨水泥残渣，充分显露髋臼。从术野不同区域取至少 5 份标本，用于细菌培养和病理检查。仔细分清髋臼边缘，检查剩余骨量，确认是否存在 CPD。

确认基座假体的入点，通常位于髂骨下缘髋臼解剖中心（图 18.3 ）。**基座假体位置正确对其长期生存至关重要，应沿着髂后上棘的轴向载荷方向。**在 X 线透视下确定入点，用一根 3 mm 克氏针，瞄准髂后上棘，沿骶髂关节轴向负荷方向，钻入髂骨（图 18.4 ）。一些作者建议触摸或剥离坐骨大切迹（髂骨峡部后

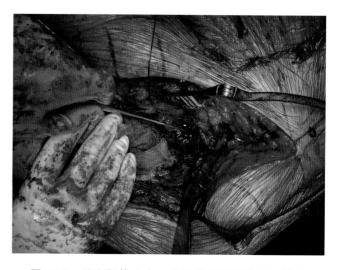

• 图 18.3　基座假体入点，位于髂骨下缘髋臼解剖中心

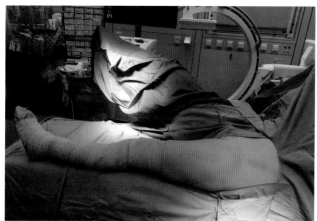

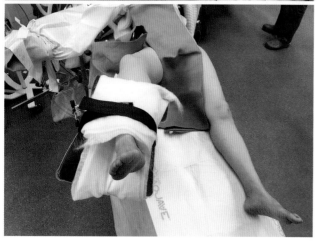

• 图 18.1 和图 18.2　患者仰卧位，对侧下肢放在支架上

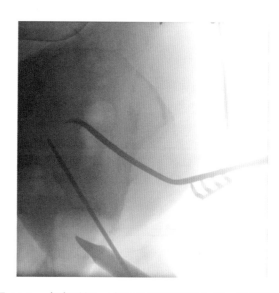

• 图 18.4　术中透视，克氏针瞄准髂后上棘，沿骶髂关节轴向负荷方向

方），以便于定位[15, 16]。此外，正位和轴面透视引导至关重要，**可确保克氏针完全位于髂皮质内**。克氏针位置的控制，尤其在轴面内，可能比较困难。即使在X线透视下，克氏针头端穿出前皮质也不容易发现。因此，作者建议使用直Cobb刮匙进行骨道准备，类似于脊柱手术的椎弓根探子，这样可以确认四周的骨覆盖，再将克氏针放入准备好的骨道。

克氏针放置到位后，使用空心钻逐级扩大，制备基座柄骨床（图18.5）。扩髓时需注意：第一，建议手动扩髓，以避免骨折。第二，假体固定在髂骨内，不能进入骶髂关节，否则会导致术后疼痛。因此，强烈建议透视引导操作，尤其是在学习曲线的开始阶段。

**第三，术前计划好基座柄长度，以使解剖髋关节旋转中心恢复或接近恢复。**

扩髓至合适型号，插入试模。有些假体带有翼片，需要在入点处做翼片准备。翼片可提供额外的旋转稳定性。翼片骨床通常由相应的翼片凿制备[14]。

将臼杯试模连接到基座试模上。**我们强烈推荐使用双动臼杯，因为不稳定和脱位是此类髋臼重建的常见并发症。**如果没有双动内衬，则应使用足够大的臼杯，能够使用36 mm股骨头，并应用带高边内衬。

旋转臼杯试模，确定外展角和前倾角，目标分别是45°和15°，可辅助使用导向装置。

接下来确定髋臼重建的旋转中心。需综合术前计划、术中透视、解剖标志（如锥部中心或大转子尖）以及试模复位过程中的软组织张力进行判断。避免髋关节旋转中心上移，上方大的骨缺损可能需用垫块和（或）异体结构植骨重建，以恢复髋关节旋转中心原始高度。

安放基座髋臼假体前，应先植入垫块、异体结构植骨或自体植骨。**同种异体结构植骨（如股骨头）可用于增加臼杯的支撑面，提供额外的稳定性，但也会影响臼杯的置入深度。**将同种异体骨修整成形，压配在宿主骨和假体之间（图18.6）。此外，同种异体骨需用松质骨螺钉和垫圈固定于髂骨。

对于髋臼后上方的严重骨缺损，我们建议使用支撑垫块保证臼杯稳定。安放支撑垫块需显露髂骨翼。需注意避免损伤臀上神经血管束。用一个大号Cobb剥离器，从髂骨骨膜下剥离外展肌，将支撑垫块安放到位，使用4~5枚螺钉固定。

根据骨质和假体类型，选择非骨水泥和（或）骨水泥固定。如果基座柄用骨水泥固定，我们通常使用抗生素骨水泥。如果使用垫块，则必须用骨水泥将臼杯-垫块固定在一起，否则会有金属磨损、沉着的严重风险。基座柄骨水泥固定时需施加纵向压力，直到骨水泥完全固化。有些臼杯提供多个螺孔，可提供额外固定及旋转稳定性[11, 15]。如前文所述，我们建议尽量使用双动系统，以减少术后不稳定（图18.7）。骨水泥固化后，试模复位，并选择合适的颈长。

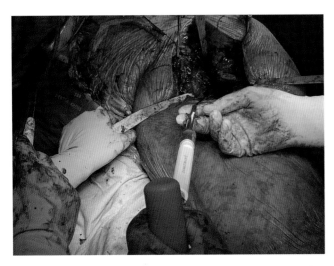

• **图18.5** 克氏针安放后，使用空心钻逐级扩孔制备基座柄骨床

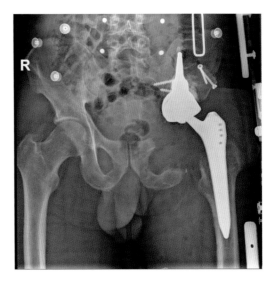

• **图18.6** 2型肿瘤扩大切除术患者X线片，基座杯重建，自体骨移植增加稳定性

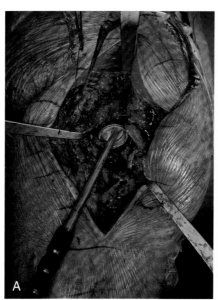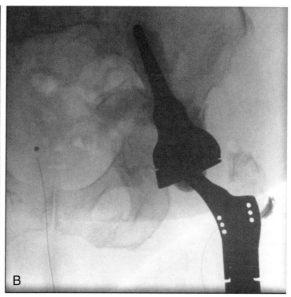

• 图 18.7  （A）术中安放基座髋臼杯照片；（B）术后 X 线透视图像

## 常见误区及建议

**克氏针位置正确是植入基座臼杯的关键步骤，此步骤失误将导致各种并发症。** 典型错误之一是将克氏针定位太靠前，此处髂骨太薄，无法进行基座固定。另一个是克氏针不小心从前方穿透髂骨内板。未取出的残余内植物（如螺钉）可导致导向器方向异常，是克氏针位置不良的风险因素。克氏针位置不良时，扩髓可导致髂骨骨折和骨盆内血管损伤。因此，作者建议使用 Cobb 刮匙预制基座柄骨道，以确保四周骨覆盖。然后再于透视下置入克氏针，再进行空心钻扩孔。

髂骨翼中的钉孔（如之前固定加强环的螺钉取出）是臼杯固定不稳的风险因素，因为髂骨板可能会沿这些钉孔骨折。

部分学者建议显露坐骨大切迹，以便于把控方向，但此步骤必须小心 [15, 17]。**应采用钝性分离，或者用电刀直接在骨面上剥离，以减少臀上动脉在坐骨切迹附近损伤的风险** [18]。

对于髋臼后上方骨缺损，我们通常会安放支撑垫块。异体结构植骨或同种植骨，在这些情况下失败率会更高 [18]。

**必须避免髋关节旋转中心外移，因为那样会增加基座柄松动的风险** [18]。在切口向远端长度不够时，软组织会阻挡扩孔及置入假体的角度，基座柄会被迫放在偏外的位置，导致髋关节旋转中心外移。此外，基座柄入点处内侧如果有软组织或骨质，会像"下颌突"将柄向外顶，导致臼杯外移。因此，如果不进行试模测试，安放最终假体时务必小心，必须确保骨道方向清晰，并去除任何干扰的骨及软组织。

## 术后处理和常见并发症

术后 6 周、12 周、6 个月和 1 年进行临床和影像学评价。根据患者的一般情况，术后第一天开始活动。在术后 6 周内，患者可使用拐杖或助行器行走，50% 的负重。建议患者佩戴外展支具，髋关节外展限制为 20°，屈曲限制为 60°。如果在 6 周后摄片没有发现假体移位，则鼓励患者使用拐杖根据耐受增加负重，并去除外展支具。接下来的 6 周内严格遵守髋关节脱位预防措施。12 周后，如果 X 线片仍显示假体位置未变，则建议患者逐步减少拐杖的使用，并在适当时过渡到手杖。在这个阶段，无须再遵守严格的脱位预防措施，并鼓励患者在康复中心接受强化物理治疗。如果在 6 个月和 12 个月随访时假体位置未变，并且患者临床功能良好，则每年进行一次随访。

表 18.1 总结了非肿瘤髋臼骨缺损慢性骨盆不连续，使用基座髋臼杯重建的临床结果和并发症。

表18.1 短期临床结果（≤5年）

| 研究 | 患者例数/CPD例数 | 假体 | 平均随访时间 | 生存率%（CPDs） | 失败例数 | 失败原因（导致翻修） | 并发症 |
|---|---|---|---|---|---|---|---|
| Stihsen 2016[13] | 35（13） | Schoellner | 64个月 | 61%（56%） | 12 | 3例松动，4例PJI，2例其他 | 5例脱位（闭合复位） |
| Issa 2020[15] | 16（7） | Integra | 49个月 | 69%（未报道） | 6 | 2例松动，3例PJI，1例脱位 | 1例脱位（翻修） |
| Tohtz 2007[18] | 50（未报道） | McMinn | 26个月 | 84%（未报道） | 8 | 6例松动，2例PJI | 10例脱位（需闭合复位），1例臀上动脉损伤，1例浅表切口愈合不良 |
| Eisler 2001[19] | 26（7） | McMinn | 36个月 | 56%（未报道） | 12 | 12例松动 | 3例坐骨神经麻痹（1例永久），1例脱位（闭合复位） |
| Willemse 2010[20] | 24（未报道） | McMinn | 60个月 | 62%（未报道） | 9 | 4例松动，3例PJI，2例脱位 | 2例脱位（慢性） |
| Schoellner C Z[21] | 49（未报道） | Schoellner | 30个月 | 92%（未报道） | 4 | 1例位置不良，1例松动，2例脱位（需翻修） | 2例脱位（2例闭合复位，2例翻修），1例股动脉损伤（患者死亡），1例臀上动脉损伤 |

Schoellner：Zimmer，弗赖堡，德国
McMinn：McMinn Link，Newsplint，贝辛斯托克，英国
Integra：Lépine，Genay，法国
CPD：慢性骨盆不连续
PJI：假体周围关节感染

## 典型病例

67岁女性患者，40年前在国外行双侧初次THA。此次因腹股沟疼痛加重及右下肢短5 cm到门诊就诊。患者最初因髋关节发育不良、先天性髋关节脱位行THA。术后2年摔伤导致右髋关节假体周围骨折脱位，行髋关节切开复位术，但骨折未行手术，采用了保守治疗。患者右髋关节很快再次脱位并呈持续状态，38年后来到我们医院，患者挂拐行走，右侧鞋子垫高5 cm。

侧位X线片显示Paprosky ⅢA髋臼骨缺损，CPD，假体周围骨折畸形愈合，股骨柄远端位于髓腔外（图18.8）。

患者C反应蛋白水平轻微升高（1.8 mg/dl），髋

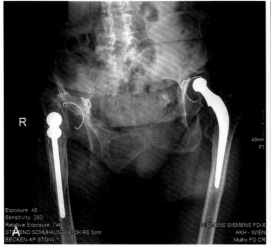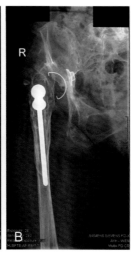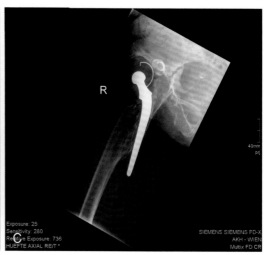

• 图18.8 （A）术前骨盆正位片，（B）右髋正位片，（C）右髋关节侧位片，右侧Paprosky ⅢA髋臼骨缺损，慢性骨盆不连续，假体周围骨折愈合，股骨柄位于髓腔外

关节穿刺证实低毒力细菌感染，白细胞计数升高。感染采用二期翻修手术。由于患者髋关节不稳定风险较高，在一期清创时取出植入物后并未安放占位器（图18.9）。二期翻修时，使用基座髋臼杯重建髋臼。未使用垫块及植骨。股骨侧行去旋转截骨，使用骨水泥固定的组配式股骨柄（图18.10）。患者术后康复方案如前述。术后7年随访时，患者可无须任何辅助行走。对侧髋臼用加强环和植骨进行翻修（图18.11）。

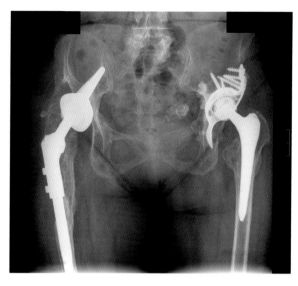

• 图 18.11　患者术后 84 个月随访骨盆正位片。对侧在术后 1 年时行翻修术，用加强环和植骨重建髋臼

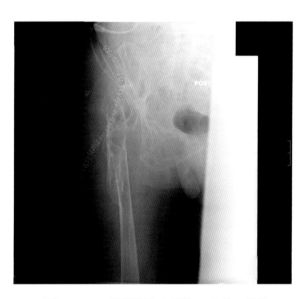

• 图 18.9　一期翻修取出假体，术后 X 线片

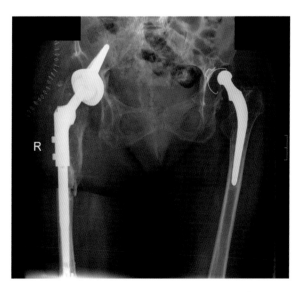

• 图 18.10　二期翻修术后 X 线片，基座杯重建髋臼，未使用垫块或植骨。股骨行去旋转截骨，使用骨水泥固定的组配式股骨柄

## 评述

"冰淇淋"或基座髋臼杯来源于骨肿瘤科，其理念类似于放置在髂内外板之间的钽钉，作为螺钉固定的基底。在严重髋臼骨缺损时，尤其是继发于大量骨切除的缺损时，该方法是髋臼重建的良好选择。

（CHRISTOPH BÖHLER，REINHARD
WINDHAGER 著　任　鹏 译）

## 参考文献

1. Hasenauer MD, Paprosky WG, Sheth NP. Treatment options for chronic pelvic discontinuity. *J Clin Orthop Trauma.* 2018;9(1): 58-62. doi:10.1016/j.jcot.2017.09.009.
2. Kosashvili Y, Backstein D, Safir O, Lakstein D, Gross AE. Acetabular revision using an anti-protrusion (ilio-ischial) cage and trabecular metal acetabular component for severe acetabular bone loss associated with pelvic discontinuity. *J Bone Joint Surg Br.* 2009;91(7):870-876. doi:10.1302/0301-620X.91B7.22181.
3. Berry DJ, Lewallen DG, Hanssen AD, Cabanela ME. Pelvic discontinuity in revision total hip arthroplasty. *J Bone Joint Surg Am.* 1999;81(12):1692-1702. doi:10.2106/00004623-199912000-00006.
4. Sheth NP, Paprosky WG, Melnic CM. Management of chronic pelvic discontinuity in revision total hip arthroplasty. *Instr Course Lect.* 2018;67:215-222.
5. Abdelnasser MK, Klenke FM, Whitlock P, et al. Management of pelvic discontinuity in revision total hip arthroplasty: a review of the literature. *Hip Int.* 2015;25(2):120-126. doi:10.5301/hipint.5000201.
6. DeBoer DK, Christie MJ, Brinson MF, Morrison JC. Revision total hip arthroplasty for pelvic discontinuity. *J Bone Joint Surg Am.* 2007;89(4):835-840. doi:10.2106/JBJS.F.00313.

7. Stiehl JB, Saluja R, Diener T. Reconstruction of major column defects and pelvic discontinuity in revision total hip arthroplasty. *J Arthroplasty.* 2000;15(7):849-857. doi:10.1054/arth.2000.9320.

8. Sculco PK, Ledford CK, Hanssen AD, Abdel MP, Lewallen DG. The evolution of the cup-cage technique for major acetabular defects: full and half cup-cage reconstruction. *J Bone Joint Surg Am.* 2017;99(13):1104-1110. doi:10.2106/JBJS.16.00821.

9. Babis GC, Nikolaou VS. Pelvic discontinuity: a challenge to overcome. *EFORT Open Rev.* 2021;6(6):459-471. doi:10.1302/2058-5241.6.210022.

10. Enneking WF, Dunham WK. Resection and reconstruction for primary neoplasms involving the innominate bone. *J Bone Joint Surg Am.* 1978;60(6):731-746.

11. Fisher NE, Patton JT, Grimer RJ, et al. Ice-cream cone reconstruction of the pelvis: a new type of pelvic replacement: early results. *J Bone Joint Surg Br.* 2011;93(5):684-688. doi:10.1302/0301-620X.93B5.25608.

12. Hipfl C, Stihsen C, Puchner SE, et al. Pelvic reconstruction following resection of malignant bone tumours using a stemmed acetabular pedestal cup. *Bone Joint J.* 2017;99-B(6):841-848. doi:10.1302/0301-620X.99B6.BJJ-2016-0944.R1.

13. Stihsen C, Hipfl C, Kubista B, et al. Review of the outcomes of complex acetabular reconstructions using a stemmed acetabular pedestal component. *Bone Joint J.* 2016;98-B(6):772-779. doi:10.1302/0301-620X.98B6.36469.

14. Bus MP, Szafranski A, Sellevold S, et al. LUMiC( R ) endoprosthetic reconstruction after periacetabular tumor resection: short-term results. *Clin Orthop Relat Res.* 2017;475(3):686-695. doi:10.1007/s11999-016-4805-4.

15. Issa SP, Biau D, Leclerc P, Babinet A, Hamadouche M, Anract P. Stemmed acetabular cup as a salvage implant for revision total hip arthroplasty with paprosky type IIIA and IIIB acetabular bone loss. *Orthop Traumatol Surg Res.* 2020;106(3):589-596. doi:10.1016/j.otsr.2020.01.012.

16. Badhe NP, Howard PW. A stemmed acetabular component in the management of severe acetabular deficiency. *J Bone Joint Surg Br.* 2005;87(12):1611-1616. doi:10.1302/0301-620X.87B12.16402.

17. Perka C, Schneider F, Labs K. Revision acetabular arthroplasty using a pedestal cup in patients with previous congenital dislocation of the hip - four case reports and review of treatment. *Arch Orthop Trauma Surg.* 2002;122(4):237-240. doi:10.1007/s004020100332.

18. Tohtz S, Katterle H, Matziolis G, Drahn T, Perka C. The reconstruction of extended acetabular bone defects in revision hip arthroplasty- risk factors for migration and loosening using the pedestal cup. *Z Orthop Unfall.* 2007;145(2):176-180. doi:10.1055/s-2007-965102.

19. Eisler T, Svensson O, Muren C, Elmstedt E. Early loosening of the stemmed mcminn cup. *J Arthroplasty.* 2001;16(7):871-876. doi:10.1054/arth.2001.25562.

20. Willemse P, Castelein RM, Bom PL, Verburg A, Verheyen CC. Clinical and radiological results of the stemmed mcminn cup in hip revision surgery. *Acta Orthop Belg.* 2010;76(1):58-62.

21. Schoellner C, Schoellner D. Die Sockelpfannenoperation bei acetabulären Defekten nach Hüftpfannenlockerung. Ein progress report [Pedestal cup operation in acetabular defects after hip cup loosening. A progress report]. *Z Orthop Ihre Grenzgeb.* 2000; 138(3):215-221. German. doi:10.1055/s-2000-10139.

# 第 **19** 章
# 定制三翼杯髋臼假体治疗慢性骨盆不连续

## 背景

针对髋臼假体翻修存在大量髋臼骨缺损的问题，有几种治疗方法可供选择。这些治疗方法包括钢板加多孔金属髋臼杯、同种异体骨结构性植骨、打压植骨、牵开技术结合多孔金属大杯并使用或不用多孔金属垫块、髋臼重建环罩（acetabular reconstruction cages）、髋臼杯 - 加强环罩结构假体（cup-cage constructs）以及定制三翼杯髋臼假体（custom triflange acetabular components, CTACs）。然而，对于存在大量骨质缺损的慢性骨盆不连续，每种治疗方案的成功差异很大。面临的难题包括内固定不牢靠以及无菌性失败，假体疲劳性失效，假体源性髋关节不稳和结构性同种异体骨骨吸收。CTACs 是一种可能有效地解决较大髋臼骨缺损的方法，其目的是解决以上这些难题。

说明：CTACs 设计为覆盖髋臼大量骨缺损和骨盆不连续的区域，使得与宿主骨接触的区域有望形成骨整合，适时后，对于慢性骨盆不连续有骨愈合的可能。此外，假体的设计可以抵抗疲劳性失败，这种疲劳性失败对于非定制的单独的髋臼环罩（cage）并不罕见。

## 术前影像

### X 线片

在进行完整彻底的病史采集和体格检查后，必须进行初步的 X 线片评估，以确定髋臼假体翻修时可能出现的骨盆不连续。包括骨盆正位片、Judet 髂骨斜位片和闭孔斜位片分别用来评估后柱和前柱。这些图像有助于评估现有臼杯的稳定性、骨溶解的程度、骨盆骨缺损以及骨盆不连续的可能性（图 19.1）。

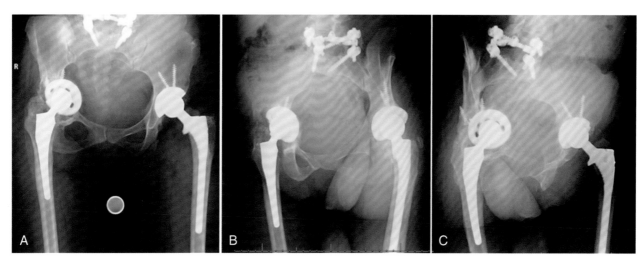

• 图 19.1 46 岁患者（A，B）骨盆正位、Judet 髂骨斜位和（C）Judet 闭孔斜位片，显示右侧髋臼假体松动，向内上方移位，并有坐骨骨溶解及慢性骨盆不连续

## CT

薄层（2 mm）骨盆 CT 平扫加三维重建，对于 X 线片检查疑似骨盆不连续的患者是一个有价值的检查，对明确骨盆不连续是必要的（图 19.2）。常通过去除金属伪影的 CT 平扫，更精确地量化骨缺损以及骨溶解的严重程度，有效地了解术中解剖结构和指导手术规划，减少发生术中意外。对于科勒线（Köhler's line）明显断裂且髋臼假体内移的病例，进行 CT 血管造影是很重要的，它可以显示髂血管与髋臼假体的位置关系。这对于指导血管外科会诊，避免髋臼假体取出过程中发生灾难性的血管损伤至关重要。

**在伴有或不伴有慢性骨盆不连续的严重髋臼骨缺损病例中，可以通过 CT 成像结合建模软件，打印出精确的半骨盆丙烯酸模型。**以此来评估骨缺损的程度，确定该缺损是否可以通过传统假体来处理，还是需要使用三翼杯来处理。一旦根据对丙烯酸模型的评估确定了定制假体的需求，假体制作工程师就会开始制作 CTAC 假体（图 19.3）。外科医生可以与工程师合作，优化髋臼的外展角、前倾角、髋关节旋转中心的位置、衬垫的选择以及翼螺钉的数量、长度和轨道位置。**外科医生必须考虑设计的关键方面包括设计足够数量的坐骨翼螺钉，并确保髂骨翼不要靠近坐骨切迹。这样可以限制臀上神经血管束损伤的风险。此外，在确保髂骨翼和螺钉坚固地固定在剩余髂骨的基**

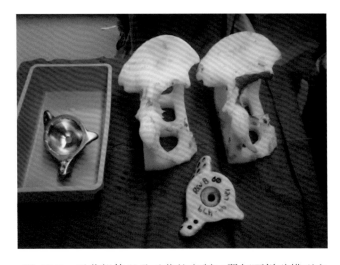

• 图 19.3　无菌假体以及无菌的定制三翼杯丙烯酸模型和半骨盆丙烯酸模型对于指导手术显露、骨准备和假体匹配是较为有用的。标记为红色的骨区域为计划去除的部分，使得假体形状与宿主骨更加匹配

础上，髂骨翼的长度应尽量减短，以避免在假体和螺钉安装期间拉伸臀上神经。髂螺钉朝向上方设计有利于实现该目标。如果保留股骨假体，外科医生必须评估是否有能力将近端移位的股骨头复位到恢复正常旋转中心的三翼杯当中。如果觉得这是不可能的，就必须调整 CTAC 的旋转中心。在此过程中，与设计工程师的沟通至关重要，因为在最终批准制造 CTAC 假体之前，多次重新设计试模并不罕见。

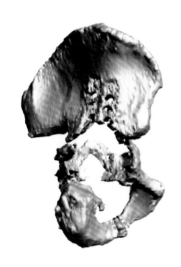
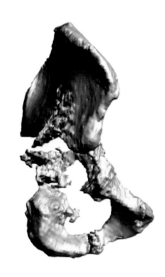
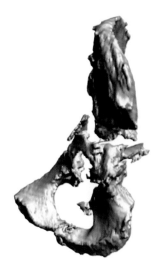

• 图 19.2　半骨盆三维 CT 重建图像，显示大量髋臼骨缺损，累及内侧壁、髋臼顶和双柱，伴有慢性骨盆不连续

## 手术技术

### 所需设备和患者体位

使用 CTAC 进行髋臼翻修，需要按照 CT 图像制作假体的丙烯酸模型并定制假体，术中使用。外科医生经常使用灭菌的丙烯酸假体模型和半骨盆模型，来指导手术显露，并在假体安装前对骨准备进行指导。需要假体供应商提供直径 6.5 mm 长度合适的松质骨螺钉，**通过使用传统的测深器来确定螺钉的长度**。如果骨量较差导致螺钉较松时，可以在钉孔中加入骨水泥来加强螺钉的固定，这种情况常见于坐骨。

**高速圆磨钻常用于骨准备**。通常情况下，需要移除一小块骨头，以使 CTAC 与宿主骨更匹配，该情况通常显示在灭菌的丙烯酸模型上。有时，当骨盆不连续分离较严重或半骨盆旋转不良时，需要使用大的尖头复位钳或骨盆夹对骨盆不连续进行复位，该情况可通过术前影像发现。但这种情况在慢性骨盆不连续的患者中很少遇到。

考虑到手术显露的程度和预期的失血量，需要使用术中血液回收系统（Cell Saver）和电凝止血，准备止血药物以及交叉配血备用于术中输血是至关重要的。当准备取出的假体靠近盆腔内大血管时，建议该手术在血管外科手术可以随时进行的医院进行。

我们建议患者在常规手术床上采用侧卧位，使用侧位髋关节体位固定器固定，肢体可自由活动。术中透视并不必要，但在全部螺钉固定假体之前，使用部分螺钉临时固定时术中便携式平片通常有助于判断假体的位置。

### 手术入路

使用 CTAC 进行髋臼翻修时，应采用可广泛延展的髋关节入路。根据外科医生的熟悉程度和经验，可采用后方入路、直接外侧入路或前方入路。选择入路时必须要考虑到以下因素，包括充分的显露、需要扩展手术视野时手术入路的可延展性、骨缺损情况、精确安放假体的需要。我们倾向于采用可延展的髋关节后方入路，可以充分显露髂骨、坐骨和耻骨。该入路显露充分，假体安装时简易且安全。

如果股骨头假体和髋臼假体有明显的上内侧移位导致脱位困难，松解臀大肌止点以及股直肌的反折头可以改善显露。这两种操作都能帮助脱位，最终使股骨向前方移位，从而改善耻骨的显露，便于假体的耻骨翼固定。对于严重的髋臼内陷的病例，有必要进行

粗隆截骨来帮助髋关节脱位。如果要保留现有的股骨柄，通常要松解股骨近端和髋臼前上方的关节囊，使股骨柄向前方充分移位以帮助显露，将股骨柄颈置于前上方。在后方，坐骨要显露到腘绳肌腱起点的远处，以便更好地固定坐骨翼。大腿后伸状态下使得坐骨神经放松，松解后上方的关节囊，对于显露常常是必要的。显露髂骨翼时需要小心地将外展肌向近端牵开，以避免牵拉或撕脱臀上神经血管束。使用棉垫和 Cobb 拉钩轻柔地进行牵开，如果张力过大，应考虑行粗隆截骨术，以避免过度牵拉臀上神经。

在获得足够的显露后，髋臼如果不是广泛松动，则使用弯骨刀或者髋臼取出系统取出髋臼假体，然后确定髋臼骨缺损程度。可用 Cobb 拉钩轻柔地将坐骨向远端牵拉，来测试和确认骨盆不连续的张开程度以及活动度。将最终与假体接触的任何骨表面上的纤维组织轻柔地清除。

### 骨准备和假体植入

**使用无菌丙烯酸半骨盆模型作为指导，任何标记为需要切除的骨区域都使用球钻进行磨除，使其与 CTAC 更加匹配**。然后使用无菌假体模型进行假体安装试验，与宿主骨相匹配。去除多余的骨质后再进行无菌假体模型安装试验（图 19.4）。当假体匹配时，可以使用同种异体松质骨对骨缺损进行填充，通常使用髋臼锉进行反向磨锉压实。然后插入 CTAC 假体，

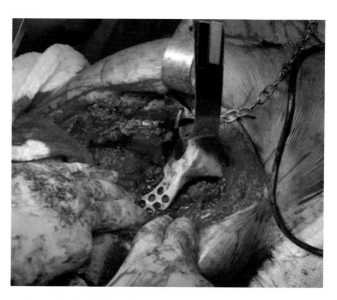

• **图 19.4**　在充分显露后，根据无菌半骨盆模型的指导，使用高速磨钻磨除多余骨质，而后使用无菌丙烯酸三翼杯假体模型进行假体置入试验

通常将假体的髂骨翼滑移到外展肌下方，然后根据需要旋转假体使坐骨翼和耻骨翼与骨贴合。将假体髂骨翼在外展肌和臀上神经血管束下方插入较为重要，以避免神经损伤。使用 Taylor 拉钩牵拉外展肌时，应避免用力牵拉。

当假体就位后，首先钻孔并打入坐骨螺钉将假体坐骨翼固定在坐骨上。然后使用髋臼杯插入把持工具将假体推向上方，复位骨盆不连续。**复位后，打入髂翼螺钉。** 螺钉长度通常通过 CT 建模进行测量，应使用深度计来检测螺钉孔长度和钻孔情况。在螺钉固定不牢的情况下，使用 Toomey 注射器将聚甲基丙烯酸甲酯骨水泥注入钻孔，然后将螺钉重新插入，可以加强固定。可以选择锁定螺钉进行更强有力的成角度固定，这可以由假体提供公司在术前纳入 CTAC 的设计当中。**但该螺钉拧入骨质时缺乏触觉反馈，可能给外科医生一种虚假的安全感。**

半骨盆不连续存在移位、分离或旋转不良时，有时半骨盆在体内的表现可能与无菌模型不同。这可能需要复位以改善对假体的骨支撑，并最大限度地提高骨盆不连续骨愈合的机会。

如上所述，首先进行坐骨翼螺钉固定，然后进行复位操作，将坐骨连同固定在其上的 CTAC 与髂骨复位。可以通过臼杯把持器进行手法复位，或通过髂骨螺钉孔使用球钉推进器（ball spike pusher）手法复位。然后将 2 枚螺钉钻孔打入假体的髂骨翼，将假体和坐骨复位至髂骨。**CTAC 假体设计的髂翼螺钉略微靠近近端，便于在臀中肌下方进行钻孔及打入螺钉。**

通常在此时拍摄便携式平片来确认假体位置是否合适，确保假体没有过度偏移。**其余髂骨和坐骨螺钉按照交替模式进行钻孔打入，以防止假体翘起。** 如果 CTAC 设计合适，可打入耻骨螺钉。然而根据我们的经验，由于该处螺钉缺乏牢靠的固定，且该处靠近大血管，有神经血管损伤的风险，通常避免在该处打螺钉。完成髂骨和坐骨螺钉固定后，置入合适的内衬进行试复位。考虑到 CTAC 翻修后脱位风险较高，如合并慢性粗隆间不连续或外展肌功能障碍，应考虑使用双动内衬或限制性内衬（图 19.5）。

## 技术要点

- 较为合适的 CTAC 设计应该使骨接触和骨支撑最大化，包含有利于骨长入的表面涂层，在保证稳定固

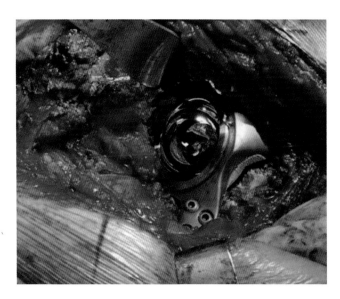

- 图 19.5 在完成髂骨和坐骨螺钉固定后，将双动内衬锁定在 CTAC 内。考虑到 CTAC 翻修后脱位风险较高，应考虑使用双动内衬或限制性内衬，尤其是合并慢性粗隆间不连续或外展肌功能障碍时

定的前提下尽量减短髂骨翼和耻骨翼的长度。坐骨上能够打更多的螺钉（至少 5~6 个），髂骨螺钉向近上方成角，使螺钉更容易打入，避免牵拉臀上神经。
- 可延展的入路显露是必要的，以促进安全地置入假体，防止坐骨神经卡压在坐骨上，或者损伤近端的臀上神经血管。
- 如存在骨盆不连续，应首先打入坐骨螺钉，然后复位并打入髂骨螺钉，骨水泥可用于加强固定。
- 设计 CTAC 时应避免假体向外侧过度移位，并评估髋关节复位的可行性。
- 当处理慢性粗隆间不连续或外展肌功能障碍时，最大限度地使用大尺寸股骨头假体，并考虑使用双动内衬或限制性内衬。

## 术后处理

我们建议患者 3 个月的点地负重，并使用助行器行走，以此促进骨盆不连续可能的愈合以及骨和假体表面的骨整合。为了降低后方入路术后假体脱位的风险，积极实施预防髋关节后方脱位的教育。假体周围感染是该技术实施后的灾难性并发症，为降低该风险，可以考虑延长预防性口服抗生素 2 周。

## 临床研究结果

使用 CTAC 关节翻修术后临床结果的报道受到该手术相对罕见的限制，但文献中已经报道了一些短期和中期的病例系列。然而，许多病例系列的研究显示，使用 CTAC 的患者具有不同程度的骨缺损、不一致的骨盆情况以及不同的翻修指征[1, 2]。

我们发表了一篇病例系列来研究 CTAC 的临床结果，特别是骨盆不连续病例（表 19.1）[3]。这项双中心回顾性研究纳入了 57 例患者，随访时间至少 24 个月（平均 5.4 年），全因再手术率为 30.3%。然而，只有 3 例（5.3%）CTAC 被取出。这 3 例假体中只有一个因无菌性松动而失败，发生在植入后 11 年。另外 2 例因感染被取出。该系列研究显示，在最近的随访中，假体在位率为 95%，其中 81% 的骨盆不连续可以看到影像学上的骨愈合。

DeBoer 等也发表了一篇病例系列研究，专门针对使用 CTAC 治疗骨盆不连续，选择了 20 例髋关节（18 例患者），平均随访 10 年。在这个较小的系列研究中，假体在位率为 100%，影像学上骨盆不连续的骨愈合率为 90%[4]。

我们还发表一篇至少 5 年随访的报道，在两个大体量的医疗中心，选取 Paprosky ⅢB 型骨缺损并接受 CTAC 治疗的患者。尽管本病例系列不是专门针对骨盆不连续，但所有患者都有显著的骨缺损，常伴有骨盆不连续。平均随访 7.5 年，假体在位率为 92%。在回顾性研究期间，所有接受 CTAC 取出的患者都是因为感染，仅有 1 例患者出现无菌性松动，然而，患者选择不进行翻修手术。

有使用 CTAC 适应证并专注于 CTAC 治疗骨盆不连续的患者，治疗结果显示关节功能和疼痛有显著改善。Sershon 等报道了从 2000 年到 2018 年在单个医疗中心使用 CTAC 进行翻修 THA，共实施了 46 例 CTAC，至少 2 年随访[6]。患者满意度为 91.3%（42/46 例患者），Harris 髋关节评分平均提高 24 分，从 49 分提高到 73 分（$p < 0.001$）。这个改进与我们使用 CTACs 治疗骨盆不连续的病例系列相类似[3]，我们的 57 例患者的平均术后评分为 74.8 分。这与 DeBoer 等的较小病例系列研究结果相似，他的病例系列同样针对骨盆不连续使用 CTACs，在最近的随访中 Harris 髋关节平均评分从 41 提高到了 80。

对于 CTAC 治疗骨盆不连续，骨盆不连续的骨愈合率、假体使用寿命和患者报告的疗效结果与用于相同适应证的髋臼杯 - 加强环罩相一致。Kosashvili 等发表了一篇 26 髋（24 例患者）病例系列，用髋臼杯 - 加强环罩治疗骨盆不连续[7]，平均随访时间为 44.6 个

| 表 19.1 | 使用定制三翼杯假体治疗慢性骨盆不连续的假体在位率和临床结果 | | | | |
|---|---|---|---|---|---|
| 病例系列 | 例数（n） | 平均随访时间 | 假体在位率 / 慢性骨盆不连续骨愈合 | 失败（n） | 失败原因 | 并发症 |
| Taunton et al. 2012[3] | 57 | 5.4 年 | 95% 假体在位率<br><br>81% 慢性骨盆不连续骨愈合 | 3 | 2 例感染<br>1 例无菌性松动 | 全因翻修率 30.3%<br><br>3 例股骨假体周围骨折<br><br>2 例股骨无菌性松动<br><br>12 例股骨头 - 内衬更换（10 例不稳，2 例急性感染）<br><br>2 例血肿清除<br><br>1 例钢丝取出<br><br>1 例坐骨神经减压 |
| DeBoer et al. 2007[4] | 20 | 10.25 年 | 100% 假体在位率<br>90% 慢性骨盆不连续骨愈合 | 0 | 未报道 | 30% 的再次手术与髋臼相关<br><br>短暂性坐骨神经麻痹以及松动的坐骨螺钉取出<br><br>5 例脱位：4 例进行股骨头 - 内衬更换，1 例最终行股骨切除 |

月，最少为 2 年。假体在位率为 88.5%（23/26）；所有在位的假体均有骨盆不连续的愈合。Harris 髋关节平均评分从术前的 46.6 提高到 2 年后的 76.6。

## 并发症

CTAC 术后并发症的发生率很高，对于大型髋臼翻修手术也是如此。De Martino 等对 2019 年以来所有 CTAC 病例系列进行了荟萃分析[8]，他们确定了发表在英文期刊上的 579 例 CTAC 病例，这些病例非肿瘤患者，每个病例系列至少包括 5 例髋关节，平均随访至少 12 个月。他们发现全因并发症发生率为 29%，在平均术后 57.4 个月时，全因再翻修率为 17.3%。

CTAC 并发症中最主要的是脱位风险，其中大多数需要翻修[8]。在 De Martino 等的荟萃分析中，他们发现总体脱位率为 11%，其中 58% 的脱位需要翻修。大多数手术治疗脱位采用更换衬垫，要么更换标准股骨头 / 衬垫（13/33），要么更换为限制性衬垫（3/33），要么从普通衬垫升级为限制性衬垫（14/33）。只有 1 例患者因脱位进行了 CTAC 翻修，该患者 CTAC 结构的旋转中心过于偏外，因此更换 CTAC 并将髋关节旋转中心内移[9]。

CTAC 术后明确的并发症中，居于第二位的是感染。这是在大型病例系列研究和 De Martino 等的荟萃分析中 CTAC 假体取出的最常见原因[8]。这也是我们在一项最短随访时间为 5 年的病例系列研究中发现的。在 73 例使用 CTAC 进行翻修的 Paprosky ⅢB 型骨缺损者中，6 例 CTAC 取出的失败患者中，都是由于感染[5]。

神经损伤是罕见的，但仍然是 CTAC 术后的潜在并发症。坐骨神经损伤是常见[9]，但也有腓神经和臀上神经损伤的报道[3]。置入三翼杯所必需的可延展入路确实需要抬高髂骨外壁上的臀中肌。这种牵拉确实对臀上神经血管束造成张力，有可能造成灾难性出血和不可逆的神经损伤。虽然实际上报道的外展肌麻痹比例很低，但这可能被低估了，因为患者可能有多种其他原因导致外展肌无力和持续的 Trendelenburg 步态，例如粗隆间不连续和多次先前的翻修手术。

这些先前报道的并发症来自于多种适应证使用 CTAC 治疗的病例系列，而不是专门针对慢性骨盆不连续的患者使用 CTAC。这些大体量病例得出的结论，同样可以用来推测 CTAC 治疗慢性骨盆不连续的疗效，因为手术入路、解剖、假体植入和最终的假体结构是相似的。然而，由于慢性骨盆不连续部位具有预期运动的本质，无菌性松动和不愈合可能在这些骨盆不连续患者中发生率较高，但值得庆幸的是，实际上这些比例较低。在我们 57 例使用 CTAC 的骨盆不连续患者当中，只有 1 例患者因无菌性松动而翻修。这次翻修发生在 CTAC 植入的 11 年后，对其用另一个 CTAC 进行了翻修，早期随访时假体稳定。DeBoer 等报道的 20 个使用 CTAC 治疗骨盆不连续的病例系列中，没有无菌性松动的假体失败。这两个病例系列的骨愈合率为 81%[3]~90%[4]。

CTAC 的目标不是骨盆不连续的骨愈合（虽然这是一个受欢迎的影像学结果），而是通过稳定的假体骨长入实现跨越骨盆不连续的生物固定。通过 CTAC 治疗骨盆不连续可以较为可靠地实现这一目标。然而，由于 CTAC 术后骨盆不连续不愈合的情况较为罕见，很难判断慢性骨盆不连续骨质桥接愈合失败是否会导致较低的功能评分。

## 费用考量

在一项关于慢性骨盆不连续的 CTAC 重建结果的病例系列研究中，使用三翼杯的成本与其他技术相当[3]。CTAC 的总成本为 12 500 美元，包括制造过程、螺钉和内衬。相比较而言，多孔钽杯、螺钉、防内陷环罩和内衬组成的髋臼杯 - 加强环罩花费为 11 250 美元；多孔钽杯、两个钽垫块、螺钉和内衬这一组合花费 14 500 美元。目前还没有文章研究这些技术的成本效益。

## 典型病例

一名 46 岁女性，因发育性髋关节发育不良行右侧 THA，手术 26 年后，出现行走时明显的右髋部和腹股沟处疼痛。本次就诊 6 年前因骨溶解更换了衬垫。她的髋部疼痛严重影响了她的工作、行走和日常生活活动。她的炎症指标（红细胞沉降率，C 反应蛋白）在正常范围内，X 线片评估显示髋臼假体松动，并向骨盆内侧和上方移位。坐骨骨溶解符合 Paprosky ⅢB 型髋臼骨缺损，并伴慢性骨盆不连续（图 19.1）。对该患者进行了骨盆的 CT 建模并进行了三翼杯假体设计，行骨盆 CT 血管造影以判断髂血管的位置，显示髂外血管与松动的髋臼杯紧密贴近。

由血管外科通过腹膜后入路将髂外静脉与松动的

髋臼杯分离开，随后取出髋臼杯，之后采用上述技术进行髋臼重建。使用冷冻干燥同种异体松质骨对髋臼内侧骨缺损进行骨植入，随后进行假体植入和固定（图 19.6）。

术后 5 年，患者接受常规随访，发现其行走无髋关节疼痛，外展肌力量正常，髋关节活动范围内没有疼痛（图 19.7）。

## 评述

使用定制的三翼杯治疗慢性骨盆不连续是众所周知的。我相信这种假体的未来将是一种双翼杯，结合定制 /3D 打印的垫块，当双翼杯横跨髋臼骨缺损而无法完全接触宿主骨时，该垫块可以接触宿主骨。

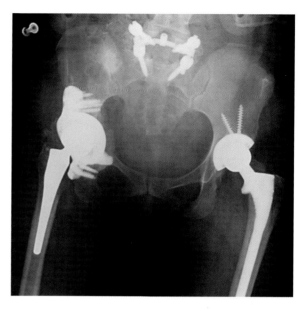

• **图 19.6**　术后骨盆正位片显示采用定制的三翼杯假体和内侧缺损植骨进行髋臼假体翻修

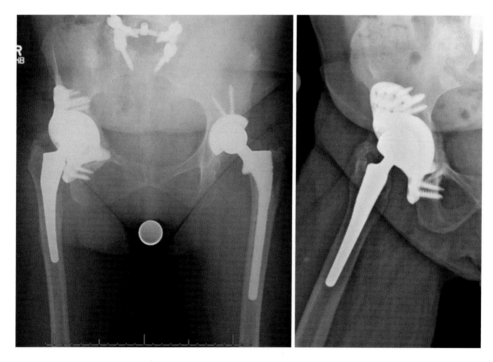

• **图 19.7**　骨盆正位和右髋侧位片显示定制的三翼杯髋臼假体在术后 5 年时固定稳定

（ OMAR A. BEHERY, MURILLO ADRADOS, THOMAS K. FEHRING 著　耿　磊 译）

# 参考文献

1. Berend ME, Berend KR, Lombardi AV, Cates H, Faris P. The patient-specific triflange acetabular implant for revision total hip arthroplasty in patients with severe acetabular defects: planning, implantation, and results. *Bone Joint J.* 2018;100-b(1 suppl A): 50-54. doi:10.1302/0301-620X.100B1.

2. Moore KD, McClenny MD, Wills BW. Custom triflange acetabular components for large acetabular defects: minimum 10-year follow-up. *Orthopedics.* 2018;41(3):e316-e320. doi:10.3928/01477447-20180213-11.

3. Taunton MJ, Fehring TK, Edwards P, Bernasek T, Holt GE, Christie MJ. Pelvic discontinuity treated with custom triflange component: a reliable option. *Clin Orthop Relat Res.* 2012;470(2):428-434. doi:10.1007/s11999-011-2126-1.

4. DeBoer DK, Christie MJ, Brinson MF, Morrison JC. Revision total hip arthroplasty for pelvic discontinuity. *J Bone Joint Surg Am.* 2007;89(4):835-840. doi:10.2106/JBJS.F.00313.

5. Gladnick BP, Fehring KA, Odum SM, Christie MJ, DeBoer DK, Fehring TK. Midterm survivorship after revision total hip arthroplasty with a custom triflange acetabular component. *J Arthroplasty.* 2018;33(2):500-504. doi:10.1016/j.arth.2017.09.026.

6. Sershon RA, McDonald JF, Nagda S, Hamilton WG, Engh CA. Custom triflange cups: 20-year experience. *J Arthroplasty.* 2021;36:3264-3268. doi:10.1016/j.arth.2021.05.005.

7. Kosashvili Y, Backstein D, Safir O, Lakstein D, Gross AE. Acetabular revision using an anti-protrusion (ilio-ischial) cage and trabecular metal acetabular component for severe acetabular bone loss associated with pelvic discontinuity. *J Bone Joint Surg.* 2009;91(7):870-876. doi:10.1302/0301-620X.91B7.22181.

8. De Martino I, Strigelli V, Cacciola G, Gu A, Bostrom MP, Sculco PK. Survivorship and clinical outcomes of custom triflange acetabular components in revision total hip arthroplasty: a systematic review. *J Arthroplasty.* 2019;34(10):2511-2518. doi:10.1016/j.arth.2019.05.032.

9. Joshi AB, Lee J, Christensen C. Results for a custom acetabular component for acetabular deficiency. *J Arthroplasty.* 2002;17(5):643-648. doi:10.1054/arth.2002.32106.

# 第20章

# 定制 3D 打印髋臼假体治疗慢性骨盆不连续

## 背景

慢性骨盆不连续（CPD）是指骨盆上部的髂骨与骨盆下部的坐骨、耻骨发生分离[1]。CPD 最常见于全髋关节置换术（THA）翻修时骨量不足导致的慢性骨盆骨折不愈合。此外，THA 术中急性髋臼骨折不愈合也可能导致 CPD[2]。

在存在广泛骨质丢失和严重髋臼骨缺损的情况下进行 THA 翻修是很有挑战性的[3]。CPD 的治疗策略非常复杂，且需要丰富的经验；特别是对于高风险患者群体（女性、类风湿关节炎和有骨盆放射治疗史的患者）治疗难度更大[4, 5]。随着 THA 翻修数量的不断增加，伴有严重髋臼骨缺损和相关 CPD 的病例数量也在增加[6]。当前，CPD 占具有挑战性翻修手术病例的 1%~5%[5, 7, 8]，且仍有一部分患者康复不佳[9]。为了确保最佳的治疗效果，合适的治疗策略应包含在坐骨和髂骨之间提供稳定的连续性，并恢复髋关节的旋转中心[1]。

假体技术的进步为 THA 翻修提供了新的解决方案，并提高了患者的生活质量[10]，但手术失败率仍然很高，手术效果也不尽相同[9, 11]。同时，对于目前在 CPD 治疗中经常使用的垫块、髋臼杯 - 加强环罩（cup-cage）、定制三翼杯和多孔金属杯的短期和长期结果以及相关的问题和并发症的研究仍较少[12-15]。值得注意的是，有 3 个因素在 CPD 的治疗中起着关键作用，即残余骨量、骨的生长潜力和骨的愈合能力[16-18]。

3D 打印技术在生物愈合方面起到了重要作用，并已经在临床广泛应用[11, 19]。本章详细介绍了在 CPD 患者中使用定制 3D 打印髋臼假体的情况，也就是说使用 3D 打印技术可以为髋臼严重骨缺损和 CPD 患者提供个体化方案[20, 21]。

## 手术技术

### 术前规划和定制 3D 打印髋臼假体的发展

一般来说，可以通过 X 线检查在术前规划阶段对 CPD 进行诊断（图 20.1）。在怀疑有 CPD 的情况下，还可以使用 Judet 位（45° 斜位 X 线片）进一步确认。但对于既往有 THA 或翻修手术病史的患者，此时若存在假体或骨水泥遮挡，仅使用 X 线评估可能不够充分。在这种情况下，需要进行 CT 三维重建以评估患者情况（图 20.2）。

在 3D 打印髋臼假体的准备过程中，患者常规进行 CT 检查，然后根据图像进行 3D 打印。对于术前 CT 扫描，患者取仰卧位，双腿中立位自然对齐。扫描厚度为 1.5 mm，覆盖从髂骨最高点到坐骨最低点的区域。数据以 DICOM（Digital Imaging and Communications in Medicine; Rosslyn, VA）格式保

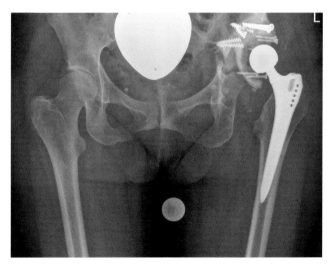

• 图 20.1 前后位骨盆 X 线片

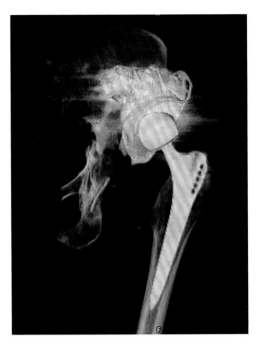

• **图 20.2**　CT 三维重建

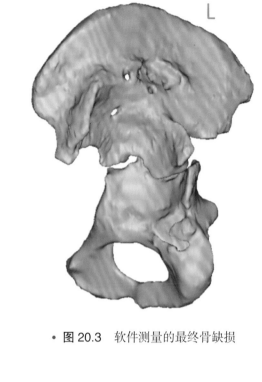

• **图 20.3**　软件测量的最终骨缺损

存，并通过 CD-ROM 发送至 Materialise NV（Leuven, Belgium）。使用图像处理软件 Mimics（Materialise NV, Leuven, Belgium）估算骨缺损（图 20.3）。采用 Paprosky 分型测量髋臼前上和后下部位的缺损。Gelaude 等使用专用软件评估了髋臼的总体骨量。Gelaude 描述的方法涉及 3D 图像处理和基于 CT 图像的三维重建，并提供比例和图表，从而可以直接比较。比例用于显示原始髋臼的骨缺损量，图表显示径向方向上的残余骨量（图 20.4）。骨的质量通过软件评估，其中绿色 / 红色分别表示很好 / 差的骨质质量（图 20.5）。然后，使用数据为患者构建 3D 髋臼假体，以恢复旋转中心并填补缺损的骨。软件还用于规划螺钉的轨迹、穿过臼杯的螺钉长度以及准确标记翼在耻骨、髂骨和坐骨上的位置（图 20.6）。该系统还可以计算出不同的螺钉固定以获得良好的稳定性。最后，在 3D 打印假体之前，根据外科医生的反馈来优化假体的前倾、外展和旋转中心。

## 手术入路

　　基于我们 THA 和翻修手术的经验，我们使用常规的标准后入路手术。患者麻醉后侧卧于手术台，然后进行标准的外科准备和铺单。在切开显露和初步评估后，取出松动的髋臼假体连同螺钉、骨水泥和碎骨块。然后，清理周围软组织显露缺损的髋臼，包括

耻骨、髂骨和坐骨。对硬化的髋臼底和缺损处进行刮削。在手术中，可使用塑料的骨盆解剖模型、假体模型和钻孔导板来进行辅助（图 20.7）。塑料模型用于骨缺损的定位，缺损的位置根据之前的 CT 扫描分析。此外，在假体植入后进行功能和稳定性测试。3D 打印的钻孔导板由于较为脆弱，需要轻柔安放。否则，在导板结构受损或破裂的情况下，可能无法实施术前计划的螺钉方案。遵循术前计划的螺钉顺序也很重要。螺钉由假体制造商编号，并按照对应的顺序和长度植入螺钉（图 20.8）。试模完成后，最终将假体通过钻孔导板和螺钉固定在骨缺损部位（图 20.9）。

　　一旦髋臼假体固定，标准 / 翻修或双动髋关节臼杯 / 内衬都使用骨水泥进行固定。手术前的规划保留预定的最大尺寸。

　　与其他定制设计相比，该技术具有许多优势。3D 打印定制假体与其他定制假体相比最重要的优势是它可以将耻骨、髂骨和坐骨进行精确标记，并对髋臼缺损进行针对性填充加强，从而使最终假体与患者的解剖完全匹配。此外，该技术可以对髋臼缺损进行详细分析，包括骨质情况和髋臼径向的骨缺损。使用软件计算可实现螺钉交叉固定，以获得很好的稳定性。另一个优势是制造商可以根据外科医生的建议对假体进行修改。

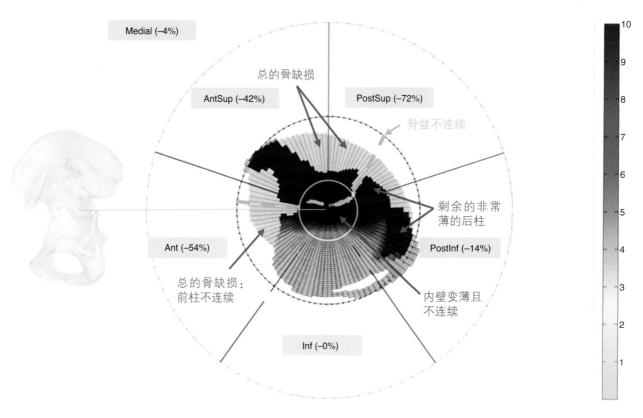

• **图 20.4** 根据 Gelaude 等的 TrABL 图

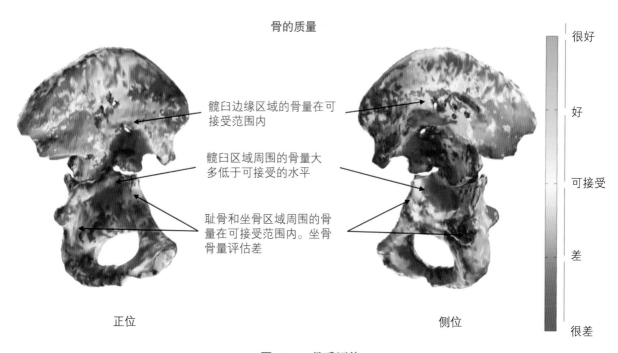

• **图 20.5** 骨质评估

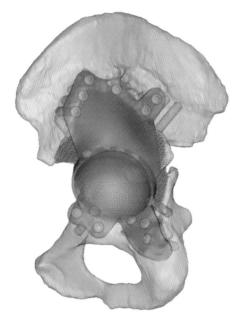

• 图 20.6　使用软件规划带有螺钉轨迹的假体模型

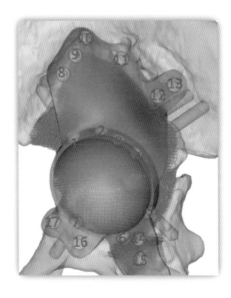

| 螺钉编号 | 长度（mm） |
| --- | --- |
| 1 | 37 |
| 2 | 59 |
| 3 | 65 |
| 4 | 65 |
| 5 | 25 |
| 6 | 25 |
| 7 | 33 |
| 8 | 38 |
| 9 | 35 |
| 10 | 32 |
| 11 | 28 |
| 12 | 26 |
| 13 | 25 |
| 14 | 28 |
| 15 | 30 |
| 16 | 22 |
| 17 | 26 |

• 图 20.8　定制髋臼假体上螺钉的长度和位置

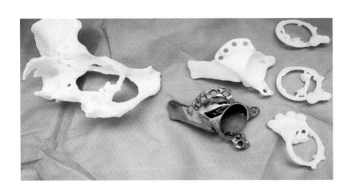

• 图 20.7　带有螺钉轨迹的假体模型

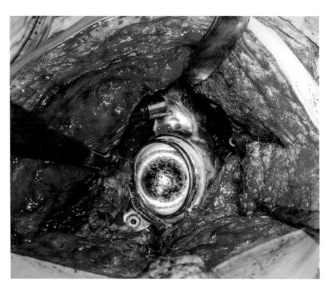

• 图 20.9　最终假体的放置

## 常见误区及建议

　　CPD 在取出假体或积极清创的过程中骨缺损可能会变得更加严重，这是早期隐患之一。因此，必须小心并进行必要的准备。还应注意的是，长期运动受限的患者由于失用性骨质疏松导致骨质较差，术中积极的清创可能导致更多的医源性骨丢失。根据我们的经验，由于所使用的定制3D打印假体能够稳固地连接骨盆，因此，对 CPD 而言无须植骨。

　　在使用定制3D打印假体的同时，用于确保螺钉方向的导板也可通过 3D 打印制备。**在导板使用过程中应小心轻柔，否则可能导致螺钉偏离预定方向，进**而可能损伤周围神经血管结构。

　　除了以上优点，定制假体在制造方面也存在一些限制。首先，**打印假体可能需要几周的时间，而在此期间，髋臼缺损可能会进展加重，从而出现匹配不理想的情况**。因此，在 3D 定制假体制造的过程中，患者应避免二次创伤。其次是打印假体的昂贵成本。然而，随着定制3D假体的广泛应用和 3D 技术的不断进步，规模经济可能会使假体成本不断下降。

## 术后方案与常见并发症

影响安全和早期连续负重的主要因素包括骨植入界面的类型、机械稳定性以及外展肌的情况[23]。术后如果通过骨盆前后位X线片证实其稳定，则可进行早期术后康复。由于假体是生物型3D打印定制假体，我们采用了部分负重的方案以确保骨长入，并促进骨折愈合。患者术后6周最多允许30 kg的部分负重，随后可以逐渐增加负重，在第8~12周可实现完全负重。

外展肌力的恢复则需要时间，特别是患者在术前长期卧床时。这时，应在经验丰富的康复团队监督下进行外展肌和股四头肌强化训练。同样，在监督下逐渐增加关节活动范围会降低早期脱位的风险。在复杂的THA翻修病例中，脱位风险在术后第一个月最高[23]，尤其是软组织愈合阶段。同时，务必告知患者在假关节形成之前需要避免的姿势。

## 临床研究结果和并发症

见表20.1。

## 典型病例

57岁女性，因左髋关节疼痛就诊于我院。患者既往诊断为髋关节发育不良，于14年前行左侧THA。

由于无菌松动，患者于2002年和2014年分别接受了两次髋关节翻修术。由于症状持续存在，患者再次行翻修手术，并尝试使用钽杯处理髋臼缺损。患者首次来就诊我院时X线片示：左髋Paprosky ⅢB型髋臼缺损并伴有CPD（图20.10）。患者入院时Harris评分为15分。患者手术中拿掉钽杯，并使用上述技术植入定制3D打印髋臼假体（图20.11）。术后前6周允许最多30 kg的部分负重，术后第12周允许完全负重。患者于术后第22天出院。在最近的术后12个月的随访中，患者Harris髋关节评分为86分，且X线片未发现松动的表现。术中和术后均未发生并发症。

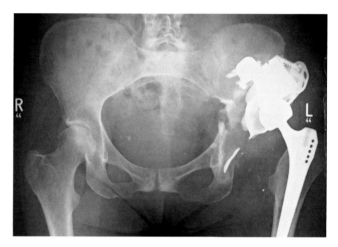

• 图20.10　严重髋臼骨缺损和慢性CPD患者的术前骨盆X线片

**表20.1**　Citak等采用定制3D打印髋臼假体患者的短期随访结果（＜5年）

| 性别/年龄（岁） | 随访时间（月） | Paprosky分型 | 入院HHS | 最近随访的HHS | 最近随访的OHS | 最近随访的SF-36 | 并发症 |
|---|---|---|---|---|---|---|---|
| 女/54 | 39 | 3A | 40 | 44 | 36 | 156 | 脱位 |
| 女/72 | 31 | 3B | 21 | 69 | 33 | 131 | - |
| 女/69 | 32 | 3A+ 双侧CPD | 20 | 9 | 17 | 138 | - |
| 男49 | 22 | 3A | 26 | 69 | 39 | 178 | 术后出血 |
| 女/63 | 20 | 3A+CPD | 20 | 92 | 12 | 175 | 术后血肿 |
| 女/76 | 13 | 3B | 27 | 63 | 41 | 142 | 4× 脱位 |
| 女/77 | 13 | 3A+ 双侧CPD | 15 | 69 | 26 | 175 | - |
| 女/40 | 47 | 3B+CPD | 21 | 71 | 25 | 169 | - |
| 女/70 | 42 | 3B | 9 | 42 | 39 | 140 | 2× 脱位 |

骨盆不连续

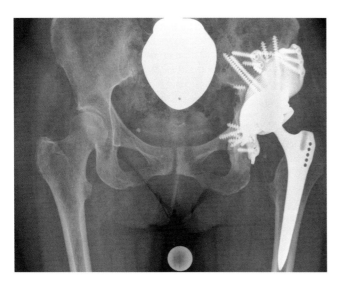

- 图 20.11 患者 3D 打印髋臼假体重建术后的骨盆 X 线片

## 评述

3D 打印技术的出现增加了使用特定骨缺损假体的灵活性。然而，由于假体固定位置对螺钉影响很大，定位稍有改变可能导致神经血管意外损伤。尽管对术前规划和螺钉位置的探索仍处于初级阶段，但却减轻了外科医生手术中的风险。

（MUSTAFA AKKAYA, THORSTEN GEHRKE, MUSTAFA CITAK 著　冀全博 译）

## 参考文献

1. Citak M, Kochsiek L, Gehrke T, Haasper C, Suero EM, Mau H. Preliminary results of a 3D-printed acetabular component in the management of extensive defects. *Hip Int.* 2018;28(3):266-271. doi: 10.5301/hipint.5000561.
2. Berry JD, Paprosky GW. Pelvic discontinuity. In: Berry JD, Trousdale, TR, Dennis AD, Paprosky GW, eds. *Revision Total Hip and Knee Arthroplasty.* Philadelphia: Lippincott Williams & Wilkins; 2012:203-2013.
3. Bozic KJ, Kurtz SM, Lau E, Ong K, Vail TP, Berry DJ. The epidemiology of revision total hip arthroplasty in the United States. *J Bone Joint Surg Am.* 2009;91(1):128-133. doi: 10.2106/JBJS.H.00155.
4. Villanueva M, Rios-Luna A, Pereiro De Lamo J, Fahandez-Saddi H, Bostrom MP. A review of the treatment of pelvic discontinuity. *HSS J.* 2008;4(2):128-137. doi: 10.1007/s11420-008-9075-6.
5. Szczepanski JR, Perriman DM, Smith PN. Surgical treatment of pelvic discontinuity: a systematic review and meta-analysis. *JBJS Rev.* 2019;7(9):e4. doi:10.2106/JBJS.RVW.18.00176.
6. Kurtz S, Ong K, Lau E, Mowat F, Halpern M. Projections of primary and revision hip and knee arthroplasty in the United States from 2005 to 2030. *J Bone Joint Surg Am.* 2007;89(4): 780-785. doi:10.2106/JBJS.F.00222.
7. Berry DJ. Identification and management of pelvic discontinuity. *Orthopedics.* 2001;24(9):881-882. doi:10.3928/0147-7447-20010901-25.
8. Kosashvili Y, Backstein D, Safir O, Lakstein D, Gross AE. Acetabular revision using an anti-protrusion (ilio-ischial) cage and trabecular metal acetabular component for severe acetabular bone loss associated with pelvic discontinuity. *J Bone Joint Surg Br.* 2009;91(7):870-876. doi:10.1302/0301-620X.91B7.22181.
9. Martin JR, Barrett I, Sierra RJ, Lewallen DG, Berry DJ. Bilateral pelvic discontinuity: a unique condition characterized by high failure rates of current treatment. *Arthroplast Today.* 2016;2(4):183-186. doi: 10.1016/j.artd.2015.12.004.
10. Tack P, Victor J, Gemmel P, Annemans L. Do custom 3D-printed revision acetabular implants provide enough value to justify the additional costs? The health-economic comparison of a new porous 3D-printed hip implant for revision arthroplasty of Paprosky type 3B acetabular defects and its closest alternative. *Orthop Traumatol Surg Res.* 2021;107(1):102600. doi: 10.1016/j.otsr.2020.03.012.
11. Citak M, Kochsiek L, Gehrke T, Haasper C, Mau H. The 3D-printed patient-specific acetabular component in the management of extensive acetabular defect with combined bilateral pelvic discontuinity. *Semin Arthroplasty.* 2016;27(4):272-276.
12. Banerjee S, Issa K, Kapadia BH, Pivec R, Khanuja HS, Mont MA. Systematic review on outcomes of acetabular revisions with highly-porous metals. *Int Orthop.* 2014;38(4):689-702. doi: 10.1007/s00264-013-2145-5.
13. Beckmann NA, Weiss S, Klotz MC, Gondan M, Jaeger S, Bitsch RG. Loosening after acetabular revision: comparison of trabecular metal and reinforcement rings. A systematic review. *J Arthroplasty.* 2014;29(1):229-235. doi: 10.1016/j.arth.2013.04.035.
14. Christie MJ, Barrington SA, Brinson MF, Ruhling ME, DeBoer DK. Bridging massive acetabular defects with the triflange cup: 2- to 9-year results. *Clin Orthop Relat Res.* 2001;393:216-227. doi: 10.1097/00003086-200112000-00024.
15. Berry DJ, Muller ME. Revision arthroplasty using an anti-protrusio cage for massive acetabular bone deficiency. *J Bone Joint Surg Br.* 1992;74(5):711-715. doi:10.1302/0301-620X.74B5.1527119.
16. Paprosky WG, O'Rourke M, Sporer SM. The treatment of acetabular bone defects with an associated pelvic discontinuity. *Clin Orthop Relat Res.* 2005;441:216-220. doi: 10.1097/01.blo.0000194311.20901.f9.
17. Sheth NP, Melnic CM, Paprosky WG. Acetabular distraction: an alternative for severe acetabular bone loss and chronic pelvic discontinuity. *Bone Joint J.* 2014;96-B(11 suppl A):36-42. doi: 10.1302/0301-620X.96B11.34455.
18. Sporer SM, Paprosky WG. Acetabular revision using a trabecular metal acetabular component for severe acetabular bone loss associated with a pelvic discontinuity. *J Arthroplasty.* 2006;21 (6 suppl 2):87-90. doi:10.1016/j.arth.2006.05.015.
19. Esteban J, Gomez-Barrena E. An update about molecular biology techniques to detect orthopaedic implant-related infections. *EFORT Open Rev.* 2021;6(2):93-100. doi:10.1302/2058-5241.6.200118.
20. Woo SH, Sung MJ, Park KS, Yoon TR. Three-dimensional-printing technology in hip and pelvic surgery: current landscape. *Hip Pelvis.* 2020;32(1):1-10. doi:10.5371/hp.2020.32.1.1.
21. Yao A, George DM, Ranawat V, Wilson CJ. 3D printed acetabular components for complex revision arthroplasty. *Indian J Orthop.* 2021;55(3):786-792. doi:10.1007/s43465-020-00317-x.

22. Gelaude F, Clijmans T, Delport H. Quantitative computerized assessment of the degree of acetabular bone deficiency: total radial acetabular bone loss (TrABL). *Adv Orthop.* 2011;2011:494382. doi:10.4061/2011/494382.

23. Berry JD. Postoperative care following revision total hip arthroplasty. In: Berry JD, Trousdale TR, Dennis AD, Paprosky GW, eds. *Revision Total Hip and Knee Arthroplasty.* Philadelphia: Lippincott Williams & Wilkins; 2012:419-421.

24. Stryla W, Pogorzala AM, Rogala P, Nowakowski A. Algorithm of physical therapy exercises following total hip arthroplasty. *Pol Orthop Traumatol.* 2013;78:33-39.

25. Westby MD. Rehabilitation and total joint arthroplasty. *Clin Geriatr Med.* 2012;28(3):489-508. doi:10.1016/j.cger.2012.05.005.

# 第21章

# 应用 Jumbo 杯和多孔金属加强块治疗慢性骨盆不连续

## 背景

慢性骨盆不连续是指髂骨上部髋臼与坐骨、耻骨发生分离，并伴有骨缺损的情况，是髋臼翻修最具挑战性的难题之一 [1]。据估计，慢性骨盆不连续患者行全髋关节置换（THA）手术失败率为5%，并进而导致髋关节翻修 [2]。假体生存期是处理骨缺损和慢性骨盆不连续程度的重要指标 [3]。在这种情况下，实现足够的髋臼假体稳定性非常困难。剩余骨量、残余骨的骨长入性能（对于非骨水泥假体）以及不连续骨的愈合能力是必须考虑的三个重要因素 [4, 5]。

处理慢性骨盆不连续的方法有很多，包括使用Jumbo 杯联合多孔金属加强块。多孔金属加强块通过促进骨长入和生物固定来实现长期稳定性 [6]。采用多孔金属杯（是否联合使用金属加强块）进行严重骨缺损的髋臼翻修重建已经显示出良好的临床效果 [7, 9]。文献表明，使用多孔金属杯和加强块在早 - 中期的再翻修率和松动率最低，并且与加强环联合使用是目前报道髋关节翻修应用最广的技术 [10]。

澳大利亚骨科协会国家关节注册表报告显示，在初次 THA 翻修术后的 10 年内，再翻修率高达36.3% [11]。为改善预后，作者将研究重点放在提高髋臼假体稳定性上。放射学研究表明，早期臼杯稳定性是 THA 初次 [12] 和翻修手术假体生存期的重要预测因素 [13]。在最初 24 个月内，近端移位是否大于 1 mm可以预测假体在翻修术时是否松动，其准确率达81%。早期预测松动的移位阈值可以在更少的患者和更短的临床随访时间内对手术技术进行客观评估。

作者使用最准确的放射测量方法——放射立体分析（radiostereometric analysis, RSA）[14]，回顾了手术技术随着时间推移的变化及结果。作者发现，在最初，部分臼杯的移位超过了可接受的早期移位阈值，而更大骨缺损与更大量的早期移位相关 [15]；而这在所有翻修臼杯的 RSA 研究综述中也比较常见 [16]。在分析 RSA 结果和最初系列的固定失败病例后，作者改进了翻修手术技术，并认为必要的情况下需使用髋臼下方螺钉进行固定。RSA 的结果证实使用臼杯下方螺钉可以提高臼杯稳定性。

最近，作者结合 RSA 和 CT 影像，确定充分的压配固定或三点固定与可接受的早期髋臼移位量有关 [17]。在本章，我们讨论了目前使用的多孔钽杯与加强块治疗慢性骨盆不连续的外科技术，包括在技术改进过程中的经验教训。

**说明：该技术比较依赖多孔金属 Jumbo 杯与加强块，同时注重三点固定，并将长"髓内"螺钉放置在骨盆的上下部位。**

## 手术技术

### 术前规划

对于复杂病例的术前规划，我们需全面了解需要重建的骨缺损情况。除了病例所有的标准 X 线片外，我们还需要进行去金属伪影的骨盆 CT 扫描。手术规划在术前进行，并在取出假体和显露髋臼残余骨量后在术中进一步进行确认。

图 21.1 所示为处理大的髋臼缺损的规划流程。如果骨缺损允许使用球形杯，则使用髋臼锉对整个髋臼缺损部位逐渐扩大，并最终达到最合适的尺寸。如果前上柱和后下柱之间可以实现压配，则置入假体时最少采用 2 枚螺钉加强固定。我们推荐在可靠的骨骼部位使用长螺钉进行"髓内"固定，而不是使用多枚短螺钉。螺钉优先置入髂骨，并通过触摸坐骨切迹和前

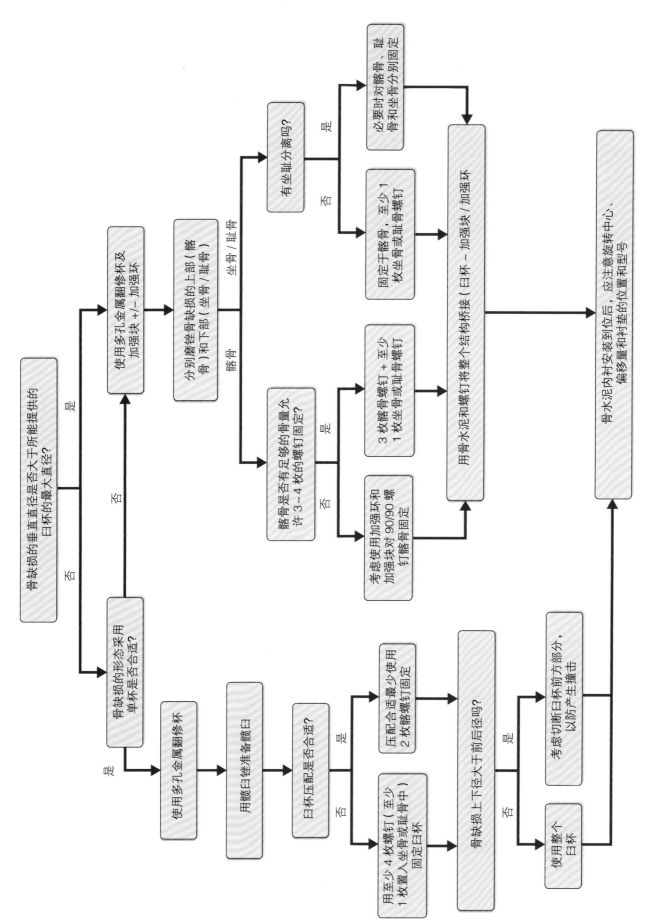

• **图 21.1** 流程图展示了我们在手术规划过程中关于使用哪些假体以及在哪里进行固定以确保结构稳定的决策过程

柱来置入螺钉。

如果慢性骨盆不连续中骨缺损的条件不容许在前上和后下柱之间实现良好的压配，则尽可能保证使髂骨、坐骨和耻骨与假体达到可靠的接触。**应使臼杯能够稳定地固定在髂骨上，并采用至少1枚坐骨和（或）耻骨用长"髓内"螺钉固定。** 螺钉组合可以包括：2枚螺钉置入骶骨-髂骨中，1枚螺钉置入髂骨中，至少1枚"髓内"螺钉置入耻骨并朝向耻骨结节，或者1枚"髓内"螺钉置入坐骨并朝向坐骨结节。在臼杯与髂骨之间的接触非常少的情况下，应通过臼杯-加强块系统实现加强块的边缘与髂骨间的牢固固定。**如果残留的髋臼缺损无法由单个臼杯覆盖，则使用定制假体或双杯构造以实现与宿主骨的最佳接触（杯-髂骨、杯-坐骨、杯-耻骨），并将其分别单独与骨进行固定。** 对于非常大的骨缺损，则应将单独的加强块先放置到骨盆的上半部和下半部缺损的位置，然后通过骨水泥和螺钉将2个加强块桥接在一起。

## 所需设备

对于慢性骨盆不连续病例的重建技术，我们的技术是通过使用多孔Jumbo金属翻修杯（带或不带多孔金属加强块）[Trabecular Metal™ Acetabular Revision System（TMARS），Zimmer Biomet, Warsaw, IN] 来完成。我们使用钝性骨刀从金属翻修杯中移除不锈钢加强环，以便进行螺钉固定。对于多孔金属加强块，我们采用：①来自TMARS系列的商业用加强块；②松质骨金属翻修杯的部分；③小尺寸的股骨cone。所有使用的臼杯和加强块都使用金属切割轮和切割钻头加工而成，以实现和骨缺损的最佳匹配。假体通过长螺钉与髂骨、坐骨和耻骨实现压配。**当髂骨与加强块/臼杯之间的接触较少，以至于只能容纳2~3枚螺钉时，我们考虑通过加强块增加其与髂骨的固定，以在垂直平面上提供额外的髂骨固定支持。** 这一策略取决于髋臼下方骨质的情况。对于严重的坐骨骨溶解病例，我们考虑使用2.7 mm的钢板来加强坐骨加强块的固定，并将钢板置于加强块的上方，其下方则延伸至耻骨前外侧。

**我们采用骨水泥和螺钉将臼杯和加强块组合成一个整体，** 并使用金属切割钻头或刚性钻头在臼杯和加强块上钻孔，以使在理想的位置进行固定。金属髋臼假体固定好之后，就采用骨水泥将聚乙烯内衬固定在适当的位置，并最终实现髋部稳定性。值得注意的是，在术前诊断为外展肌功能不全时，我们的方法是采用双动全髋或限制性内衬。如果不是这种情况，我们则使用标准带裙边的不带扣锁机制的半限制性内衬。对于大的骨缺损，建议在充分的术前计划的基础上，取出假体后进行瘢痕组织的清除，再次进行骨缺损分期的评估，进而明确缺损的最终范围。对于慢性骨盆不连续的患者进行翻修手术时，明确所有可能的情况是非常重要的。

## 患者体位和手术入路

在骨盆存在大量骨缺损、畸形和连续性中断的情况下进行髋关节翻修需要广泛的显露。这不仅对安全地移除假体、充分显露骨缺损、了解残余骨量以及在直视下置入新假体非常重要，而且对于保护臀部区域和骨盆内的软组织也非常重要。在此，我们建议采用后入路显露髋部，即Adelaide入路，并使患者处于侧卧位[18]。我们既往的研究表明，该入路保护了臀上神经血管束以及臀肌，并在翻修手术中降低了外展肌功能不全的发生率。

以下我们将使用一个患者案例来详细描述我们的手术方法，我们将患者称之为X。患者X，女性，81岁，诊断为慢性骨盆不连续和髋臼假体陷入盆腔（图21.2）。患者在2000年进行初次手术，因反复出现假体不稳于2014年行髋关节翻修术。在2021年初，患者因右髋感到不适数月后无法行走，转诊入院。术前计划使用TMARS杯和Adelaide入路，并采用螺钉固定的方法，对慢性骨盆不连续和失败的髋臼假体进行全髋关节翻修术，具体如下：

手术切口沿着股骨轴线延伸，穿过大转子朝向髂骨臀后线。臀后线的近端标志是臀大肌和臀中肌在髂骨嵴起始之间的分界，位于髂后上棘和髂结节的中点。在近端，筋膜层切口应尽可能靠近臀大肌的前缘，以方便将整个臀大肌向后移。这种切口有3个优点，首先是可以保留臀大肌进行深层的臀中肌重建；其次，这是在瘢痕存在的情况下识别臀大肌和臀中肌之间的界面的最佳方法，并尽可能保护臀中肌肌肉；最后，臀大肌前缘的筋膜层比覆盖在臀中肌上的较薄的筋膜层更坚韧，从而利于术后修复[18]。

当臀部肌肉有手术瘢痕存在时，术中几乎不太可能通过分离臀大肌的方法来识别臀大肌和臀中肌之间的界限，这可能导致臀中肌的某些部分受损。确定好臀大肌前缘后，使用剪刀将其筋膜切开并延伸至髂骨嵴。在股骨远端切断臀大肌肌腱，并残留部分组织附着在股骨上以供后续修复重建。将臀大肌在其神经

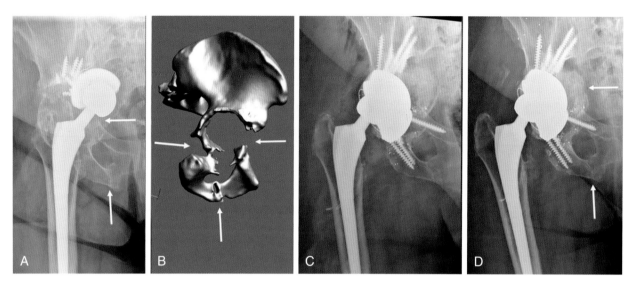

• 图21.2 （A和B）某患者的术前X线片和CT三维重建，以及（C、D）术后图像。该患者人工髋关节置换术后伴有骨盆不连续。（A、B）请注意两个平面中的骨盆不连续：水平不连续将髂骨与坐骨和耻骨分开（水平箭头），以及坐骨和耻骨之间的垂直不连续（垂直箭头）。（C）术后4天的X线片。（D）术后3个月的X线片。水平箭头指示重塑的骨移植物，修补了水平不连续，而垂直箭头指示坐骨支的骨折愈合

血管束后方进行完全游离，可以使肌肉随重力向后移动，以更好地显露短外旋肌和臀中肌。此时触摸坐骨切迹，可以触及臀肌上束的深支从切迹中穿出。然后，将臀中肌在坐骨切迹和股骨大转子之间进行游离，显露臀小肌后缘。将臀肌上束从骨膜处剥离，进而将臀小肌向前移。然后行髋关节后关节囊切开，包括短外旋肌的肌腱等。在髋关节脱位后，继续在股骨远端进行分离，同时骨膜下分离松解股方肌和腰大肌，操作时需确保腰大肌肌腱与股骨的连接。

如果需要更换股骨柄，则将其取出，将股骨前移以显露髋臼。股骨可以向前移动的距离取决于臀中肌可以安全拉伸的程度（图21.3）[18]。此时，臀中肌在坐骨切迹水平的髂骨附着点仍然牢固，强行牵拉不仅会损伤肌肉，还会损伤臀大神经束的深支。为了在手术过程中保护这些结构，我们在臀肌上支上方、臀后线处对臀中肌进行逐渐的松解，尽量显露髋臼缺损而不对臀中肌的后缘和臀肌上束进行强行牵拉（图21.3）。这使得能够在不损伤臀中肌的情况下显露整个髋臼前柱和耻骨上支，并在显露完成后取出髋臼假体。

## 技术要点

将髋臼周围显露清晰后，手动或使用Explant（Zimmer Biomet）取出旧的髋臼假体和螺钉。重新评

估骨缺损，移除原有假体和所有瘢痕组织后再次确定骨缺损的程度。清理位于上下骨盆间和骨缺损内的纤维组织，以便确认骨盆不连续是否存在。

此时，我们进行术中评估（图21.1），**根据三点固定原则决定最终的翻修策略，使用长螺钉将骨盆上、下段固定**。在磨锉之前，去除髂骨上孤立的骨赘（图21.4）。同时一定要注意不连续性可能不仅仅在水平面上导致骨盆上下分离，还可能存在于垂直平面，即坐骨和耻骨分离（图21.2）。使用髋臼锉去除硬化骨，保留有新鲜渗血的骨质，重塑髋臼上下壁。如果最大的杯也无法覆盖骨缺损，则使用术前计划采用的加强块，并采用直径接近的髋臼锉分别对髂骨、坐骨和（或）耻骨进行磨锉（图21.5）。

在这些情况下，我们首先使用长螺钉将加强块压配到残余的髂骨、坐骨和耻骨上，然后通过螺钉和骨水泥将髋臼假体固定到加强块上（图21.2）。如果一个假体可以覆盖骨缺损，则我们首先使用适合骨缺损的最大髋臼锉，并逐渐扩大到出血的骨面（图21.6和图21.7）。如果髋臼前壁或柱缺失或髋臼骨缺损的上下径超过前后径，则需对Jumbo杯的前部分进行修整（图21.7）。

已有文献证明，在翻修手术中，Jumbo杯相较于正常对侧，会将旋转中心（center of rotation, COR）

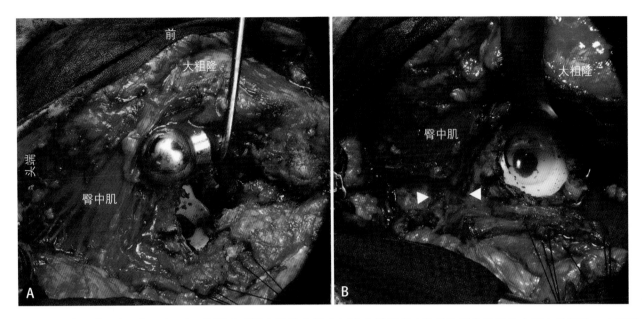

• **图21.3**  术中图像，（A）和（B），分别显示臀中肌从坐骨大切迹和髂后线（患者头部位于图片左侧）的延伸。在肌肉分离之前，臀中肌受到牵拉，以更好地显露髋臼。图B箭头：臀上束的深部在进入臀中肌和臀小肌之前，通过坐骨切迹进入臀部区域（在臀中肌下走行）

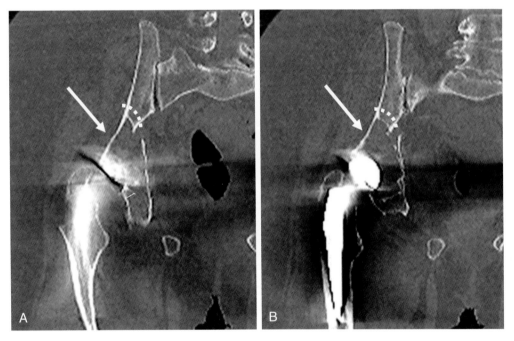

• **图21.4**  冠状位CT扫描显示髋臼的大面积骨溶解。需要注意，残留的髂骨外层（箭头）或内层无法支撑新的假体，需要将其去除，以便保证新假体的稳定和骨愈合所需的出血性松质骨髂骨（或坐骨和耻骨）（虚线）

上移8~10 mm[19、20]。我们利用闭孔、大粗隆尖及保留的股骨柄为定位标志，以恢复COR。如果在磨锉后存在显著的上方骨缺损，则在上方使用加强块来恢复COR。我们将加强块放在一个相对水平的位置，这样当植入最终的臼杯时，它就不会移向侧面。在将内衬固定到臼杯之前，我们先采用试模和一小团骨水泥将其固定，然后活动髋关节，观察是否需要对内衬位置进行调整。

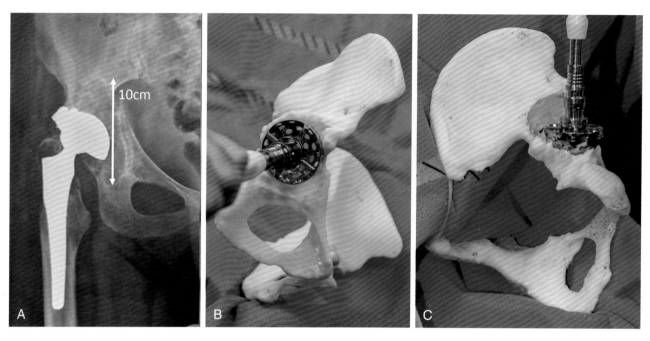

• 图 21.5    术前 X 线片（A）和同一患者髋臼的 3D 打印模型，该患者 THA 失败、髋臼不连续并存在 10 cm 骨缺损。由于骨缺损比最大的大杯（80 mm）还要大，因此髂骨（B）和坐骨（C）将分别使用不同的磨锉进行打磨，以匹配将要使用的加强块 / 臼杯

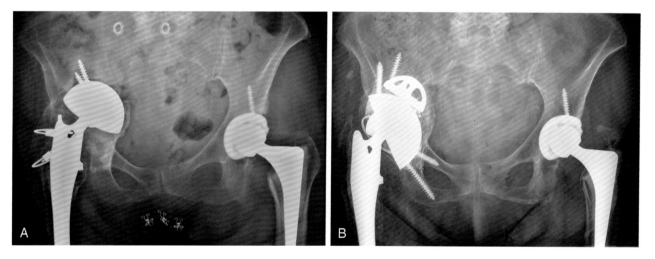

• 图 21.6    （A）患者诊断为慢性骨盆不连续，显示髋臼假体陷入盆腔。采用包括加强块和 Jumbo 杯的策略，并通过螺钉固定到髂骨、坐骨和耻骨。（B）术后 7 年 X 线片显示骨盆不连续得以愈合

有时我们会将其重新固定到新位置，并在固定最终内衬之前进行重新试模。我们大多数情况下已经不再使用髋臼多孔金属加强块，而是使用翻修多孔金属髋臼假体的部分，并使用金属切割轮进行切割。这样做的原因有两个：首先，臼杯假体提供更多的表面接触；其次，螺钉孔能在水平面上定位，可以减少螺钉

的使用。此外，加强块中的大空隙使其更难以在髂骨内外表面之间进行定向的螺钉植入，难以在骨中获得良好的固定（图 21.8）。在严重坐骨骨溶解的病例中，我们使用股骨 cone 重建坐骨（见图 21.19）。

同时，加强块需最大程度地与松质骨实现压配；然后，采用螺钉将加强块或髋臼杯固定在髂骨上，并

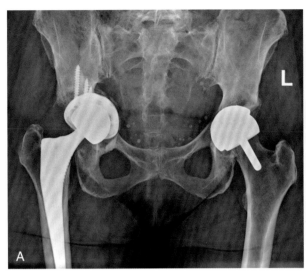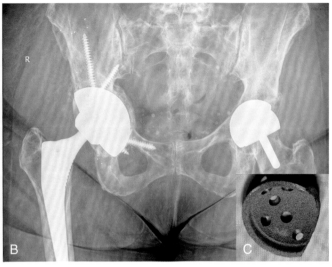

• 图 21.7 （A）该患者全髋关节翻修术后失败，伴有骨盆不连续，考虑采用 Jumbo 杯（76 mm）处理垂直骨缺损。（B）然而，由于缺损前壁和患者骨骼较小，植入 76 mm 的臼杯引起了明显的髂腰肌损伤。（C）为了避免这种情况，在置入之前，在手术台上切掉了臼杯的前部

与坐骨和耻骨中一支或两支固定。当预留钉孔与螺钉优选的方向不一致，或者当需要更多螺钉时，通常会使用额外的螺钉孔，特别是对于耻骨螺钉，通常需要额外的螺钉孔。使用刚性 3.2 mm 钻头将螺钉钻入加强块中，使其置入最佳位置。我们在术中未使用成像技术来帮助观察螺钉是否固定在位。值得注意的是，必须有足够的显露并触摸到坐骨切迹、耻骨和坐骨 / 耻骨下支以正确放置螺钉。如上所述，为了优化髋臼上部固定，应在触摸到坐骨切迹处引导下，在骶骨 - 髋臼支撑处放置螺钉，同时通过触摸前柱的髂骨 - 髋臼支撑，引导髂骨 - 髋臼螺钉的置入（图 21.9）。将长螺钉固定在坚固的骨质中，比使用多枚短螺钉更可靠。

**为了防止髋臼假体在外展时松动，需要在坐骨和（或）耻骨支中进行下方螺钉固定**[21]。如果使用下方的加强块，可能需要定制具体形状的加强块以匹配骨缺损（图 21.10）。在坐骨溶解严重的病例中，如果固定不理想，以及存在坐骨与耻骨可能不连续的情况下，应将长螺钉放置在耻骨上支。建议将手指放在耻骨上支上来引导螺钉置入的轨迹（图 21.10）。同样重要的是，在加强块或臼杯上多打几个孔，并选取对应耻骨上支的钉孔，允许螺钉在其路径内自行定位。如果使用单个下方的加强块来修复坐骨和耻骨，则首先将加强块固定到耻骨上。如果坐骨螺钉通过同一假体置入，则在完全置入耻骨螺钉并拧紧之前，标记坐

骨螺钉的置入位置。在置入坐骨螺钉时，要显露耻骨支的上方，并沿耻骨下支触摸来引导螺钉置入（图21.11）。

在放置加强块后，对于 85 岁以下的患者，推荐使用异体骨来填充加强块和臼杯之间的空隙以及其他骨缺损的位置。**要注意的是，不要在患者出血骨面和假体之间放置异体骨，因为这可能影响骨长入**。对于 85 岁以上的患者，我们的先前结果已经表明异体骨不能诱发骨愈合。将加强块 / 假体独立地固定在半骨盆的上部或下部后，使用骨水泥和螺钉将假体联合在一起（图 21.12）。在此之前，用骨蜡覆盖所有螺钉头和空螺钉孔，以防止骨水泥进入螺钉头和骨 - 假体界面。将髋臼杯放置在适当位置，并在臼杯上钻孔，通过臼杯和加强块将螺钉固定到患者良好的骨中。在最终固定之前进行测试，测试下肢的长度、稳定性、软组织张力（图 21.13）以及髋关节围绕旋转中心的活动情况。取下髋臼杯中的螺钉，在加强块和臼杯之间放置骨水泥，然后重新置入已经取下的螺钉。此时可以置入额外的螺钉。按照之前描述的方法，将内衬试模固定在髋臼杯中进行测试。在试模的过程中确定最终的大小和倾斜度，骨水泥固定后，在选择最终的股骨颈长度和股骨 off-set 之前，应再次进行试验性复位。我们的目标是在手术过程中利用最少的约束来实现髋关节的稳定，同时注意评估臀大肌的状态。患者术后

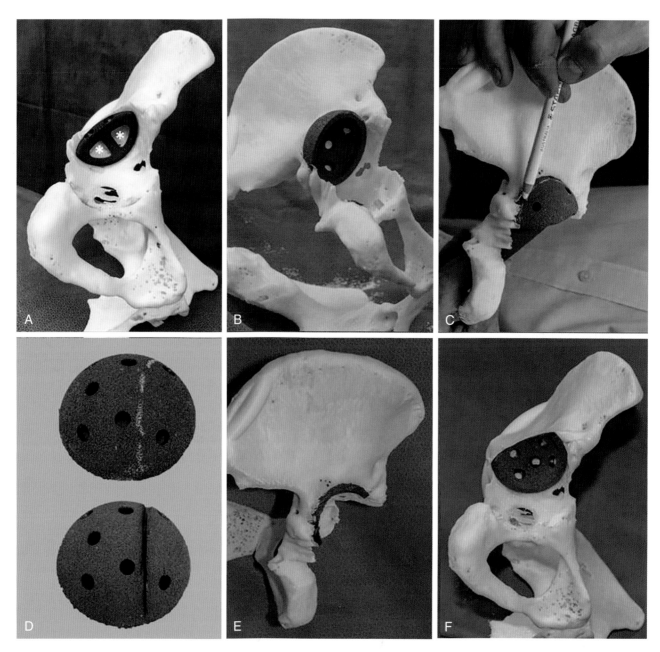

• **图21.8**（A）注意，加强块中的"孔"（用*标记）不能有效地通过长螺钉固定到髂骨。（B~F）从翻修金属（TM）杯中切割一段并使用适合该杯尺寸的磨锉对骨缺损进行处理后将其变成合适的形状，从而使加强块与宿主骨有很好的接触面，并且用多枚长螺钉保证加强块与骨紧密压配

的X线片影像学显示，髂骨、坐骨和耻骨螺钉位置良好（图21.14）。

## 常见误区及建议

在复杂的髋关节翻修术中，有几个重要的神经血管结构和脏器需要注意：

1. 坐骨神经：手术过程中我们不会常规地刻意识别坐骨神经。在手术开始时，通过触摸坐骨切迹以及臀大肌束，可以确保分离操作始终在神经前方进行。**髋臼后柱骨膜下剥离短外旋肌，并将牵开器放置在后方关节囊内，以确保神经不受损伤**。至今我们还没有遇到过任何坐骨神经损伤的情况。

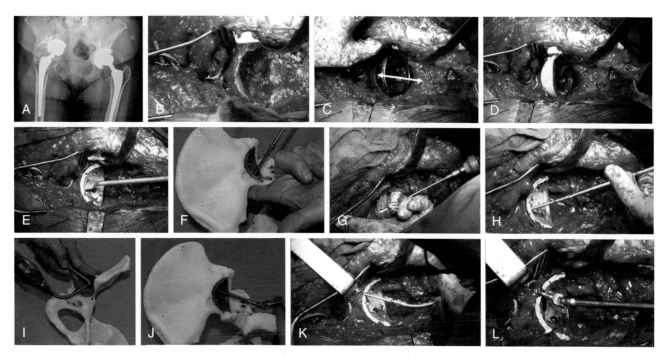

• 图 21.9 某患者的髂骨加强块的复位和固定，另见图 21.2 所示。（A）术前 X 线片。（B）髋臼骨缺损，注意臀上血管神经束的近端（蓝色袢）。（C、D）注意箭头指示的骨缺损。为了更直观地说明，我们采用 70 mm 的髋臼杯（E），同时使用长螺钉穿过骶髂关节（F~H）和髂骨 - 髋臼（I~L），并分别进行固定

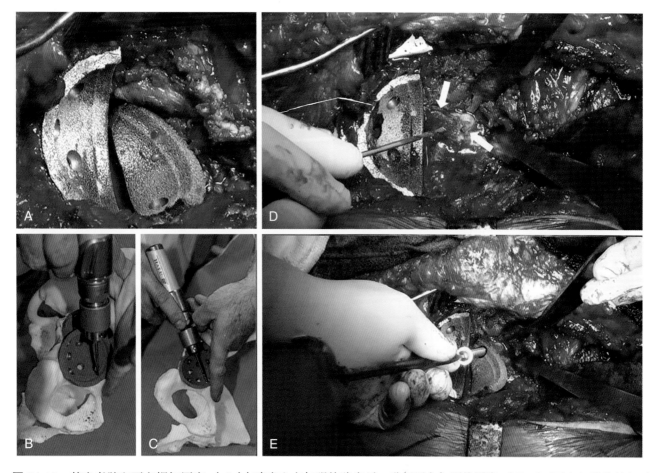

• 图 21.10 某患者髋臼下方螺钉固定。（A）在确定上方加强块稳定后，进行下方加强块固定。（B、C）下方加强块放好后，通过触摸耻骨来找到耻骨螺钉的方向，在加强块上标记螺钉的插入点。移除加强块后钻孔。（D）在拧入耻骨螺钉之前已钻孔（箭头和 Hohmann 牵开器显露耻骨）。（E）将该段重新放置到髋臼中，并将其固定到耻骨上

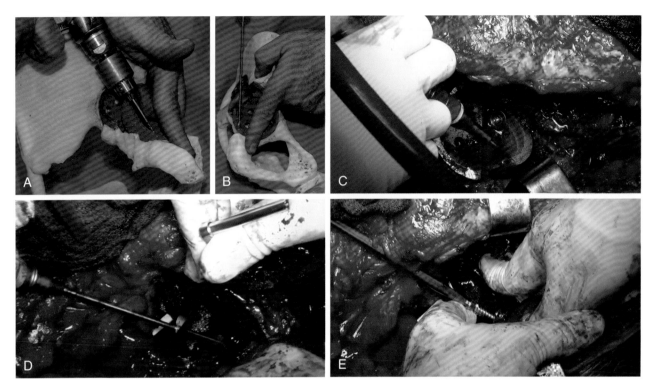

• 图 21.11 某患者的坐骨加强块固定。（A~C）首先用金属钻标记坐骨螺钉固定的位置。该操作很有必要，因为钻孔时相对于固定方向的角度很陡峭，可能导致钻头滑落。触摸朝向坐骨结节方向的耻骨下支来指导钻孔方向。（D）在TM杯和坐骨上钻孔。通常需要导向器以保持方向。（E）拧入螺钉，将加强块固定到坐骨上。对于如图所示的巨大坐骨缺损，我们建议放置2枚坐骨螺钉

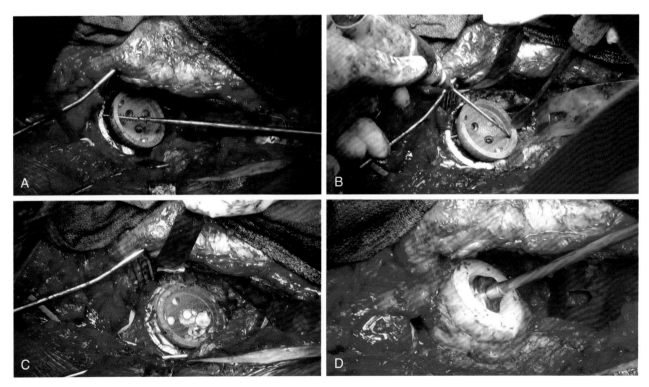

• 图 21.12 某患者翻修手术的术中图像。在所有加强块都固定后，使用骨水泥和螺钉将合适的髋臼杯放在加强块上。如果骨量允许，螺钉应拧入髂骨和坐骨中。（A）将螺钉穿过髋臼杯和上方加强块，并朝向骶髂关节。这一步在骨水泥前进行非常重要，因为螺钉会与加强块发生切割。（B）在坐骨的下方重复相同的步骤。（C）暂取出螺钉，在髋臼杯和加强块之间应用骨水泥，并在骨水泥硬化时重新置入螺钉。（D）将髋臼内衬用骨水泥固定，并在最终安装前进行测试以确定下肢长度、off-set和稳定性

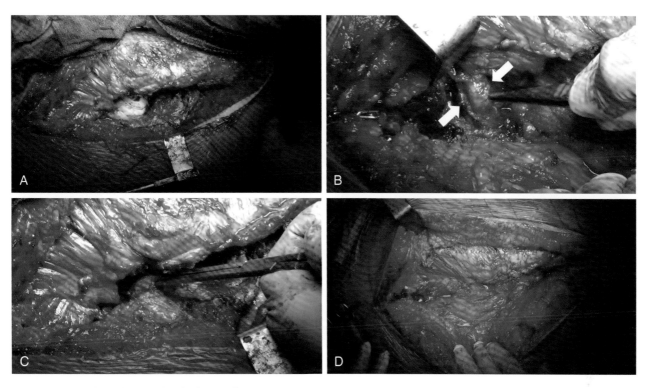

• 图 21.13 （A）某患者的髋关节复位后图像。（B）可以看到上方的臀大肌（箭头）完整且未被牵拉。（C）在平衡软组织时，还需要考虑假体的位置。应注意，臀中肌要做好保护，并保护好髋关节后方关节囊和外旋肌，关闭切口时确保软组织张力（D）

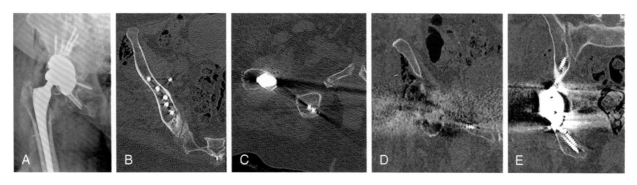

• 图 21.14 （A）某患者术后即刻的 X 线片。（B～E）CT 扫描显示髂骨、坐骨和耻骨螺钉在骨内的位置

2. 臀大肌：显露臀大肌并在手术过程中对其进行保护。术中要注意大的静脉，因为这些静脉容易撕裂并可能导致大出血。重要的是要意识到臀上神经位于肌肉下方。因此，应避免向上牵拉（图 21.15）。

3. 股骨内侧血管束：股骨内侧血管束位于髋关节囊下方。由于上述病例需要进行关节囊下方切开，因此需要结扎这些血管。动脉的直径为几毫米，如果不小心切断会导致大量出血。因此，应随时准备好血管钳以便快速止血。

4. 髂外血管：髂外血管与缺损的前壁紧密相邻，通常会在关节囊前方的瘢痕组织中。静脉受伤风险最大。通过从臀中肌的后缘将其从后部剥离，可以大大减少髋前部的软组织张力，从而便于显露。在髂骨和耻骨上支周围进行骨膜下剥离对于保护这些血管至关重要。在骨盆前部放置牵开器时要特别小心。我们遇到过 1 例髂外静脉撕裂的病例，广泛显露后使得血管清晰可见，也可以请血管外科医生协助进行修复。患者术后没有发生髂外静脉血栓形成的情况。

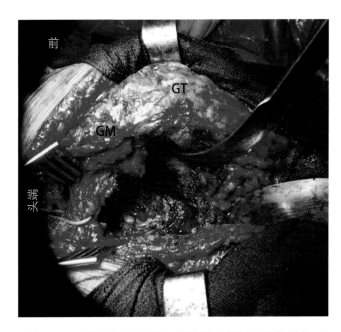

• **图 21.15** 图中显示了臀上部神经血管丛（蓝色袢），位于髋臼缺损的上方。根据缺损的大小和患者的解剖结构，这些神经血管丛可能妨碍重建。如图所示，在这种情况下，识别这些结构是很重要的，如果需要对其操作，应该在直视下进行，以确保其在整个手术过程中得到保护。GM，臀中肌；GT，大粗隆

5. 股神经：在钻孔和在耻骨上支放置螺钉时可能伤及股神经。应注意，**如果臼杯 / 加强块上的耻骨螺钉孔不够大，触及螺纹或螺钉头部，其螺钉轨迹可能会发生改变，导致螺钉从耻骨穿出。**为了避免耻骨螺钉出现这个问题，我们将臼杯 / 加强块上的孔扩大，并使用垫圈，这样螺钉即可以轻松置入。我们在耻骨支上直接置入螺钉并用手指触摸耻骨上支，然后让螺钉自然地拧入耻骨。采用这种技术后，我们没有发生螺钉错位或从耻骨穿出的情况。在采用这种技术之前，我们总共发生 5 例螺钉移位的情况。其中 1 个螺钉从耻骨的上部穿出，并伴随不可逆的股神经损伤，这可能是由于神经磨损所造成的（图 21.16）。

6. 膀胱损伤：移位的耻骨螺钉可能伤及盆腔脏器（包括膀胱），尽管我们没有出现膀胱或其他盆腔脏器损伤的情况。但我们有 1 例病例，患者术后 CT 提示螺钉可能已经压迫或穿透膀胱壁（图 21.17）。通过膀胱检查发现，膀胱并未损伤或压迫。

7. 长耻骨螺钉：**虽然长螺钉能提供更好的把持力，但穿透坐骨结节的长螺钉可能会导致患者坐位时疼痛。**我们认为，使用测深尺来选择正确的螺钉长度是比较困难的，我们在 2 个病例中置入了过长的坐骨螺钉，导致患者坐位时出现疼痛（图 21.18）。在这 2 个病例中，我们采用直接经臀部的手术对螺钉进行了截短，从而解除了患者的症状。

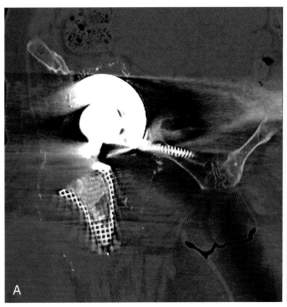
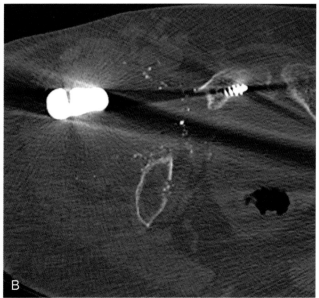

• **图 21.16** CT 显示耻骨螺钉位置不当穿透了骨皮质。这名患者在术后第 5 天行走时出现了急性不可逆的股神经麻痹

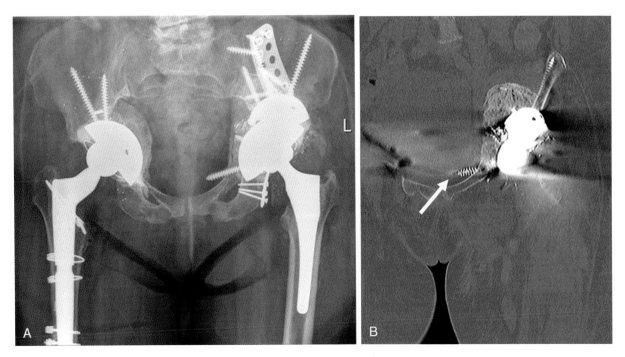

• 图 21.17 （A）左髋术后翻修的骨盆前后位（AP）X 线片。显示耻骨螺钉位置不当，从耻骨支上方穿出。（B）术后 CT 引发对螺钉是否穿透或对膀胱壁产生压迫的担忧（箭头）。通过膀胱造影检查排除了膀胱损伤或受压的可能。在膀胱充分扩张的情况下也排除了膀胱损伤或压迫

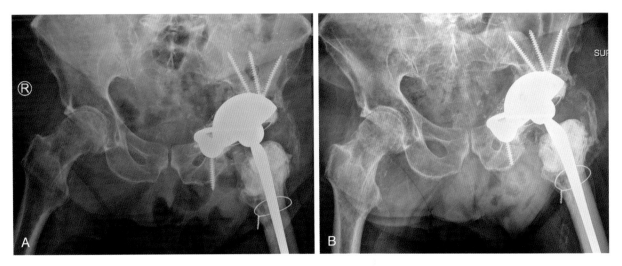

• 图 21.18 （A）请注意穿出坐骨结节的长坐骨螺钉。这枚螺钉导致患者坐位时感到明显的不适。我们通过直接截短螺钉的尖端解决了这个问题（B）

8. 假体组件：**我们建议在骨水泥和多孔假体之间尽可能使用螺钉进行加固，特别是在接触面较少或假体之间的骨水泥效果难以确定或不能确定的时候**。我们遇到过 1 个病例，术后 6 周用于加强坐骨缺损的髋臼杯和股骨 cone 之间的桥接失败了，需要进行二次翻修。我们首先用骨水泥填充，然后用髋臼螺钉将其与已固化的骨水泥联合在一起（图 21.19）。

9. 旋转中心（COR）：当使用 Jumbo 髋臼杯或带有加强块和明显的骨缺损时，则很难确定 COR。我们使用特定的标志物来确定 COR，包括闭孔、股骨大粗隆尖或保留的股骨柄，并如上所述将内衬试模暂时固定。术中成像也可用于确认髋臼杯 / 内衬的放置位置以更好地恢复 COR。

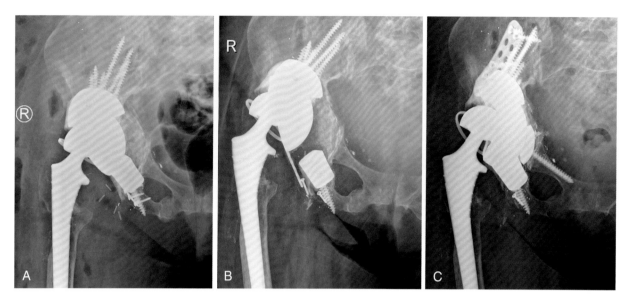

• 图21.19 （A）术后X线片显示骨盆不连续得到了重建，包括坐骨大的骨缺损。坐骨缺损采用2枚螺钉稳定到残余坐骨上并采用小尺寸股骨cone进行重建。首先，将髋臼假体粘到加强块上，但没有采用额外的螺钉固定。遗憾的是，髋臼和cone之间的粘接不足，两者在力的作用下发生分离（B）。术后6周的X线片显示了假体的失败（C）。行二次翻修。在第二次手术中，采用中空的cone并填充骨水泥，然后让其固化，从而使得髋臼可以采用螺钉固定到股骨cone上，以增强髋臼粘接。RSA显示假体组合稳定

10. 金属碎屑：需要注意术中的金属碎屑会产生金属粒子，可能加速磨损和导致炎症反应。因此，用作加强的多孔金属杯应在体外进行标记和切割。如果可能，在植入之前，在臼杯或加强块上钻孔以优化螺钉的放置。如果在体内钻孔，确保彻底冲洗以去除金属碎屑。在我们中心，我们使用RSA来检测病例中的磨损。

11. 骨水泥挤出：防止骨水泥随螺钉进入假体和宿主骨之间。在最终将假体组合在一起之前，在螺钉和未使用的臼杯/加强块孔中加入骨蜡，以节省在后续翻修中所需的时间。

## 术后处理

患者在术后应尽快负重。我们根据准确的RSA测量结果确保患者能够即刻负重。我们近期发现三点固定，在至少1枚良好的下方螺钉的情况下，可以形成稳定的结构，并且臼杯的移位率较低，以至于术后前2年内不超过1 mm[15]。我们之前的研究表明，超过此移位阈值的臼杯的移位率是预测未来假体失败的指标[13]。尽管一些患者存在骨质疏松症和（或）假体与宿主骨之间接触不良，但使用三点固定的所有假体在至少2年的随访中均实现了良好的早期固定[17]。

患者根据需要使用助行器，出院前向物理治疗师咨询家庭锻炼计划；鼓励患者根据自己的情况从使用步行器到两根手杖、一根手杖，再到无辅助器具。手术后唯一的限制是在手术后的前6周内需坐在高椅子上，以避免髋关节深屈曲。患者在术后6周、12周、6个月、1年、2年进行临床和放射学评估，之后每隔几年进行一次临床和放射学评估。

## 临床研究结果

见表21.1、表21.2。

## 典型病例

图21.20呈现了一名82岁患者的髋部X线片，该患者行THA后出现假体移位和慢性骨盆不连续。遂于我院行THA翻修，使用80 mm大杯和20 mm加强块来处理骨缺损，并用螺钉将其固定；同时使用了加强环以加强髂骨固定。术后1年和7年的影像学检查（图21.20）显示骨盆不连续完全愈合。该患者的RSA数据显示，在随访的前5年内，近端移位不超过1 mm。在术后7年的随访中，该患者能够独立生活，不需要助行器辅助行走。

**表21.1** 多孔金属杯 +/- 加强块在 CPD 中应用的短期结果（＜5 年）

| 文献系列 | 患者数 | 平均随访年限 | 假体生存 / 愈合数 | 失败数 | 失败原因 | 并发症 |
| --- | --- | --- | --- | --- | --- | --- |
| Sporer and Paprosky, 2006 | 13 | 2.6 年 | 12 | 1 | 螺钉断裂引起的松动 | 无 |
| Weeden and Schmidt, 2007 | 43 人（10 人 Paprosky ⅢB 型合并 CPD，采用翻修术合并加强块） | 2.8 年 | 10 例ⅢB 型合并 CPD 均愈合良好 | 1 例（Paprosky ⅢA 型） | 感染导致松动 | 2 例脱位（不清楚这些脱位是否发生在 CPD 患者中，采用闭合复位内固定，未翻修） |

*CPD*, 慢性骨盆不连续

**表21.2** 多孔金属杯 +/- 加强块在 CPD 中应用的中期结果（5~10 年）

| 文献系列 | 患者数 | 平均随访年限 | 假体生存 / 愈合率 | 失败数 | 失败原因 | 并发症 |
| --- | --- | --- | --- | --- | --- | --- |
| Jenkins et al., 2017 | 11 例合并 CPD | 至少随访 5 年 | 80% | 2 | 无菌性松动 | 未报告 |

*CPD*, 慢性骨盆不连续

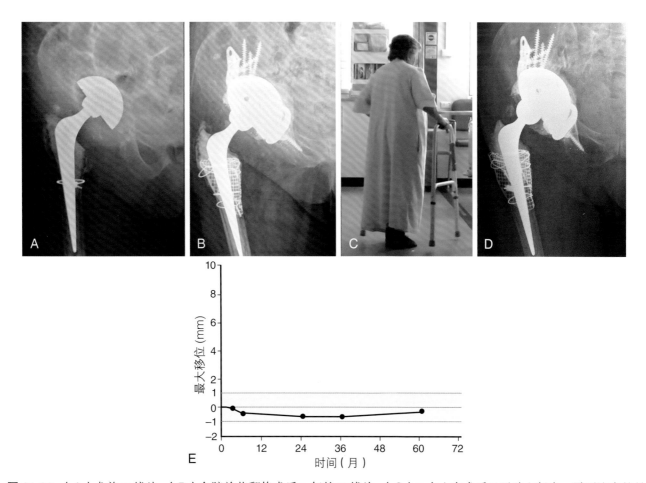

• 图 21.20 （A）术前 X 线片。（B）全髋关节翻修术后 1 年的 X 线片。（C）S 女士在术后 3 天独立行走。需要注意的是，她在抬腿向前移动时右腿完全负重。（D）2021 年术后 7 年的 X 线片。（E）使用 RSA 测量 S 女士的髋臼组件在 5 年内的近端移位小于 1 mm

## 总结

　　上述的后入路手术策略允许进行全方位的显露，并保留外展肌功能。对于翻修失败的 THA 和慢性骨盆不连续，我们的方法是使用 Jumbo 髋臼杯与多孔金属加强块相结合获得三点固定。这种应用策略的临床结果在中期和长期内都是有利的。利用这种方法可以在安全去除假体后根据存在的骨缺损进行术中定制。我们应用的此方法的另一个优点是术后我们有信心让患者进行即刻负重，当然，这基于我们的 RSA 数据已经证明髋臼假体具有很好的牢固性[17]。

## 评述

　　使用多孔金属 Jumbo 髋臼杯，无论是否使用多孔金属加强块，仍然是处理伴有慢性骨盆不连续的常用方法。对于无法实现髋臼稳定性的病例或术中发现慢性骨盆不连续的情况，还可以使用加强块来保证臼杯的稳定性。

（ ALEXANDRA C. BUNTING, STUART A. CALLARY, L. BOGDAN SOLOMON 著

冀全博 译）

## 参考文献

1. Berry DJ, Lewallen DG, Hanssen AD, Cabanela ME. Pelvic discontinuity in revision total hip arthroplasty. *J Bone Joint Surg Am.* 1999;81(12):1692-1702. doi:10.2106/00004623-199912000-00006.

2. Kosashvili Y, Backstein D, Safir O, Lakstein D, Gross AE. Acetabular revision using an anti-protrusion (ilio-ischial) cage and trabecular metal acetabular component for severe acetabular bone loss associated with pelvic discontinuity. *J Bone Joint Surg Br.* 2009;91(7):870-876. doi:10.1302/0301-620X.91B7.22181.

3. Sheth NP, Melnic CM, Paprosky WG. Acetabular distraction: an alternative for severe acetabular bone loss and chronic pelvic discontinuity. *Bone Joint J.* 2014;96-B(11 suppl A):36-42. doi:10.1302/0301-620X.96B11.34455.

4. Abdel MP, Trousdale RT, Berry DJ. Pelvic discontinuity associated with total hip arthroplasty: evaluation and management. *J Am Acad Orthop Surg.* 2017;25(5):330-338. doi:10.5435/JAAOS-D-15-00260.

5. Jain S, Grogan RJ, Giannoudis PV. Options for managing severe acetabular bone loss in revision hip arthroplasty. A systematic review. *Hip Int.* 2014;24(2):109-122. doi:10.5301/hipint.5000101.

6. Sporer SM, Paprosky WG, O'Rourke MR. Managing bone loss in acetabular revision. *Instr Course Lect.* 2006;55:287-297. Available at: https://www.ncbi.nlm.nih.gov/pubmed/16958464.

7. Batuyong ED, Brock HS, Thiruvengadam N, Maloney WJ, Goodman SB, Huddleston J. Outcome of porous tantalum acetabular components for Paprosky type 3 and 4 acetabular defects. *J Arthroplasty.* 2014;29(6):1318-1322. doi:10.1016/j.arth.2013.12.002.

8. Lakstein D, Backstein D, Safir O, Kosashvili Y, Gross AE. Trabecular metal cups for acetabular defects with 50% or less host bone contact. *Clin Orthop Relat Res.* 2009;467(9):2318-2324. doi:10.1007/s11999-009-0772-3.

9. Sporer SM, Paprosky WG. Acetabular revision using a trabecular metal acetabular component for severe acetabular bone loss associated with a pelvic discontinuity. *J Arthroplasty.* 2006;21(6 suppl 2):87-90. doi:10.1016/j.arth.2006.05.015.

10. Baauw M, van Hooff ML, Spruit M. Current construct options for revision of large acetabular defects: a systematic review. *JBJS Rev.* 2016;4(11):e2. doi:10.2106/JBJS.RVW.15.00119.

11. AOANJRR. Australian Orthopaedics Association national joint replacement registry annual report. Adelaide: AOA; 2018. Available at: https://aoanjrr.sahmri.com/annual-reports-2018.

12. Krismer M, Stockl B, Fischer M, Bauer R, Mayrhofer P, Ogon M. Early migration predicts late aseptic failure of hip sockets. *J Bone Joint Surg Br.* 1996;78(3):422-426. Available at : https://www.ncbi.nlm.nih.gov/pubmed/8636179.

13. Kim YS, Abrahams JM, Callary SA, et al. Proximal translation of > 1 mm within the first two years of revision total hip arthroplasty correctly predicts whether or not an acetabular component is loose in 80% of cases: a case-control study with confirmed intra-operative outcomes. *Bone Joint J.* 2017;99-B(4):465-474. doi:10.1302/0301-620X.99B4.BJJ-2016-0805.R1.

14. Abrahams JM, Callary SA, Jang SW, Hewitt J, Howie DW, Solomon LB. Accuracy of EBRA-cup measurements after reconstruction of severe acetabular defects at revision THR. *J Orthop Res.* 2020;38:1497-1505. doi:10.1002/jor.24623.

15. Solomon LB, Abrahams JM, Callary SA, Howie DW. The stability of the porous tantalum components used in revision THA to treat severe acetabular defects: a radiostereometric analysis study. *J Bone Joint Surg Am.* 2018;100(22):1926-1933. doi:10.2106/JBJS.18.00127.

16. Abrahams JM, Callary SA, Munn Z, et al. Acetabular component migration measured using radiostereometric analysis following revision total hip arthroplasty: a scoping review. *JBJS Rev.* 2020;8(4):e0170. doi:10.2106/JBJS.RVW.19.00170.

17. Callary SA, Abrahams JM, Zeng Y, Clothier R, Costi K, Campbell D, Howie DW, Solomon LB. The importance of press-fit and three-point fixation in treating large acetabular defects with porous tantalum components. *Orthop Proc.* 2021;103-B(suppl 14). Available at: https://online.boneandjoint.org.uk/doi/abs/10.1302/1358-992X.2021.14.043.

18. Solomon LB, Hofstaetter JG, Bolt MJ, Howie DW. An extended posterior approach to the hip and pelvis for complex acetabular reconstruction that preserves the gluteal muscles and their neurovascular supply. *Bone Joint J.* 2014;96-B(1):48-53. doi:10.1302/0301-620X.96B1.31464.

19. Dearborn JT, Harris WH. High placement of an acetabular component inserted without cement in a revision total hip arthroplasty. Results after a mean of ten years. *J Bone Joint Surg Am.* 1999;81(4):469-480. doi:10.2106/00004623-199904000-00004.

20. Nwankwo C, Dong NN, Heffernan CD, Ries MD. Do jumbo cups cause hip center elevation in revision THA? A computer simulation. *Clin Orthop Relat Res.* 2014;472(2):572-576.

doi:10.1007/s11999-013-3169-2.

21. Meneghini RM, Guthrie M, Moore HD, Abou-Trabi D, Cornwell P, Rosenberg AG. A novel method for prevention of intraoperative fracture in cementless hip arthroplasty: vibration analysis during femoral component insertion. *Surg Technol Int*. 2010;20:334-339. Available at: https://www.ncbi.nlm.nih.gov/pubmed/21082583.

22. Stamenkov R, Neale SD, Kane T, Findlay DM, Taylor DJ, Howie DW. Cemented liner exchange with bone grafting halts the progression of periacetabular osteolysis. *J Arthroplasty*. 2014;29(4):822-826. doi:10.1016/j.arth.2013.08.014.

## Suggested Readings

Jenkins DR, Odland AN, Sierra RJ, Hanssen AD, Lewallen DG. Minimum five-year outcomes with porous tantalum acetabular cup and augment construct in complex revision total hip arthroplasty. *J Bone Joint Surg Am*. 2017;99(10):e49. doi:10.2106/JBJS.16.00125.

Weeden SH, Schmidt RH. The use of tantalum porous metal implants for Paprosky 3A and 3B defects. *J Arthroplasty*. 2007;22 (6 suppl 2):151-155. doi:10.1016/j.arth.2007.04.024.

# 第22章

# 髋臼撑张技术治疗慢性骨盆不连续

## 背景

髋臼骨量丢失伴慢性骨盆不连续是全髋关节置换（THA）翻修极具挑战性的难题。慢性骨盆不连续可看做是一种慢性纤维性骨不连，它可表现为不连续处骨质不愈合，而这给临床出了新难题。要想临床上取得良好的生物学固定，成功的前提有髋臼残余骨量的生物活性足以为桥接上、下部分骨盆提供非骨水泥固定，此外还有慢性骨盆不连续的愈合[1-4]。

其他非骨水泥选择（如环罩、加强环、髋臼杯-加强环罩、定制三翼臼杯、3D打印定制三翼臼杯）有特定风险，这种风险可能与定制假体的高延时和高成本有关。针对上述替代方案所面临的困难，Sporer和Paprosky提出了髋臼撑张技术，该技术使用含或不含多孔垫块的多孔重建臼杯假体[1]。

**说明：该技术的原理是利用放置在髋臼外侧的撑开器向外牵张骨盆不连续处，以产生向内的弹性回缩力[1,2,4,5]。**

## 手术技术

### 所需准备

髋臼撑张技术使用非定制含或不含多孔金属垫块的高度多孔翻修髋臼杯。当位置合适时，髋臼撑开器可以向外牵张并产生向中心的回弹力（图22.1）。笔者建议手术在可透视Jackson床（Jackson table）上进行。

### 患者体位和手术入路

笔者建议手术采用侧卧位，使用PEG板固定以免透视髋关节时有遮挡。手术所需的辅助设备（例如

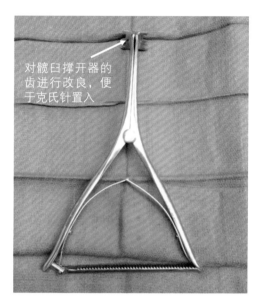

对髋臼撑开器的齿进行改良，便于克氏针置入

• 图22.1 髋臼撑开器

电刀主机、吸引器和自体血回输机）应放置在外科医生同侧（后方）以便C臂机在手术床对侧顺畅移动（图22.2）。C臂应覆盖C形罩，一次性使用无菌手术单置于床尾，使用方便且无须重复利用。虽然该技术可以使用其他手术入路，但相较于前侧入路，后侧入路对髋臼后壁和后柱显露更好。

### 技术要点

显露髋臼周围组织并确认慢性骨盆不连续，使用骨膜剥离器进行清创，**注意不要过度**；过度清创可能会导致不连续处的不稳定和**过度牵张**。髋臼撑开器固定在髋臼外缘位置，撑开器的一侧齿放置于髋臼前上象限并用5/64英寸克氏针定位，第2根克氏针定位在坐骨。轻柔撑开髋臼撑开器，以便更好地控制髋臼

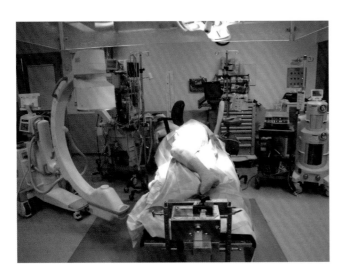

• 图 22.2　患者在装有 PEG 板的可透视 Jackson 床上取侧卧位。所有辅助设备均放置在术者侧，C 臂从对侧进入，保证移动不受限制

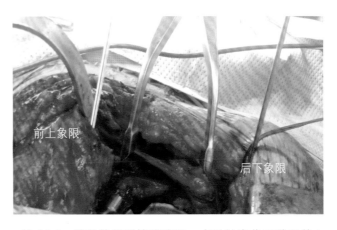

• 图 22.3　髋臼撑开器撑开髋臼，克氏针定位于髋臼前上柱和后下柱。牵开器撑开向髋臼侧方或周围牵张到位，并产生向髋臼内的弹性回缩力

向外侧或周围牵张，慢性骨盆不连续处被撑开后产生向中间或内侧的回弹力（图 22.3）。

在髋臼撑开器就位后，使用标准髋臼锉**反向锉臼**直到与前上柱和后下柱骨质确切接触。确定合适尺寸后，将锉头从锉柄上脱离，并用作髋臼杯的替代物（图 22.4）。

使用髋臼锉需要明确 4 个方面内容：①推荐的假体尺寸；②是否需要垫块及作用；③假体位置（倾斜度及型号）和是否可以行螺钉固定；④旋转中心（center of rotation, COR）或髋臼中心的位置。

髋臼锉的大小必须评估相应的股骨头假体大小，是否能接受骨水泥内衬，以及其与双动头假体的兼容

性。**在进行复杂的 THA 翻修手术时，最大限度地增加头径对于减少术后不稳定至关重要。**

髋臼前上柱和（或）后下柱骨量丢失严重的患者可能需要使用模块化多孔金属垫块。**垫块的使用目的须明确。**垫块在臼杯置入前使用，用于重建髋臼前上柱和（或）后下柱的功能，为整体结构提供稳定性 [2, 4, 6, 7]。如果前上柱缺失，则可通过辅助螺钉在恰当的方向上固定一大小合适的橙色薄垫块。当垫块的凹面朝向髋臼中心时，进行反向锉臼，直至前上方垫块与宿主髋臼后下柱之间实现确切接触，在后下柱骨量明显缺失的情况下可使用相反的垫块（图 22.5）。

对于前上缘的巨大骨缺损，单用螺钉加强固定是不可行的，我们建议使用圆顶技术（dome technique）——将两个垫块用螺钉固定在缺损上 [8]。

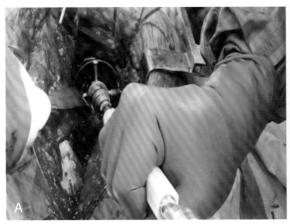
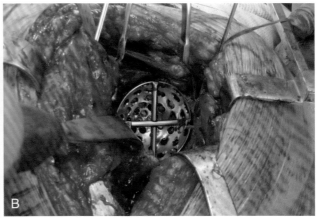

• 图 22.4　（A）当髋臼撑开器在位反向锉臼时，（B）在与髋臼前上柱和后下柱骨质确切接触后，将锉头从锉柄上脱离

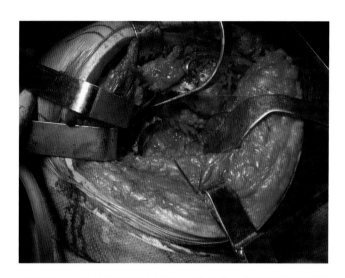

• 图 22.5　安放臼杯前先行置入前上方加强垫块以获得髋臼整体的初始稳定性。螺钉用于固定垫块，可以在垫块和宿主骨后下缘间锉臼

髋臼锉的位置应根据其倾斜度和型号进行微调，以模拟髋臼杯的最终位置。最后的假体位置还应考虑辅助螺钉的固定位置。臼杯需稍垂直放置以便下方螺钉固定到耻骨上支和（或）坐骨支。**下方螺钉固定对于避免髋臼假体的过度外展至关重要**（图 22.6）[9]。臼杯安放位置适宜，较长螺钉就能安全地置入耻骨上

支——这对于明显的后下柱骨溶解病例至关重要，因为这些病例可能无法进行有效的坐骨支固定。Müeller股骨牵开器牵开耻骨前下方滑囊显露耻骨根部，牵开器的半圆部分有助于辨认耻骨上支的中点（图 22.7）。骨盆入口位和闭孔出口位透视分别显示钻头在耻骨上支的内 - 外侧和上 - 下两个维度的位置（图 22.8）。

最后需要考虑的是髋臼旋转中心（COR）。在整个手术过程中，COR 的位置应与特定的标志点进行比较：①髋臼横韧带；②原有柄锥度的中心；③大转子尖；④术前缺损位置。锉臼每增加 1.0 mm，COR将增加 0.3 mm，且髋臼前上柱骨量将减少 0.8 mm[10]。

应尽量避免抬高髋臼中心，并尽可能将 COR 恢复至正常的髋臼中心。当髋臼缺损为 Paprosky Ⅲ B型（"上和内"）时，严重的内上方移位可能需要采用前上方垫块进行关节腔内复位，**并将 COR 恢复到更低和更外侧的位置以贴近原本的髋臼中心**。腔内复位可以使臼杯减小至少 1 cm，并降低使用 Jumbo 杯（＞60 mm）时产生髂腰肌撞击的风险。大臼杯通常于前后径先获得压配固定，这比上下获得压配固定更为重要。大臼杯通常在前上缘至下缘之前就被安放，这使得臼杯的前上缘覆盖欠佳，并增加了刺激肌腱的概率。

我们喜欢使用多孔翻修髋臼杯，它可以用金属磨削器制作额外的螺钉孔。使用骨水泥衬垫可以在凝固

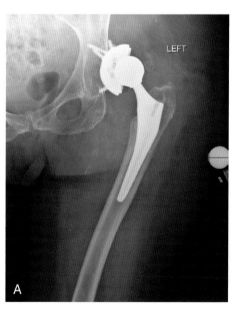
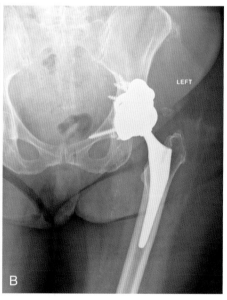

• 图 22.6　（A）左髋关节正位 X 线片显示因臼杯下方螺钉固定不佳导致髋臼假体安放失败。（B）更换 50 mm 螺钉置入耻骨上支有助于降低髋臼假体再次松动的风险

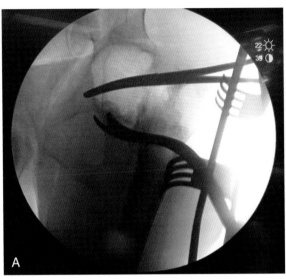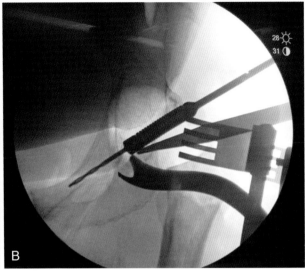

• 图 22.7 （A）术中透视图像见 Müeller 股骨牵开器位于耻骨上支根部。使用弯止血钳明确耻骨上支的中点（B），螺钉固定前可预钻孔

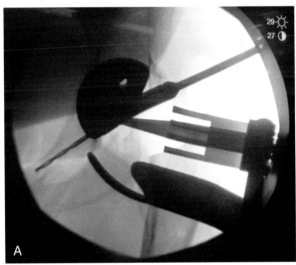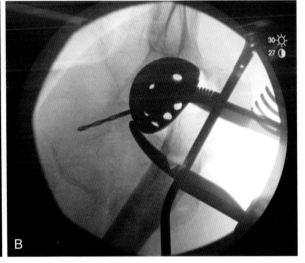

• 图 22.8 （A）骨盆入口位和（B）闭孔出口位透视图像分别显示耻骨上支的内外侧缘和上下缘。安放臼杯时也可以显示钻孔钉道

过程中对其位置进行微调，并且骨水泥与辅助螺钉形成稳定结构。通常可以在器械台上做臼杯外缘的螺钉孔，以便螺钉通过进入耻骨上支和（或）坐骨支（图22.9）。

臼杯可增加螺纹孔，但金属磨屑导致的三体颗粒（third-body particles）可能会对衬垫有不利影响。臼杯内预置的螺钉孔对准髂骨的后上象限和内、外板之间的区域。在臼杯置入前填塞压碎松质骨桥接慢性骨盆不连续处并反向锉臼。在撑开器牵张到位的情况下，选择与最终锉头尺寸相同的臼杯，打压至合适

位置——用金属磨削器做的附加螺孔也可有助于臼杯的定位（图22.10）。一旦臼杯在位，去掉撑开器，臼杯经受轴向考验——在没有螺钉固定的辅助下，髋臼和骨盆周围软组织对臼杯产生相对稳定的弹性回缩力（轴向载荷稳定）（图22.11）。如果在置入臼杯前充填前上或后下缘的垫块，则必须在臼杯和垫块之间**使用骨水泥将其界面连接起来**。

一旦使用辅助螺钉固定臼杯，则须评估螺钉固定的稳定性。**我们推荐髋臼使用4~5枚螺钉，其中1~2枚向下放置，以避免臼杯过度外展**。先固定下方

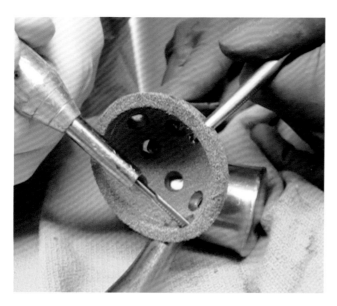

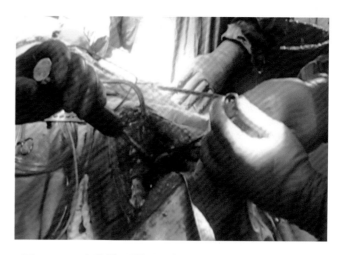

• 图 22.11 去除撑开器后，螺钉固定前用 Kocher 钳对髋臼杯进行轴向测试。如果髋臼有足够的回弹力，那么髋臼假体应如预期一样能够保持相对稳定

• 图 22.9 使用银 -15 金属磨削器在多孔钽臼杯上增加螺钉孔。如果需要穿到臼杯外，可将钛环取出。此步骤是安放臼杯前在无菌器械台上操作的

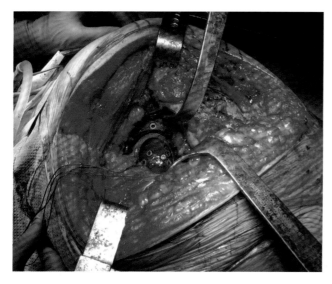

• 图 22.10 在髋臼撑开器牵张到位的情况下安放多孔髋臼杯

## 常见误区及建议

该技术早期可能出现的误区之一是对慢性骨盆不连续进行积极清创，导致不连续性失稳。最初报道的髋臼撑张技术病例使用比最终臼锉大 6 mm 的臼杯[1]，因不稳定和过度撑张导致血管神经损伤概率较高。自第一次病例报道以来，手术技术改进包括尽量避免大范围不连续性清创，使用髋臼撑开器来提供可控的牵张[2-4]。

锉臼的常见方式是正向向前，常见于初次 THA 的髋臼准备。然而，在髋臼骨量丢失的情况下，特别是在有严重骨溶解的情况下，向前锉臼可能过于激进，并可能导致进一步的医源性骨量丢失。需要注意的是，在这种情况下锉臼只是为了调整髋臼的大小，并实现前上柱和后下柱的良好固定——反向锉臼足矣。我们建议仅在有显著硬化骨的情况下正向锉臼——我们须谨慎操作至宿主骨表面渗血以加强其生物性固定。

髋臼撑张依赖于选择正确的髋臼假体大小。过大的尺寸会损害剩余宿主骨，并导致 COR 升高。过小髋臼假体导致的撑张不充分和使用较小的股骨头分别可增加无菌性松动和术后不稳定的风险。根据目前的技术（例如骨水泥型双动头），髋臼杯尺寸必须合适，有足够骨水泥覆盖衬垫（2 mm）。我们不建议在这种情况下植入限制性衬垫，因为臼杯没有得到很好的固定，由此产生的应力会导致无法实现生物固定。如

螺钉可保证对于 COR 合适的臼杯杯口朝向。如果螺钉固定欠佳，则可在后上方固定一橙色加强垫块，螺钉穿过臼顶并与骨水泥固定在臼杯上——垫块为整个髋臼结构稳固提供补充。将衬垫粘固到多孔翻修臼杯的同时，将后上方加强垫块与臼杯粘固（图 22.12）。在固定最终衬垫前，可以用测试衬垫和股骨头进行尝试复位。一旦骨水泥固化，可在选择最终股骨颈长度之前反复尝试复位。

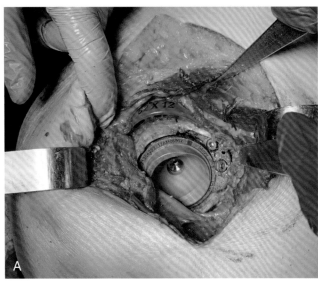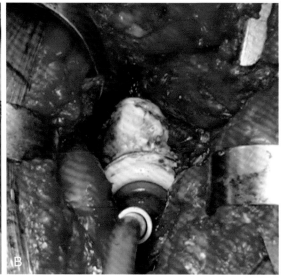

• 图 22.12 （A）髋臼后上方测试垫块用于补充固定。（B）骨水泥将后上缘加强块与髋臼杯粘接。可在不与骨接触的垫块表面涂抹骨蜡减少软组织的长入，此举可减少术后侧方软组织刺激和疼痛

果对其稳定性有较大顾虑（例如外展肌功能欠佳的患者），较可靠的策略是使用双动头衬垫，然后如果存在慢性不稳定，在臼杯出现内生长后更换为限制性衬垫。

与髋臼撑张术配合使用的模块化多孔金属加强垫块必须具有特定目的。垫块不应仅仅作为骨缺损填充使用——用于初级稳定或补充固定。对垫块功能的预期将决定它们应该在臼杯安放之前还是之后放置。此外，当安放尺寸为 66 mm 或更大的臼杯时，应考虑腔内缩径。无论功能或安放顺序如何，垫块应该使用骨水泥粘固到到髋臼杯上。

髋臼假体翻修时辅助螺钉的放置对整体结构的初始力学稳定性极为重要。如上所述，我们推荐使用4~5 枚螺钉，其中 1~2 枚螺钉置于次要位置。在髋臼臼杯边缘开定制螺钉孔，使用硬质合金头金属磨削器钻出合适的角度来放置下方螺钉。目前常见共识是避免放置下方螺钉，因为它有一定技术难度和潜在的神经血管损伤。安全置入下方螺钉是可行的，特别是在透视下，而我们需要花费时间来进行术前规划。

## 术后计划及常见并发症

接受髋臼撑张技术治疗伴有慢性骨盆不连的严重

髋臼骨量丢失患者在术后 2 周、6 周、10 周、6 个月和 1 年需进行临床和影像学评估。患者在严格的髋关节后脱位预防措施下进行 6 周的接触负重（touchdown weight-bearing），然后在放射学显示假体在位的情况下负重升至 50% 4 周。在前 10 周，鼓励患者使用助行器行走，并将下肢置于外展位支具中，允许髋关节外展 20°，限制屈曲至 70°。在 10 周时，如果 X 线片继续保持不变，患者根据耐受情况可提前负重，拆除支具，并在门诊开始正式的功能锻炼，后过渡到挂拐下床活动。1 年后复查 X 线片没有变化，则可每年进行临床和影像学随诊。

与任何翻修 THA 一样，不稳定、早期假体松动和切口愈合是术后主要关注的问题。具体到髋臼撑张术，血管神经损伤是围手术期早期的主要并发症[1,3,4,11]。避免对骨不连进行积极的清创和使用撑开器进行可控的牵张可以最大限度地减少这些并发症的风险。严格的后脱位预防措施至少要 6~12 周，一旦患者经过功能锻炼，并根据耐受情况开始负重，则取消康复限制。根据髋臼撑张术治疗缺损的严重程度，应避免早期负重，除非前 3 个月至少有 3 次连续 X 线片显示假体在位无松动。

## 临床疗效总结

见表 22.1。

**表 22.1** 短期疗效总结（＜5 年）

| 研究 | 例数 | 平均随访年限 | 生存率 / 临床治愈率 | 失败例数 | 失败原因 | 并发症 |
|---|---|---|---|---|---|---|
| Sporer SM, 2012 | 20 | 2 年 | 95%<br>未报道 | 1 | 无菌性假体松动 | 股动脉损伤<br>结肠穿孔<br>浅表感染 |
| Sheth NP, 2020 | 32 | 4.5 年 | 83%<br>69%（22/32） | 1 | 无菌性假体松动 | 同上，增加 2 个并发症：<br>1 例患者因不稳定需要闭合复位<br>1 例患者需要血肿清除术 |
| Bingham JS, 2020 | 31 | 3 年 | 97%<br>90%（28/31） | 3 | 无菌性假体松动<br>慢性不稳定<br>感染 | 部分坐骨神经损伤<br>4/31（13%） |
| Sun JY, 2020 | 12 | 1 年 | 83%<br>未报道 | 1 | 无菌性假体松动 | 未报道 |

## 典型病例

78 岁男性患者，初次左 THA 术后 23 年，无痛下地活动，6 个月前因负重时腹股沟区疼痛加重。遂使用手杖步行，后发现左下肢短缩。后借助助行器步行并复查。他的红细胞沉降率和 C 反应蛋白结果均在正常范围（9 mm/h 和 2.7 mg/L）。最初 X 线片

显示 Paprosky ⅢB 型髋臼缺损伴慢性骨盆不连续（图 22.13）。此病例适合使用髋臼撑张技术和模块化多孔金属加强垫块进行髋臼重建。

患者术中采用前述技术。但因其髋臼前上柱骨缺损过大，需要使用穹顶技术进行重建。患者遵循上述术后康复计划，从重建和负重到现在大约 4 年，没有使用任何辅助支具（图 22.14）。

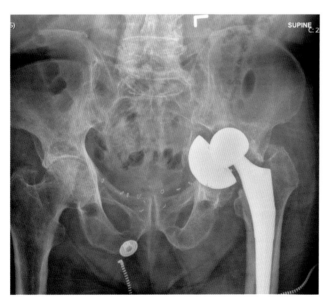

• 图 22.13 一例左侧 Paprosky ⅢB 型髋臼缺损合并慢性骨盆不连续患者的术前骨盆正位 X 线片

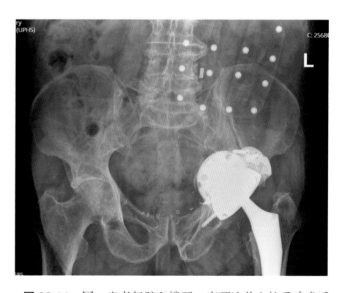

• 图 22.14 同一患者行髋臼撑开、穹顶法前上柱重建术后 46 个月随访的骨盆正位片。髋臼后上方使用垫块补充固定。所有垫块均用骨水泥联合固定于髋臼杯上

# 评述

对我们而言，髋臼撑张技术是治疗髋臼大量骨缺损和慢性骨盆不连续的首选技术。该技术允许术中定制和组配，横跨骨盆不连续的压力、骨盆不连续桥接的愈合潜力以及骨盆对髋臼杯的弹性回缩力使其保持稳定，同时实现生物固定。必要时可以使用垫块或半笼架来增强臼杯稳定性。

（ NEIL P. S HETH，WAYN E G. PAPROSKY 著

陈 辉 译 ）

# 参考文献

1. Sporer SM, Bottros JJ, Hulst JB, et al. Acetabular distraction: an alternative for severe defects with chronic pelvic discontinuity? *Clin Orthop Relat Res.* 2012;470:3156-3163. doi:10.1007/s11999-012-2514-1.

2. Sheth NP, Melnic CM, Paprosky WG. Acetabular distraction: an alternative for severe acetabular bone loss and chronic pelvic discontinuity. *Bone Joint J.* 2014;96-B:36-42. doi:10.1302/0301-620X.96B11.34455.

3. Sheth NP, Melnic CM, Brown N, Sporer SM, Paprosky WG. Two-centre radiological survivorship of acetabular distraction technique for treatment of chronic pelvic discontinuity. *Bone Joint J.* 2018;100-B:909-914. doi:10.1302/0301-620X.100B7.BJJ-2017-1551.R1.

4. Sheth NP, Paprosky WG. Acetabular distraction technique for severe acetabular bone loss and chronic pelvic discontinuity: an advanced course. *Instr Course Lect.* 2020;69:35-42.

5. Brown NM, Hellman M, Haughom BH, et al. Acetabular distraction: an alternative approach to pelvic discontinuity in failed total hip replacement. *Bone Joint J.* 2014;96-B:73-77. doi:10.1302/0301-620X.96B11.34316.

6. Hasenauer MD, Paprosky WG, Sheth NP. Treatment options for chronic pelvic discontinuity. *J Clin Orthop Trauma.* 2018;9:58-62. doi:10.1016/j.jcot.2017.09.009.

7. Fryhofer GW, Ramesh S, Sheth NP. Acetabular reconstruction in revision total hip arthroplasty. *J Clin Orthop Trauma.* 2020;11:22-28. doi:10.1016/j.jcot.2019.11.004.

8. Melnic CM, Knedel M, Courtney PM, Sheth NP, Paprosky WG. The Dome technique, an option for massive anterosuperior medial acetabular bone loss: a retrospective case series. *HSS J.* 2020 Dec;16(Suppl 2):521-526. doi: 10.1007/s11420-019-09730-x. Epub 2019 Dec 16. PMID: 33380991.

9. Meneghini RM, Stultz AD, Watson JS, Ziemba-Davis M, Buckley CA. Does ischial screw fixation improve mechanical stability in revision total hip arthroplasty? *J Arthroplasty.* 2010;25:1157-1161. doi:10.1016/j.arth.2009.06.025.

10. Nwankwo CD, Ries MD. Do jumbo cups cause hip center elevation in revision THA? A radiographic evaluation. *Clin Orthop Relat Res.* 2014;472:2793-2798. doi:10.1007/s11999-014-3632-8.

11. Bingham JS, Arthur JR, Trousdale RT, et al. Acetabular distraction technique for the treatment of chronic pelvic discontinuities: excellent short-term implant survivorship and good clinical outcomes. *J Arthroplasty.* 2020;35:2966-2971. doi:10.1016/j.arth.2020.05.048.

12. Sun JY, Ni M, Ma HY, et al. Reverse reaming distraction for acetabular reconstruction of chronic pelvic discontinuity. *J Orthop Surg Res.* 2020;15:184, doi:10.1186/s13018-020-01701-x.